在宅酸素療法を イチから学ぶ本

基礎から適応病態別の処方まで

 編著 郷間 厳 堺市立総合医療センター
呼吸器疾患センター長／呼吸器内科部長

日本医事新報社

序　文

　わが国で"HOT"として認知されている在宅酸素療法（home oxygen therapy）は，ほぼ同じ内容で，海外では長期酸素療法（long-term oxygen therapy：LTOT）の用語が用いられています。HOTは1980年代初めに登場し，重症の低酸素血症で苦しむ慢性呼吸不全患者さんの生命予後だけでなく，全身倦怠感や社会活動低下，うつなどにも効果を得て，QOL向上に寄与してきました。COPDなどの慢性呼吸不全に対する薬物治療の進歩は著しいものの，なお治癒は望めません。重症COPDや安静時でも低酸素を合併した結核後遺症などの患者さんにとって，長期酸素療法は欠かすことのできない重要な治療法となってきました。

　また，携帯型酸素装置の併用による活動範囲の広がりや，呼吸器専門医だけでなく循環器疾患や神経筋疾患など多領域における利用が拡大した結果，一般実地医家にとっても身近な治療法になっています。そのことを踏まえ，適切な酸素療法の考え方の共有が必要と考えてきました。さらには，患者さんへの適切な処方と同時に，有効な酸素療法のために必要な事柄（禁煙，薬物療法，リハビリテーションなど）も知って頂きたいと感じています。今回，長期酸素療法のパフォーマンスを最大限にできる酸素療法に関連する研究をレビューして，多くの方とより良い酸素療法を行うことを目的に，本書をまとめました。

　本書は，医師の皆様にはもちろんですが，訪問看護の皆様や理学療法士，作業療法士，管理栄養士・ケアマネージャーなどの幅広い方々にも，疑問に思ったところを調べて読むような形で使えるものとなっています。お読み頂くと，酸素療法の可能性と限界，そして，なお研究の必要な領域が残されていることにも気づくと思います。思索を広げるための参考文献を見つける手助けにもなるはずです。

　酸素療法の今後は遠隔医療の面でも期待され，またこの治療を必要とする高齢者の増加も予測されます。患者さんの想いを感じながら，私たち医療関係者が患者さんとともにケアを推進するとき，本書がこれからの酸素療法の方向性を検討する指針となり，役立つよう願っています。表紙のイラストは，私のそのような気持ちをお伝えして，高 信太郎先生に特別に筆を執って頂きました。

　本書の作成に当たり，日本医事新報社出版局の磯辺栄吉郎氏には辛抱強い援助並びにご尽力を賜りました。ここに深く御礼申し上げます。

2018年1月　　郷間　厳

目 次

第 I 章　低酸素血症と酸素療法

1. 低酸素を生じる病態と酸素療法の有用性 ………………………… 2

　❶ 低酸素血症が生体に与える影響 ………………………… 2

　❷ 生命予後 ………………………… 6

　❸ 肺循環系 ………………………… 15

　❹ ヘマトクリット値 ………………………… 23

　❺ 息切れ ………………………… 29

　❻ 運動能 ………………………… 34

　❼ 認知機能 ………………………… 57

　❽ 肺機能 ………………………… 63

　❾ QOL ………………………… 67

　❿ 合併症 ………………………… 72

2. COPD増加の見通し ………………………… 79

第 II 章　在宅酸素療法の適応と処方

1. 在宅酸素療法の保険適用 ………………………… 88

2. 適応のための評価 ………………………… 91

　❶ パルスオキシメータ ………………………… 91

　❷ 6分間歩行試験 ………………………… 95

　❸ デコンディショニング ………………………… 100

　❹ 作業療法からみた評価 ………………………… 109

3. 処方の実際 ·· 113

　❶安静時，運動時，睡眠時の流量設定 ························· 113

　❷長期酸素療法に用いる供給デバイス（マスク，カニューレなど）······· 119

　❸酸素供給装置 ······································· 139

　❹加湿装置と加湿方法 ·································· 141

　❺酸素節約デバイス ·································· 144

4. 導入時の患者への説明 ······························· 154

第Ⅲ章　各種疾患ごとの長期酸素療法のエビデンス　理解と説明のために

1. 慢性閉塞性肺疾患（COPD）··························· 164

2. 肺結核後遺症 ····································· 174

3. 肺MAC症 ·· 178

4. 肺線維症・間質性肺炎 ······························· 183

5. 肺　癌 ··· 188

6. 慢性心不全 ······································· 191

7. 肺高血圧症 ······································· 196

8. 睡眠呼吸障害／睡眠時無呼吸症候群 ····················· 200

9. CPFE（combined pulmonary fibrosis and emphysema）··········· 209

10. オーバーラップ症候群：COPDと閉塞性睡眠時無呼吸症候群 ········ 214

11. 肺内シャント疾患 ·································· 219

12. エンド・オブ・ライフケア ··························· 228

第IV章　長期酸素療法と併用したい治療

1. 呼吸リハビリテーション ……………………………………… 236
   - ❶運動療法 …………………………………………………… 236
   - ❷作業療法 …………………………………………………… 249
2. 栄養療法 ………………………………………………………… 255
3. 感染予防策 ……………………………………………………… 272
4. 吸入療法 ………………………………………………………… 283
5. 内服薬 …………………………………………………………… 292
6. 排痰補助器具 …………………………………………………… 295

第V章　在宅酸素療法をさらにうまく使用するための知識

1. 在宅酸素療法の歴史 …………………………………………… 300
2. 火気取扱いの注意，特にタバコの危険性 …………………… 307
3. 禁煙できない患者への働きかけ ……………………………… 314
4. 旅行を楽しむために …………………………………………… 326
5. 震災等災害時の対応 …………………………………………… 331
6. 訪問の重要性 …………………………………………………… 336
7. 患者とのコミュニケーションで力になる面接スタイル：
   動機づけ面接法の紹介 ………………………………………… 341
8. 多職種連携と医療連携の展開 ………………………………… 346

第 Ⅵ 章　在宅酸素療法と非侵襲型・侵襲型の陽圧換気療法の比較と併用

1. 拘束性換気障害 ……………………………………………………… 352

2. 夜間睡眠時呼吸不全 ………………………………………………… 355

3. 高度肥満 ……………………………………………………………… 358

第 Ⅶ 章　在宅呼吸ケア白書より

1. 日本の現状と今後 …………………………………………………… 363

コラム：肺動脈性肺高血圧症を伴う重症COPDへの一酸化窒素投与の有効性 …… 84

付：在宅酸素装置の実際 ………………………………………………… 375

索　引 …………………………………………………………………… 395

執筆者一覧

編著者

郷間　厳	堺市立総合医療センター 呼吸器疾患センター センター長/呼吸器内科 部長	Ⅰ-1-①, Ⅰ-1-②, Ⅰ-1-③, Ⅰ-1-④, Ⅰ-1-⑤, Ⅰ-1-⑥, Ⅰ-1-⑦, Ⅰ-1-⑧, Ⅰ-1-⑨, Ⅰ-1-⑩, コラム, Ⅱ-3-②, Ⅱ-3-③, Ⅱ-3-④, Ⅱ-3-⑤, Ⅲ-8, Ⅲ-11, Ⅲ-12, Ⅳ-3, Ⅵ-3, 付

執筆者（執筆順）

草間加与	堺市立総合医療センター 呼吸器内科 医長	Ⅰ-2, Ⅲ-1, Ⅲ-3, Ⅲ-8, Ⅲ-10
松村榮久	松村医院 院長	Ⅱ-1
坪口裕子	大阪市立総合医療センター 腫瘍内科	Ⅱ-2-①, Ⅱ-2-②
松川訓久	堺市立総合医療センター リハビリテーション技術科 主査	Ⅱ-2-③, Ⅳ-1-①
金尾顕郎	森ノ宮医療大学 副学長/理学療法学科長/作業療法学科長/教授	Ⅱ-2-③, Ⅳ-1-①
藤原光樹	大阪府済生会富田林病院 リハビリテーション科 係長	Ⅱ-2-④, Ⅳ-1-②
濱川正光	堺市立総合医療センター 呼吸器内科 副医長	Ⅱ-3-①
宮崎　仁	宮崎医院 院長	Ⅱ-4
桝田　元	堺市立総合医療センター 呼吸器内科 副医長	Ⅲ-2
西田幸司	堺市立総合医療センター 呼吸器内科 医長/総合診療センター 副センター長	Ⅲ-4, Ⅲ-9
伊木れい佳	兵庫県立尼崎総合医療センター 呼吸器内科 医長	Ⅲ-5
馬庭　厚	日本赤十字社 大森赤十字病院 救急・総合診療科 副部長	Ⅲ-6
松本賢芳	日本赤十字社 大森赤十字病院 救急・総合診療科 部長	Ⅲ-6
持田泰行	日本赤十字社 大森赤十字病院 循環器内科 部長	Ⅲ-6
力石　彩	日本赤十字社 大森赤十字病院 看護部 集中ケア認定看護師	Ⅲ-6
古川冴子	日本赤十字社 大森赤十字病院 看護部 集中ケア認定看護師	Ⅲ-6
長井かおり	日本赤十字社 大森赤十字病院 看護部 INE (intervention nursing expert)	Ⅲ-6
谷口　貢	大阪府済生会 富田林病院 循環器内科 部長	Ⅲ-7
馬場千歳	堺市立総合医療センター 栄養管理科 係長	Ⅳ-2
山本圭城	堺市立総合医療センター 薬剤科	Ⅳ-4, Ⅳ-5
岸田敬子	洛和会音羽病院 看護部 教育担当師長/急性・重症患者看護専門看護師	Ⅳ-6
長濱あかし	日本訪問看護財団立 刀根山訪問看護ステーション 統括所長	Ⅴ-1, Ⅴ-6
新谷泰久	新京都南病院 内科診療部長（呼吸器）	Ⅴ-2
髙畑裕美	堺市立総合医療センター 外来看護科 禁煙認定専門指導看護師	Ⅴ-3
髙島純平	堺市立総合医療センター 呼吸器内科 副医長/内視鏡センター 副センター長	Ⅴ-4, Ⅵ-1, Ⅵ-2
佐々木真一	仁和会総合病院 内科	Ⅴ-5
高山重光	管工業健康保険組合 健康管理センター 所長	Ⅴ-7
佐々木徳久	佐々木内科クリニック 院長	Ⅴ-8
岡崎　浩	方佑会 植木病院 副院長/呼吸器内科 部長	Ⅵ-1
高岩卓也	堺市立総合医療センター 呼吸器内科	付

第 I 章　低酸素血症と酸素療法

第Ⅰ章 低酸素血症と酸素療法

1 低酸素を生じる病態と酸素療法の有用性
❶ 低酸素血症が生体に与える影響

1 大気中の酸素

　酸素不足が生体へ及ぼす影響への認識は，高地での酸素欠乏による死亡が報告されたことがおそらく最初であったと考えられている。そして，酸素を投与する方法の開発とともにその影響も明らかになってきたものと思われる。

　少し時間を遡って，地球上の大気中酸素については，地球が形成された初期にはほとんど存在していなかったと考えられている。地球が誕生した46億年前からしばらくの間は，二酸化炭素と窒素が大気の主成分であったが，およそ27億年前に出現したシアノバクテリアの光合成により，二酸化炭素が減少し，酸素が増加したと考えられている。

　地球上の大気中の酸素は，1億年前には現在と同程度の酸素濃度になったとされ，地球の歴史では，酸素が十分にある時期とは，ごく最近のことと言えるようである（図1）[1]。

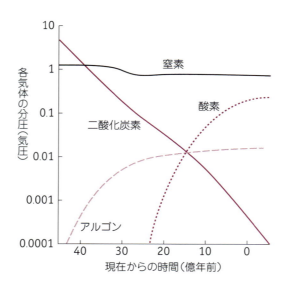

図1 ● 大気組成の変化
地質学的な証拠から，大気中の酸素濃度の急激な増加が，24.5億〜20.6億年前に生じたものと考えられている。シアノバクテリアの誕生がその一因と考えられているが，いまだよくわかってはいない

（文献1, p163より引用）

2 日常臨床における酸素療法

　さらに，約3億3,300万年前の古生代後期には，大気中の酸素濃度が現在よりもかなり高かったとも考えられている（図2）[2]。

　酸素が大気中に豊富に存在するようになり，大気圏にオゾン層が形成されて生命に有害な紫外線などが遮られるようになったことと併せて，酸素を呼吸することが生物の進化と発展に密接に関与していることは，間違いないようである。

　1541年に，スイスの化学者Paracelsusにより大気中の生物に必要な成分が含まれると推測されたことが，生命との関連として酸素の存在が示唆された最初と考えられている[3]。1774年に，ドイツ・スウェーデンの化学者Carl Wilhelm Scheeleが初めて酸素（"fire-air"）の単離に成功した。1837年にはMagnusにより，血液からガス成分量を真空法により検出する方法が実験されている。酸素輸送にヘモグロビンが関与することも1860年代に発見された。1870年には，組織・細胞が呼吸をしていることが議論されるようになり，その後，肺におけるガス交換は拡散に

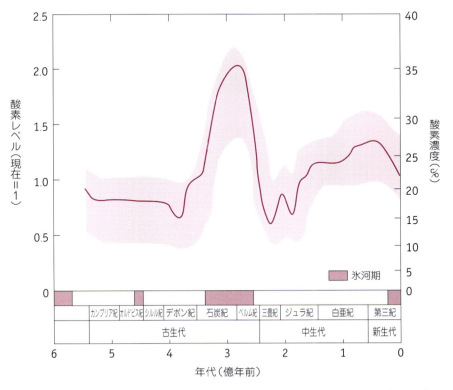

図2 ● 顕生代（約5億4,200万年前～現在までの期間）を通じた酸素濃度の変動
古生代の後期には，大気中の酸素濃度は35％程度まで増加した可能性があり，この時期の昆虫類の巨大化と関係しているのではないかと考えられるようになってきた　　　　　　　（文献2，p127より引用）

よることが，Joseph Barcroftにより証明された。

　治療への応用として，現在では酸素投与は日常臨床，救命救急の現場で当たり前のように行われているが，長期酸素療法の治療は比較的歴史が浅い。最初に治療として明確に使用された記録は，1800年代初期にイギリスでThomas Beddoesにより実施されたものである[3]。彼は酸素と亜酸化窒素を喘息，肺結核，心不全の治療に用いた。その後，20世紀初めまでにはさまざまな疾患に対して試みられていたが，効果も明確ではなかった。そのため積極的には用いられなかった。対象となっていた疾患は，梅毒やヒステリー（解離性障害：当時の診断），舞踏病などであったようである。

　日常臨床応用としての始まりは肺炎に対してのものであり，肺炎への酸素投与が，最初に標準的な酸素療法となっていった。1921年にJonathan Meakinsにより肺炎患者への使用に成功したことが報告されており，ついで慢性閉塞性肺疾患（chronic obstructive pulmonary disease：COPD）への治療として使用された。同時期に，Alvin BarachがCOPD患者への治療を初めて行い，成功している。

① 急性の低酸素血症

　低酸素血症に対する生体反応は，急性のものと慢性のものがある。低酸素血症は細胞における酸素欠乏を意味している。生体での酸素保持量はわずかであるので，肺からのガス交換による酸素補給の欠乏は，直ちに生命の危機につながる恐れがある[4]。急性の低酸素血症では，それに対応して，①換気量増加，②肺動脈攣縮，③エリスロポエチン増加，④心拍数増加，⑤1回心拍出量増加，という生理的な反応が生じてくる。これらは，①，②により換気血流比（VA/Q）マッチングが増加し，酸素飽和度を増加させる。エリスロポエチン増加により増えた赤血球（ヘマトクリット値の増加）から，動脈中の酸素量が増加する。ここに④，⑤による心拍出量の増加が加わり，組織への酸素運搬の増加が得られる。また，頭脳への影響として，動脈血酸素分圧（PaO_2）が55Torr以下に低下すると短期記憶や判断力に影響が生じうる[4]。

② 慢性の低酸素血症

　慢性の場合は，さらに様々な低酸素状態に対する生体の適応変化が絡み合うことになる。慢性の低酸素血症が生体に及ぼす影響について図3に示す。慢性の低酸素血症は，当然ながら組織の酸素欠乏をきたし，赤血球の産生亢進，中枢神経系の低酸素血症，末梢血管の拡張，肺動脈の血管攣縮を引き起こす。それぞれが酸素欠乏に対

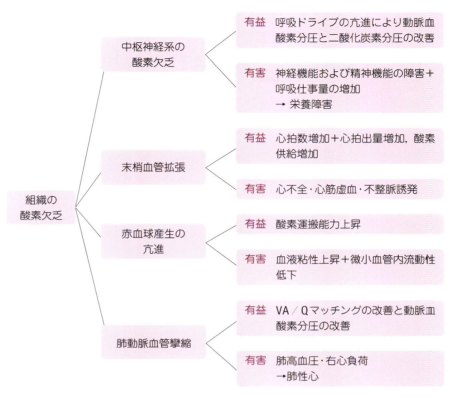

図3 ● 慢性の低酸素血症による生体への影響　　　　　　　　　　　（文献3より作成）

抗する有益な反応であると同時に，そのために起こる有害変化と表裏一体である。

◎

　低酸素血症に対する酸素投与は，生体への有害な影響を抑えるために有用と考えられて実施されてきた。以降の項で酸素の効果について言及する。

●文献

1) 丸山茂徳，他：生命と地球の歴史．岩波書店，1998, p162-5.
2) 田近英一：気候の劇的変動史．地球環境46億年の大変動史．化学同人，2009, p109-41.
3) Jindal SK：Historical aspects. Oxygen therapy. 2nd ed. Jindal SK, et al, ed. 2008, Jaypee Brothers Medical Publishers, p3-13.
4) Fulmer JD, et al：ACCP-NHLBI National conference on oxygen therapy. Chest. 1984;86(2):234-47.

（郷間　厳）

第 I 章 低酸素血症と酸素療法

1 低酸素を生じる病態と酸素療法の有用性
❷ 生命予後

1 重症低酸素血症

　慢性の低酸素血症の結果，肺性心の合併が生じると，予後が不良（死亡率30～100%）であることが知られていた。早期に行われた研究では，コントロールされたものではないが，肺性心合併慢性閉塞性肺疾患（chronic obstructive pulmonary disease：COPD）患者への長期酸素療法（long-term oxygen therapy：LTOT）は，予後を7カ月から41カ月へと大幅に延長していた[1]。

　その後行われた2つの重要な研究を示す。1970年代後半に慎重に行われたランダム化比較試験のthe Medical Research Council（MRC）のlong-term domiciliary oxygen therapy[2]とthe Nocturnal Oxygen Therapy Trial（NOTT）[3]である。対象疾患は重症慢性気管支炎および肺気腫であった。

① the Medical Research Council (MRC)：long-term domiciliary oxygen therapy

　70歳未満の87名，1秒量（FEV_1）0.5～0.75L，動脈血酸素分圧（PaO_2）49.4～51.8Torr，動脈血二酸化炭素分圧（$PaCO_2$）56～60Torr，平均肺動脈圧32.3～35.0mmHgの重症患者が対象である。ランダム化し，酸素療法群は1日15時間以上，鼻カニューレから2L/分の酸素が投与され，対照群は酸素の投与はなかった。5年間の観察期間中，酸素療法群は42名中19名が死亡したのに対し，対照群は45名中30名が死亡していた。死亡例では，$PaCO_2$と循環赤血球量が特に高値であった。酸素投与群において，観察期間中のFEV_1，PaO_2の低下率，および$PaCO_2$，循環赤血球量，肺動脈圧の上昇率は対照群に比べて差が認められなかった。この研究できわめて重要と思われる点は，LTOTは，$PaCO_2$の上昇を引き起こすことなくPaO_2低下の進行と肺血管抵抗上昇を抑制する傾向が認められたことにある。

②the Nocturnal Oxygen Therapy Trial (NOTT)

　低酸素血症をきたしている203名のCOPD患者を持続酸素療法群と夜間の12時間のみ酸素投与群に割りつけた。平均観察期間は19.3カ月である。12カ月後の死亡率は，夜間投与群20.6％，終日投与群11.9％と差があった。24カ月後の死亡率は，それぞれ40.8％と22.4％であった。MRCでは生理学的数値の改善がみられなかったが，NOTTではFEV$_1$，動脈血液ガス分析や平均肺動脈圧の改善がやはりみられなかった一方で，ヘマトクリット値の低下と肺血管抵抗の低下が認められた点が違いである。2つの研究ともに明らかな生存率の改善が認められていた。MRCの参加者のうち，研究開始後も対照群の27％と投与群の44％というかなり多い比率の者が喫煙を継続していたことは，データに影響がある可能性が否定できないだろう。

◎

　しかし，この2つの研究の重要性は，LTOTの生存率への有効性には，酸素療法の使用時間が大きく関係している点にあると考える。安静時低酸素血症をきたしている重症COPDへの酸素療法では，酸素投与時間が長いほうが生存率の上昇が認められた(図1)[4]。酸素投与をしていない群に比べ，1日18時間の酸素療法群では生存中央値は約2倍に改善が認められた。

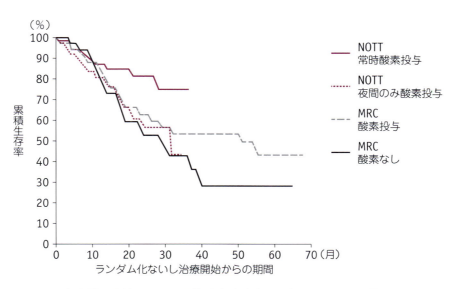

図1 ● 70歳未満の男性における長期酸素療法(LTOT)の生存率への効果
MRC：the Medical Research Council controlled trial
NOTT：the Nocturnal Oxygen Therapy Trial

(文献4より引用)

③24時間投与 vs 15時間投与

　重症の低酸素血症に対しては，長時間の酸素使用が生命予後の改善として望ましいことがわかったが，完全に24時間使用することが，1日の使用が15〜16時間の場合に比べて明らかに生存にメリットがあるのかを調べたスウェーデンの前向きコホート研究が発表された[5]。Ahmadiらによると，全死亡および特定死因別にCox and Fine-Gray regression法によって解析されたが，15時間を超える酸素使用による生命予後には差がみられなかった（図2）[5]。　合計2,249名の患者のうち1,129名（50％）が，中央値1.1年（四分位範囲，0.6〜2.1年）のフォローアップ中に死亡に至った。LTOTの使用時間を連続型変数として解析したところ，酸素投与時間は15時間／日を超えて，1時間長くなるごとのハザード比の変化は1.0（95％信頼区間 0.98〜1.02）となり，長い使用時間は死亡との関連がみられなかった[5]。

　この研究は従来のもの[2)3)]に比べてより多くの対象を含んでおり，また最新の調査であるところが強みである。この結果の解釈であるが，低酸素血症があっても，1日短時間に限れば，オフにしても良いということかもしれない。酸素のデバイスを常に装着することの心理的な負担がある場合などに外しておくことは，息切れの悪化などのデメリットがないのであれば，許容できるととらえることもできるかもしれない。

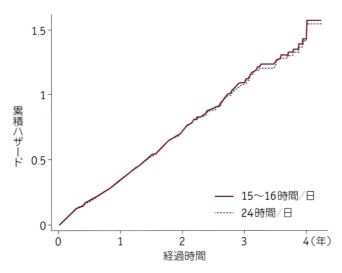

図2 ● 重症低酸素血症の慢性閉塞性肺疾患（COPD）に対するLTOTの投与時間（24時間／日 vs 15〜16時間／日）による累積死亡リスク
ベースラインの年齢，性別，酸素投与量，室内気のPaO_2と$PaCO_2$，1秒量，WHO performance status，BMI，経口副腎皮質ステロイド薬使用，並存する心血管疾患の数・うつ・腎障害について，調整後のハザード比は24時間／日（$n=539$）vs 15〜16時間／日（$n=1,231$）で0.98（98％信頼区間，0.8〜1.14）
（文献5より引用）

2 軽症から中等症の低酸素血症

①不十分な酸素投与は生命予後に効果がないか？

　　軽症〜中等症のCOPDに対して酸素投与が行われた2つの試験では，生存率に効果がなかったという結果が示された[6)7)]。2つの試験ともに重症度のみを指標とし，対象は81名のみで，観察期間はそれぞれ85カ月と36カ月であったが，ランダム化された投与群では，平均13.5時間の酸素使用がなされていたものである。

　　この試験では，酸素投与時間が不足していた可能性が考えられる。酸素投与を1日に3時間止めるだけで肺血管抵抗が上昇する報告もあることは，反論として挙げられるかもしれないが，あまり重症ではないCOPDに対して，不十分な酸素投与を行うことでは生存期間の改善が得られない可能性がある。

　　しかし，実臨床では，安静時低酸素血症が強くなくても酸素療法の処方が行われてきた面があり，それに対する研究がある。

②the National Emphysema Treatment Trial (NETT)

　　COPD患者の臨床試験であるNETT参加者1,215名について，安静時PaO_2が60Torr未満の低酸素血症の有無と酸素使用状況から，生存率を調査した[8)]。安静時には低酸素血症がないが重症の肺気腫がある，％1秒量（％FEV_1）＜45％の患者の33.8％（$n = 260$）が，常時酸素療法を受けていた。酸素不使用群（$n = 226$）と比べて，これらの患者ではQOLが低く，運動時の低酸素血症が頻回で，死亡率が高かった。年齢，BMI，％FEV_1について調整した際，運動時の低酸素血症の存在が死亡率の差に寄与していたことが判明した。

　　この試験では，酸素を常時使用していた群で死亡率が高かった（図3）。酸素使用群が高率に死亡したようにみえるが，酸素療法が有害なのではなく，労作時低酸素血症が高死亡率につながっているものと推測された。

　　以上の結果は，LTOTをどのような患者に行うべきかということにおける，未解決の問題点があることを示していた。

③the Long-Term Oxygen Treatment Trial (LOTT)

　　前述のように，重症の低酸素血症〔動脈血酸素飽和度（SaO_2）≦88％〕ではない低酸素血症の患者に対するLTOTの生命予後への有用性は，はっきりしていなかった[9)]。このLong-Term Oxygen Treatment Trial（LOTT）では，軽症から中

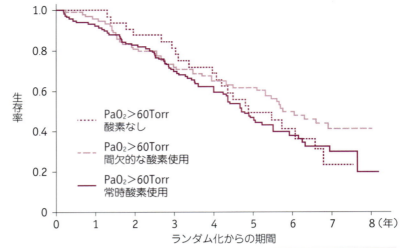

図3 ● 労作時低酸素血症はあるが安静時は正常（PaO₂＞60）な症例への酸素使用方法による生存率の差

(文献8より引用)

等症の低酸素血症を呈したCOPD患者738名（42施設，73％が男性）を対象に酸素投与の有用性を検討した[10]。研究に組み込まれた対象の安定COPDの低酸素の状態は，①安静時中等度低酸素血症〔室内気で経皮的動脈血酸素飽和度（SpO₂）＝89～93％〕：133名（18％），②労作時のみ中等度低酸素血症（6分間歩行試験における10秒以上の運動でSpO₂＜90％になり，かつ5分間以上の運動でSpO₂≧80％を保つ）：319名（43％），③安静時および労作時低酸素血症（①と②の両方を満たす）：286名（39％），であった。これらの対象に1～6年間のフォローアップを行った。酸素投与の有無は1対1にランダム化された。

酸素投与された368名のうち，安静時に低酸素血症を呈している220名に対して24時間の常時2L/分の酸素が処方され，運動時のみ低酸素血症を呈している148名に対して，運動時に個別に必要な（少なくとも2分間以上の歩行時にSpO₂を90％以上に保つ）流量の携帯酸素の処方（流量は毎年再評価）と睡眠時2L/分の酸素療法が処方された（**表1**）[10]。酸素の使用時間は，酸素処方なし群では年に3回，酸素処方あり群では1年目は年に12回（その後は年に3回）の自己報告に基づいて解析された。プライマリアウトカムは，死亡および原因にかかわらず最初の入院までの期間であったが，酸素処方なしとありの2群間で有意差はなかった（**表1，図4**）[10]。

肺血管攣縮，メディエーターの遊出，換気ドライブへの動脈血酸素飽和度の影響

表1 ● 軽症・中等症低酸素血症のあるCOPDに対する酸素処方の有無と死亡および初回入院までの期間

		酸素処方なし（$n=370$）	酸素処方あり（$n=368$）
参加対象患者の特徴	年齢（歳）	69.3±7.4	68.3±7.5
	男性（括弧内：%）	276（75）	266（75）
	現喫煙（括弧内：%）	92（25）	110（30）
	SGRQ total score	50.2±17.1	49.8±18.7
	低酸素血症の状態（括弧内：%）		
	安静時のみ	60（16）	73（20）
	運動時のみ	171（46）	148（40）
	安静時かつ運動時	139（38）	147（40）
経過観察中の自己報告に基づく1日当たりの酸素使用時間	全体の酸素使用時間	中央値（四分位範囲），0時／日（0〜1.7）平均，1.8±3.9時／日 平均1.8時間／日	中央値（四分位範囲），13.1時／日（9.0〜19.0）平均，13.6±6.1時／日 平均13.8時間／日
	24時間処方患者の酸素使用時間		中央値（四分位範囲），15.6時／日（10.8〜20.8）平均，15.1±6.2時／日 平均15.1時間／日
	運動時＋睡眠時のみ処方患者の酸素使用時間		中央値（四分位範囲），10.4時／日（7.9〜14.2）平均，11.3±5.0時／日 平均11.3時間／日
プライマリアウトカム	死亡あるいは原因にかかわらず初回入院の発生		
	イベント数	250	248
	100人・年当たりの発生数	36.4	34.2 ハザード比0.94（0.79〜1.12）
プライマリアウトカムの構成要素別	死亡の発生		
	イベント数	73	66
	100人・年当たりの発生数	5.7	5.2 ハザード比0.90（0.64〜1.25）
	原因にかかわらず初回入院の発生		
	イベント数	237	229
	100人・年当たりの発生数	34.5	31.6 ハザード比0.92（0.77〜1.10）

（文献10より作成）

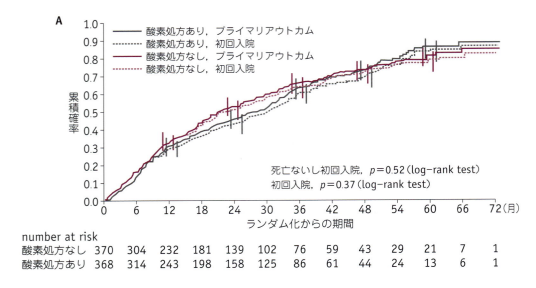
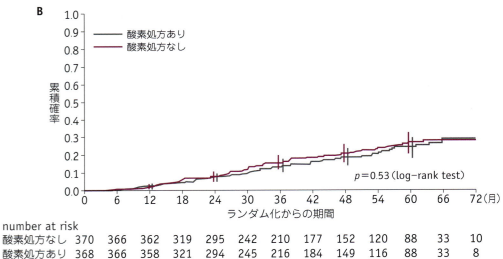

図4 ● 酸素処方の有無でランダム化したのちの死亡あるいは初回入院のカプランマイヤー分析
A：プライマリアウトカム（死亡・初回入院）と初回入院，B：死亡
ランダム化後の時間事象分析を示す．フォローアップの中央値は図Aが18.4カ月，図Bが41.5カ月である．プライマリアウトカム（死亡と初回入院）のp値は，Bonferroni調整に基づき，$p<0.025$の場合に統計学的有意差がある

（文献10より引用）

が直線的でない反応をすることが，重症の低酸素血症の場合との有効性の乖離の原因を説明できる可能性がある[10)~12)]。この研究に基づけば，ここで対象となったような比較的軽症の低酸素血症のCOPDには，死亡の改善効果は得られないと考えられる。

　この試験の結果から，注意すべきことは，①中等度の労作時低酸素血症や息切れを伴うCOPDに真に酸素療法のメリットを受ける患者がいる可能性がありうるこ

と[9)13)]，②COPD以外，特に間質性肺炎や肺高血圧症合併例などにはこの結果を適用できないことである[14)]。また，酸素療法のメリットを過小評価することで，息切れを軽減して運動量が増加することといったQOLなどのメリットを享受できなくなったり，COPDの進行に対して適切なタイミングでLTOTを導入できなかったりすることがあれば問題である[15)16)]。現時点では，LTOTを適切な対象に導入できるよう，本書にて採り上げたような様々な因子を評価しながら実施することが重要と考える。

●文献

1) Boushy SF, et al：Prognosis in chronic obstructive pulmonary disease. Am Rev Respir Dis. 1973；108(6)：1373-83.

2) The Medical Research Council Working Party：Long term domiciliary oxygen therapy in chronic hypoxic cor pulmonale complicating chronic bronchitis and emphysema. Lancet. 1981；1(8222)：681-6.

3) Nocturnal Oxygen Therapy Trial Group：Continuous or nocturnal oxygen therapy in hypoxemic chronic obstructive lung disease：a clinical trial. Ann Intern Med 1980；93(3)：391-8.

4) Stoller JK, et al：Oxygen therapy for patients with COPD：current evidence and the long-term oxygen treatment trial. Chest. 2010；138(1)：179-87.

5) Ahmadi Z, et al：Long-term oxygen therapy 24 vs 15 h/day and mortality in chronic obstructive pulmonary disease. PLoS One. 2016；11(9)：e0163293.

6) Chaouat A, et al：A randomized trial of nocturnal oxygen therapy in chronic obstructive pulmonary disease patients. Eur Respir J. 1999；14(5)：1002-8.

7) Górecka D, et al：Effect of long-term oxygen therapy on survival in patients with chronic obstructive pulmonary disease with moderate hypoxaemia. Thorax. 1997；52(8)：674-9.

8) Drummond MB, et al：Continuous oxygen use in nonhypoxemic emphysema patients identifies a high-risk subset of patients：retrospective analysis of the National Emphysema Treatment Trial. Chest. 2008；134(3)：497-506.

9) Ekström M：Clinical usefulness of long-term oxygen therapy in adults. N Engl J Med. 2016；375(17)：1683-4.

10) Long-Term Oxygen Treatment Trial Research Group：A randomized trial of long-term oxygen for COPD with moderate desaturation. N Engl J Med. 2016；375(17)：1617-27.

11) Timms RM, et al：The effect of short-term oxygen supplementation on oxygen hemoglobin affinity in patients with chronic obstructive pulmonary disease. Am Rev Respir Dis. 1985；131(1)：69-72.

12) Williamson W, et al：Validity of reporting oxygen uptake efficiency slope from submaximal exercise using respiratory exchange ratio as secondary criterion. Pulm Med. 2012；2012：874020.

13) Ergan B, et al：Long-term oxygen therapy in COPD patients who do not meet the actual recommendations. COPD. 2017；14(3)：351-66.

14) Johannson KA, et al：Supplemental oxygen in interstitial lung disease：an art in need of science. Ann Am Thorac Soc. 2017；14(9)：1373-7.

15) Maddocks M, et al：Palliative care and management of troublesome symptoms for people with chronic obstructive pulmonary disease. Lancet. 2017；390(10098)：988-1002.

16) Ahmadi Z, et al：Palliative oxygen for chronic breathlessness：what new evidence? Curr Opin Support Palliat Care. 2017；11(3)：159-64.

（郷間　厳）

第Ⅰ章　低酸素血症と酸素療法

1 低酸素を生じる病態と酸素療法の有用性
❸ 肺循環系

　酸素投与は，低酸素血症を伴う慢性閉塞性肺疾患（chronic obstructive pulmonary disease：COPD）に対しては，肺高血圧を改善する効果が得られ有効であるが，その変化はそれほど大きくないようである。その効果は，安静時と労作時の両方で認められるが，間欠的な投与よりも持続的に吸入している患者において，より恩恵があると考えられる。

　しかし，酸素投与によるCOPD患者の生存率の改善が，肺循環系の変化だけによるものと言い切ることは難しそうである。一方で，酸素投与による肺循環系への急性効果が，長期酸素投与による生存率改善効果の予測に役立たないことも重要である。

1 肺高血圧症の合併

　慢性低酸素血症や重症のCOPDにおいて肺高血圧症はよくみられる合併症である。肺高血圧症の合併は，気流制限の度合いとは独立した，死亡率の上昇，入院治療・再入院のリスクである。重症低酸素血症患者への酸素投与が生命予後に寄与するとすれば，その機序として酸素投与による肺循環系への改善効果を想定したいところである。

　しかし，COPDにおける低酸素血症への酸素による治療効果は，the Nocturnal Oxygen Therapy Trial（NOTT）研究では肺循環の変化は小さなものにとどまっていた。持続的な酸素投与のほうが間欠的投与による効果を上回っていた[1]（表1，2）が，夜間のみ投与群と比較した持続的酸素投与群における生存率改善は，肺循環系の変化に関連が認められず，酸素投与による急性反応も長期生存の予測因子とはならなかった。

表1 ● 低酸素血症を合併した慢性閉塞性肺疾患（COPD）患者の循環系指標のベースライン

呼吸中の姿勢	室内気	酸 素	平均急性変化
平均右心房圧（mmHg）			
安 静	5±3（174）	6±3（148）	0±2（147）
脚を挙上	8±4（113）*1	7±4（106）	0±2（106）
運 動	13±6（136）*1	12±6（124）	−1±4（123）*2
平均肺動脈圧（mmHg）			
安 静	29±10（178）	28±10（177）	−1±4（177）*2
脚を挙上	33±11（131）*1	31±11（123）	−2±4（121）*2
運 動	50±16（163）*1	45±14（154）	−4±7（153）*2
平均肺動脈圧楔入圧（mmHg）			
安 静	9±5（164）	10±6（171）	0±4（160）
脚を挙上	11±5（120）*1	11±6（113）	0±4（109）
運 動	18±8（143）*1	17±9（145）	−2±6（131）*2
心係数（L／min・m²）			
安 静	2.9±0.6（176）	2.8±0.6（174）	−0.1±0.4（174）*2
運 動	4.1±0.9（156）*1	4.0±0.8（151）	−0.1±0.5（147）
1回心拍出量（L／min・m²）			
安 静	34.0±7.4（172）	32.0±7.3（166）	−2.0±5.5（166）*2
運 動	38.2±7.9（151）*1	38.3±8.3（143）	−0.2±4.7（139）
肺血管抵抗（dyne・s・cm⁻⁵）			
安 静	330.4±164.1（162）	323.4±174.0（166）	0.7±98.9（156）
運 動	367.1±182.0（135）*1	336.8±161.4（139）	−24.2±102.2（124）*2
右室1回仕事係数（g−m／beat・m²）			
安 静	17.2±8.2（167）	16.1±7.4（138）	−1.5±4.1（137）*2
運 動	31.4±11.5（125）*1	29.3±11.2（115）	−2.0±6.1（112）*2

各数値は平均値 ± 標準偏差。括弧内の数値は計測可能だった患者数を示す
＊1：$p < 0.01$（安静と比較）
＊2：$p < 0.01$（室内気と比較）

（文献1より引用）

2 慢性閉塞性肺疾患における，長期酸素療法の効果と肺高血圧症の持続

① 重症の慢性閉塞性肺疾患（酸素療法）

　半年以上長期継続した酸素療法の効果を右心カテーテル検査により評価した Weitzeblum らによる重症COPDの研究がある[2]。対象16名のCOPDは1秒量（FEV_1）0.891±0.284L，動脈血酸素分圧（PaO_2）50.2±6.6Torr，動脈血二酸

表2 ● 低酸素血症を合併するCOPD患者の酸素治療6カ月後の循環系への慢性的な効果

	夜間のみ酸素投与			持続的酸素投与		
	安 静	脚を挙上	運 動	安 静	脚を挙上	運 動
平均右心房圧						
平均±標準偏差（mmHg）	0±3	0±4	0±6	0±3	0±5	−2±7
患者数（n）	56	34	40	58	31	42
p値	0.52	0.77	0.77	0.68	0.73	0.15
平均肺動脈圧						
平均±標準偏差（mmHg）	0±7	−1±9	−4±13	−3±11	−3±9	−6±14
患者数（n）	57	40	50	61	40	54
p値	0.57	0.52	0.03	0.02	0.03	0.005*
肺動脈楔入圧						
平均±標準偏差（mmHg）	0±5	−1±6	−1±9	0±5	−1±4	1±10
患者数（n）	51	35	39	54	31	41
p値	0.55	0.24	0.56	0.89	0.13	0.65
心係数						
平均±標準偏差（mmHg）	0.1±0.7	…	0.1±0.8	0.1±0.7	…	0.3±1.3
患者数（n）	55	…	47	57	…	52
p値	0.52	…	0.41	0.43	…	0.07
1回心拍出量						
平均±標準偏差（mmHg）	0.4±8.4	…	2.3±8.5	2.4±8.1	…	4.3±9.8
患者数（n）	54	…	46	53	…	48
p値	0.70	…	0.07	0.04	…	0.004*
肺血管抵抗						
平均±標準偏差（dyne·s·cm^{-5}）	−15.4±116.9	…	−47.9±117.8	−67.9±174.0	…	−107.7±190.7
患者数（n）	49	…	35	52	…	38
p値	0.36	…	0.02	0.007	…	0.001*
右室1回仕事係数						
平均±標準偏差（dyne·s·cm^{-5}）	−0.1±5.8	…	−2.2±9.7	−0.7±7.3	…	4.0±14.8
患者数（n）	53	…	38	51	…	37
p値	0.93	…	0.16	0.50	…	0.11

計測は室内気を呼吸している状態で実施された

＊：difference is statistically significant（$p < 0.01$）

（文献1より引用）

化炭素分圧（$PaCO_2$）51.0±6.4Torrと，低酸素血症と中等度の高炭酸ガス血症を合併していた。右心カテーテル検査は3回実施されており，初回は酸素療法開始の47±28カ月，2回目が長期酸素療法（long-term oxygen therapy：LTOT）直前，3回目が酸素療法開始後平均31±19カ月である。酸素療法の実施は1日当たり15～18時間であった。

この研究で重要な結果は，酸素投与までの間にPaO_2の低下と$PaCO_2$の上昇が認められるとともに肺動脈圧が上昇したことと，LTOT実施により$PaCO_2$の悪化はなく，肺動脈圧が低下していたことである。半年～2年間の酸素療法中に平均肺動脈圧は28.0±7.4mmHgから23.9±6.6mmHgに低下していた（$p＝0.05$）。すなわち，1年当たりで平均2.15±4.4mmHgの平均肺動脈圧の低下が認められた（**表3，4**）[2]。

② 軽症の慢性閉塞性肺疾患（自然経過）

これに関連し，やや軽症のCOPDにおける肺動脈圧の自然経過を検討した報告がある[3]。比較的軽症から中等症の131例のCOPD患者で，酸素療法の適応とならない患者に平均6.8±2.9年の間隔をあけて右心カテーテルを実施した。全例が初回の安静時平均肺動脈圧が20mmHg未満であったが，2回目には33％に肺動脈圧の上昇（20～42.5mmHg）が認められた。初回評価時に運動時肺動脈圧が高値のほうが，2回目の安静時肺動脈圧がより高かった。そして，安静時肺高血圧症をきたした例はPaO_2の低下（63.5Torrから60.0Torrに低下）も認められた。

この研究から，低酸素血症を生じる前の肺動脈圧の上昇速度は，比較的緩徐（＋0.4mmHg/年）であると推測される。ただし，安静時は正常でも運動時に肺動脈圧が上昇する場合には，その後の肺高血圧症併発のリスクが高いと考えられる。

3　肺動脈圧への酸素の急性効果は長期酸素療法による生存率を予測するか？

COPDへの酸素投与において，酸素を投与した際にすぐに肺循環系の改善効果が得られる例と，そうでない例が認められる。Sliwińskiらによる，酸素の急性効果が長期酸素投与の有効性の予測因子になるかを調べた研究がある（**図1**）[4]。46例の重症COPDが対象となった。39例は酸素投与の急性効果で5mmHg以下の平均肺動脈圧低下しか得られず，これらをnon-responder群とし，5mmHgを超える肺動脈圧の低下が得られた7例をresponder群とした。その後，LTOTを2年間もしくは死亡するまで継続したところ，2年生存率はnon-responder群で69％であり，responder群は50％であった。

表3 ● 酸素投与開始前（T0），酸素投与開始直前（T1），長期酸素療法後（T2）における肺機能検査と右心カテーテル検査の比較①

	T_0	T_1	T_2	difference T_0-T_1	difference T_1-T_2	difference T_0-T_2
FVC（mL）	$3,044\pm911$	$2,770\pm686$	$2,669\pm784$	NS	NS	$p<0.025$
FVC／predicted（%）	78.1 ± 19.2	73.0 ± 19.3	70.0 ± 14.4	NS	NS	$p<0.05$
FEV_1（mL）	$1,071\pm400$	891 ± 284	789 ± 231	$p<0.02$	$p<0.05$	$p<0.005$
FEV_1/FVC（%）	35.7 ± 400	32.6 ± 8.6	30.5 ± 8.8	$p<0.02$	$p<0.02$	$p<0.001$
RV（mL）	$3,212\pm1,115$	$3,806\pm945$	$3,822\pm790$	NS	NS	NS
RV／TLC（%）	50.1 ± 12.6	57.4 ± 7.1	56.7 ± 6.9	NS	NS	NS
PaO_2（Torr）	59.3 ± 9.4	50.2 ± 6.6	50.1 ± 8.3	$p<0.001$	NS	$p<0.001$
SaO_2（%）	88.5 ± 4.5	82.7 ± 6.6	81.9 ± 8.2	$p<0.001$	NS	$p<0.005$
$PaCO_2$（Torr）	43.2 ± 6.2	51.0 ± 6.4	50.7 ± 8.5	$p<0.01$	NS	$p<0.005$
ヘマトクリット（%）	50.8 ± 7.4	56.6 ± 6.3	53.5 ± 8.4	$p<0.005$	NS	NS

数値は平均±標準偏差 （文献2より引用）

表4 ● 酸素投与開始前（T0），酸素投与開始直前（T1），長期酸素療法後（T2）における肺機能検査と右心カテーテル検査の比較②

	T_0	T_1	T_2	difference T_0-T_1	difference T_1-T_2	difference T_0-T_2
Ppa（mmHg）	23.3 ± 6.8	28.0 ± 7.4	23.9 ± 6.6	$p<0.005$	$p<0.05$	NS
Ppa syst（mmHg）	35.8 ± 13.7	43.1 ± 12.8	37.4 ± 10.8	$p<0.02$	$p<0.05$	NS
Ppa diastolic（mmHg）	15.7 ± 4.6	18.3 ± 5.9	16.2 ± 4.9	NS	NS	NS
RVEDP（mmHg）	4.1 ± 1.4	5.4 ± 3.2	4.3 ± 2.6	NS	NS	NS
Pcw（mmHg）	5.9 ± 1.4 [*1]	5.5 ± 2.7 [*2]	5.7 ± 2.4 [*3]	－	－	－
Ppa－Pcw（mmHg）	17.4 ± 6.2 [*1]	21.3 ± 7.4 [*2]	17.1 ± 4.7 [*3]	－	－	－
$\dot{Q}$（L·min^{-1}·m^2）	3.94 ± 0.79	3.87 ± 0.62	3.35 ± 0.82	NS	NS	NS
PVR（mmHg·L^{-1}·min）	2.41 ± 0.76 [*1]	3.27 ± 0.71 [*2]	2.68 ± 0.51 [*3]	－	－	－
HR（beats·min^{-1}）	82 ± 9	91 ± 14	89 ± 16	NS	NS	NS
SVI（mL／m^2）	49 ± 13	44 ± 11	38 ± 11	NS	NS	$p<0.01$
平均全身動脈圧（mmHg）	100.3 ± 11.1	98.0 ± 6.6	91.0 ± 8.0	NS	$p<0.02$	$p<0.02$

数値は平均±標準偏差
Ppa syst：収縮期肺動脈圧，Ppa diast：拡張期肺動脈圧，RVEDP：右室拡張終期圧，Pcw：肺毛細血管楔入圧，$\dot{Q}$：心係数，PVR：肺血管抵抗，HR：心拍数，SVI：1回拍出量係数
*1：$n=14$
*2：$n=11$
*3：$n=8$

（文献2より引月）

1．低酸素を生じる病態と酸素療法の有用性　❸肺循環系

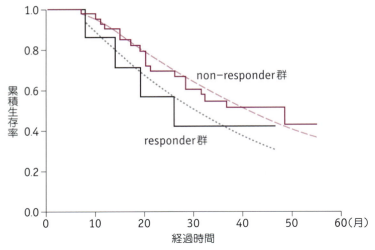

図1 ● 酸素投与の急性の肺動脈圧低下効果の有無による生命予後
$p > 0.05$ （文献4より引用）

急性効果の有無で酸素療法の有効性の多寡を予測することは難しそうであるが，一方で，LTOTは酸素療法の急性効果の有無にかかわらず，生存率改善効果があると言えそうである。

4　突然の酸素療法中止が肺動脈圧へ及ぼす影響

上述のように，LTOTで肺動脈圧の低下は期待できるが，患者の要因で急に中止するような状況や，患者自身が積極的に酸素を使用しないような状況が生じうることは推測される。また，大災害などで酸素が使用できない事態も起こりうる。そのような，突然の酸素の中止が肺循環系に及ぼす影響についての検討もなされている。

Selingerらにより，低酸素血症を呈しLTOTを行っているCOPD20例について，酸素を突然中止したときの右心カテーテル検査が実施されている[5]。初めの6例について，酸素投与中断後に30分ごと，5.5時間まで循環動態が評価された（図2）。酸素療法中止時，PaO_2は74.4Torrから55.2Torrに低下し，安静時肺動脈圧は著明に上昇し，運動時にはほぼ2倍にまで上昇した。酸素の中止は1回拍出係数を減少させ，肺血管抵抗指数をおよそ30％も上昇させた。室内気では，$PaCO_2$が正常な患者では，酸素の中断は酸素消費量を増大させた。一方，$PaCO_2$が上昇している患者では，酸素供給量の減少と酸素消費量の減少が認められた。これらのデータは，LTOTを用いているCOPD患者において，1日のうち数時間の酸素投与中断でさえ，安静時・労作時の肺動脈圧の上昇を招き，心機能やガス運搬能に悪影響を及ぼすことが示唆される（図3）。

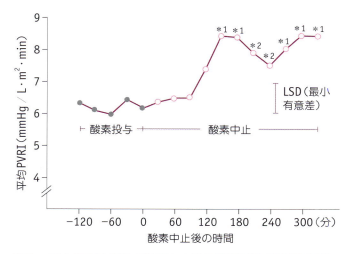

図2 ● 肺血管抵抗指数の酸素中止後の時間経過（COPD6例）
＊1：$p<0.01$，＊2：$p<0.05$　　　　　　　　　　（文献5より引用）

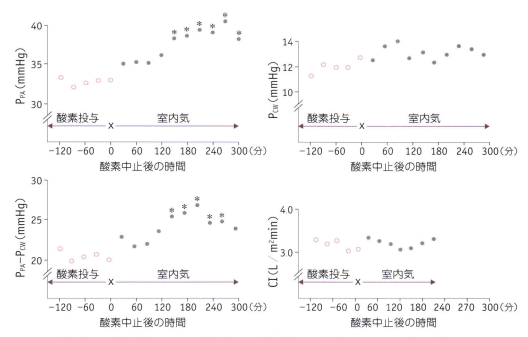

図3 ● 肺動脈圧，肺静脈楔入圧，肺動脈圧－肺静脈楔入圧較差，心係数の酸素中止後の変化
＊：$p<0.05$　　　　　　　　　　　　　　　　　　（文献5より引用）

1．低酸素を生じる病態と酸素療法の有用性　❸肺循環系

以上のように，低酸素血症を伴うCOPDに肺高血圧症を合併している場合には，LTOTは長期的な有効性が期待される。

●文献

1) Timms RM, et al：Hemodynamic response to oxygen therapy in chronic obstructive pulmonary disease. Ann Intern Med. 1985；102(1)：29-36.
2) Weitzenblum E, et al：Long-term oxygen therapy can reverse the progression of pulmonary hypertension in patients with chronic obstructive pulmonary disease. Am Rev Respir Dis. 1985；131(4)：493-8.
3) Kessler R, et al："Natural history" of pulmonary hypertension in a series of 131 patients with chronic obstructive lung disease. Am J Respir Crit Care Med. 2001；164(2)：219-24.
4) Sliwiński P, et al：Acute effect of oxygen on pulmonary arterial pressure does not predict survival on long-term oxygen therapy in patients with chronic obstructive pulmonary disease. Am Rev Respir Dis. 1992；146(3)：665-9.
5) Selinger SR, et al：Effects of removing oxygen from patients with chronic obstructive pulmonary disease. Am Rev Respir Dis. 1987；136(1)：85-91.

（郷間　厳）

第Ⅰ章　低酸素血症と酸素療法

1 低酸素を生じる病態と酸素療法の有用性
❹ヘマトクリット値

　ヘマトクリット値は，慢性閉塞性肺疾患(chronic obstructive pulmonary disease：COPD)の病態に影響される赤血球産生増加と低下，この両因子のバランスにより上昇・低下する。COPDの慢性低酸素血症により赤血球産生が刺激される一方で，COPDの合併症やCOPDによる慢性炎症は赤血球産生を抑制する方向に作用する。酸素療法は，これらの両方に効果があると考えられる。

　伝統的には，低酸素血症を伴う未治療COPDにおいては，多血症が合併し，そのために肺高血圧症の発症や脳血流の減少，血栓塞栓症の増加のリスクが上昇すると考えられている。

1 ヘマトクリット高値と生存率との関連

　the Nocturnal Oxygen Therapy Trial(NOTT)研究においては，ベースラインの肺血管抵抗値とヘマトクリット値が高値の症例で，最も死亡率が高かった[1]。酸素の持続投与群と夜間投与群では，全体の生存率では持続投与群が良好であったが，様々な生理学的指標の中でヘマトクリット値と肺血管抵抗値の2つのみが，時間経過とともに有意な変化を認めていた。

　ヘマトクリット値は6カ月間で平均47.5%から44.3%に低下していたが，夜間投与群では低下せず，持続投与群のみで低下していた。全体の死亡率では，ヘマトクリット値については，ベースラインの値の高低(47.4%未満 or 以上)はほぼ同様であり，ヘマトクリット値が低めであることは生存率の上昇と関連しなかった。前述のように，持続投与群ではヘマトクリット値が下がっていたが，ヘマトクリット値が低い患者の死亡率も低下させていたようにみえる。したがって，持続酸素投与は，ヘマトクリット値を下げ，生存率も上昇させるが，両者に直接の関連があるとは言えなかった[1]。

　一方，肺血管抵抗値は，6カ月間で平均322dyne/s・cm^{-5}から平均281dyne/s・cm^{-5}まで低下していたが，低下の度合いと死亡率の低下は関連していなかった。

さらに長期の効果については，NOTT研究では示されなかった。

2 ヘマトクリット低値と生存率の関連

COPDにおいて，多血症はそれほど悪いことではない可能性が示されるようになってきた。ヘマトクリット値がCOPDの予後に与える影響を調べた報告として，2,524例の重症COPD患者への長期酸素療法後の経過を，後ろ向き観察研究で実施したものがある。これによるとベースラインのヘマトクリット低値は生存率悪化に関連していた[2]。この研究では，ヘマトクリット低値は，長期酸素投与を受けているCOPDにおいて稀ではなかった。

COPD患者では，貧血の状態が全身状態へ及ぼす影響が大きくなっている可能性がある。たとえば，上部消化管出血を合併したCOPDは対照に比べて死亡率が上昇していたとの報告がある〔死亡率32％ vs 10％，オッズ比3.7（CI：1.25〜11.0），$p < 0.02$〕[3]。また，待機的腹部大動脈手術を受けたCOPDの手術合併症の検討においても，ヘマトクリット低値は合併症や死亡の増加に関連していた[4]。合併症発症群の術前ヘマトクリット値は有意に低かった（34％ vs 39％，$p = 0.001$）。COPDにおけるヘマトクリット値と，血液ガスや肺機能との関係をみると，ヘマトクリット値が高いほうが動脈血二酸化炭素分圧（$PaCO_2$）は高くなっており，BMIも高いほうがヘマトクリット値は高かった（図1）[2]。

また，10年間の生存曲線について，ヘマトクリット値を5％間隔で階層化すると，非常に強い関連性が認められた（図2）[2]。入院回数や入院日数もヘマトクリット値が低いほど悪く，ヘマトクリット値が最も高い階層でも悪くない点は注目に値する（図3）[2]。ヘマトクリット値の高値そのものは必ずしも悪いことばかりではない可能性が推測される。

3 貧血と慢性腎臓病

重症COPDが全身炎症反応をきたす結果として，貧血はより多い可能性があり，特に見落とされがちな高齢者のCOPDにおける慢性腎臓病（chronic kidney disease：CKD）の合併も，それによるエリスロポエチンの低下を介して貧血を生じている可能性も考えられる。

COPD患者においてヘマトクリット低値が死亡率を上昇させることは，他でも同様に報告されている[5]。CelliらがBODEインデックスの有用性を示したこの報告では，207例のCOPDの経過で，生存例（$n = 182$）のヘマトクリット値42±5％に対し，死亡例（$n = 25$）は39±5％で有意差が認められた（$p = 0.01$）[5]。

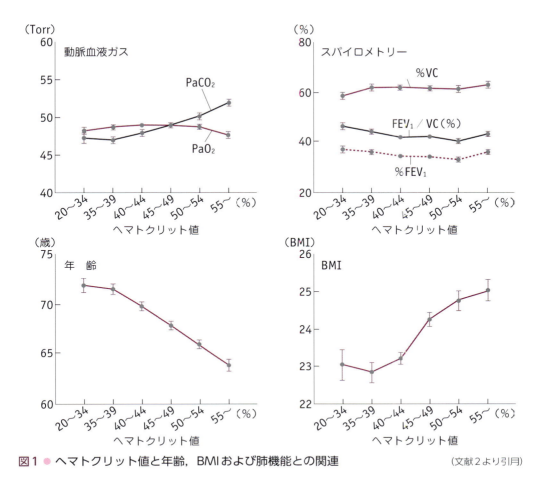

図1 ● ヘマトクリット値と年齢，BMIおよび肺機能との関連 （文献2より引用）

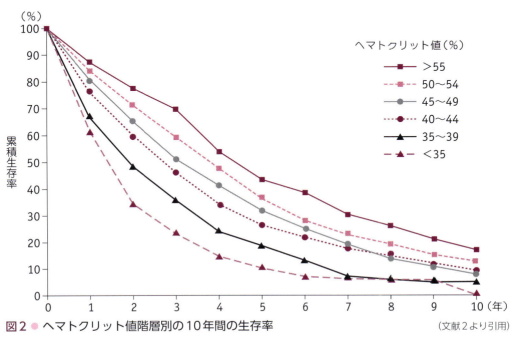

図2 ● ヘマトクリット値階層別の10年間の生存率 （文献2より引用）

1．低酸素を生じる病態と酸素療法の有用性 ❹ヘマトクリット値

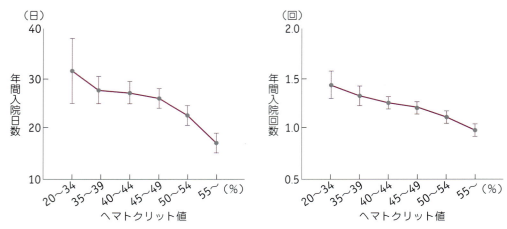

図3 ● ヘマトクリット値と年間の入院日数および入院回数

(文献2より引用)

表1 ● 不顕性腎機能障害・顕性腎機能障害 vs 正常腎機能での選択した変数因子についての後ろ向き逐次ロジスティック回帰モデル

変数因子	オッズ比	95％CI
不顕性腎機能障害		
年齢（1歳増加ごと）	1.06	1.04〜1.09
COPD	2.19	1.17〜4.12
血清アルブミン＜3.5g/dL	2.83	1.70〜4.73
筋肉・骨格筋疾患	1.78	1.01〜3.16
糖尿病	1.96	1.02〜3.76
顕性腎機能障害		
年齢（1歳増加ごと）	1.06	1.04〜1.10
BMI	1.05	1.01〜1.10
COPD	1.94	1.01〜4.66
糖尿病	2.25	1.26〜4.03

(文献7より引用)

　COPD患者では，慢性疾患に伴う貧血の問題が多血症より重要になっていると言える[6]。

　CKDについては，症例対照研究としてCOPDの有無で比較した報告がある[7]。推算GFR値が60mL/min/1.73m^{2}以上か未満かでわけた場合，腎機能の低下群（CRF）は，COPD群では対照より有意に増加していた。その他の年齢，アルブミン値，糖尿病や心不全などの多因子を考慮した場合でも，COPDはクレアチニン値が正常なCRFでオッズ比が2.19（95％CI：1.17〜4.12），クレアチン値高値のCRFでは1.94（95％CI：1.01〜4.66）と高かった（表1）[7]。COPDの貧血の原因として，CKDは念頭に置いて考えるべきであろう。

4 長期酸素療法とヘモグロビン値の正常化

　長期酸素療法(long-term oxygen therapy：LTOT)は，低酸素血症患者の全組織への酸素運搬能を改善することにより，ヘモグロビン値を正常化する可能性を秘めている。また，LTOTは，多血症と貧血の両者に対してヘモグロビン値の正常化に関連していた報告がある[8]。低酸素血症を伴う重症COPDにLTOTを3年間実施した。観察開始時から少なくとも年3回のフォローアップが3年にわたって実施されている。その結果，ヘモグロビン値が16g/dL以上の高値例は有意に低下しており，13g/dL未満の低値例でも上昇する傾向がみられた(図4)[8]。初回参加時(t0)と，1年以内に行われた2回目の比較時点(t1)の間で，最もヘモグロビン値の高い群で有意に低下が認められた。貧血群では，ヘモグロビン値の増加がみられたが有意ではなかった(ANOVA＝0.5)。1年目の変化の度合いも大きく認められたが，統計学的には有意ではなかった($p<0.08$)。なお，全体の生存率は73.4％であり，ヘモグロビン値でわけた4群間に有意差はなかった。

◎

　以上のように，COPD患者のヘマトクリット値は重要な項目であり，LTOTにより治療効果が期待されると同時に，貧血については，合併症の存在にも注意して対応すべきであろうと考えられる。

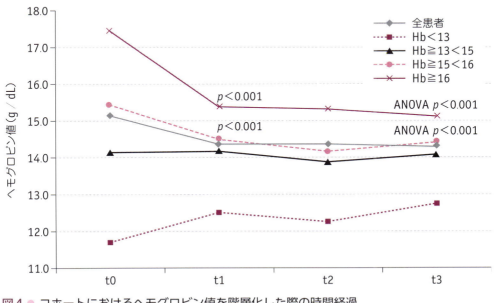

図4 ● コホートにおけるヘモグロビン値を階層化した際の時間経過
t0とt1はt検定，全体はANOVAで検定している
(文献8より改変)

●文献

1) Nocturnal Oxygen Therapy Trial Group:Continuous or nocturnal oxygen therapy in hypoxemic chronic obstructive lung disease:a clinical trial. Ann Intern Med. 1980;93(3):391-8.

2) Chambellan A, et al:Prognostic value of the hematocrit in patients with severe COPD receiving long-term oxygen therapy. Chest. 2005;128(3):1201-8.

3) Cappell MS, et al:Increased mortality of acute upper gastrointestinal bleeding in patients with chronic obstructive pulmonary disease. A case controlled, multiyear study of 53 consecutive patients. Dig Dis Sci. 1995;40(2):256-62.

4) Upchurch GR Jr, et al:Predictors of severe morbidity and death after elective abdominal aortic aneurysmectomy in patients with chronic obstructive pulmonary disease. J Vasc Surg. 2003;37(3):594-9.

5) Celli BR, et al:The body-mass index, airflow obstruction, dyspnea, and exercise capacity index in chronic obstructive pulmonary disease. N Engl J Med. 2004;350(10):1005-12.

6) Similowski T, et al:The potential impact of anaemia of chronic disease in COPD. Eur Respir J. 2006;27(2):390-6.

7) Incalzi RA, et al:Chronic renal failure:a neglected comorbidity of COPD. Chest. 2010;137(4):831-7.

8) Dal Negro RW, et al:Changes in blood hemoglobin and blood gases PaO_2 and $PaCO_2$ in severe COPD overa three-year telemonitored program of long-term oxygen treatment. Multidiscip Respir Med. 2012;7(1):15.

（郷間　厳）

第I章 低酸素血症と酸素療法

1 低酸素を生じる病態と酸素療法の有用性
❺ 息切れ

　息切れは，必ずしも安静時や労作時の低酸素血症と関連せず，また息切れに対する酸素投与の効果も様々である。一方，息切れは慢性閉塞性肺疾患（chronic obstructive pulmonary disease：COPD）において一般的で不快な症状のひとつである。

　気道閉塞の程度と，労作時の息切れと運動中の吸気努力の関連についての研究に基づくと，Borgスケールによる息切れと呼気終末肺容量（end-expiratory lung volume：EELV）と吸気努力との間には，それぞれ相関性があることが示されている（図1）[1)2)]。

　息切れの発生機序はまた，さらに多くの要素が絡み合っていることが推測される（図2）[3)]。息切れと酸素投与について多くの研究がされているものの，症例数が少ない研究がほとんどである。COPDでは低酸素血症を認めない場合，酸素投与による息切れ改善効果は少ない可能性がある。また終末期の癌患者でも，効果の評価は明確には言い切れない。低酸素血症に対し酸素吸入を行うことは妥当であるが，低酸素血症を有しない場合の投与は個別に判断すべきとの考えがある。運動中の短時間の酸素療法により息切れが減弱するという報告は多いが，ここでの問題は，長期酸素投与の息切れへの効果である。

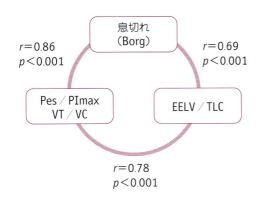

図1 ● 慢性閉塞性肺疾患（COPD）における標準化した運動時の指標の関連

有意な関連性がBorgによる息切れ，end-expiratory lung volume，用量反応に対する吸気努力比のそれぞれの間に成立していた
EELV：end-expiratory lung volume（呼気終末肺容量）
Pes：esophageal pressure（食道内圧）
PImax：maximal esophageal pressure at isovolume（等容積における最大食道内圧）
TLC：total lung capacity（全肺気量）
VT：tidal volume（1回換気量）
VC：vital capacity（肺活量）

（文献1，2より引用）

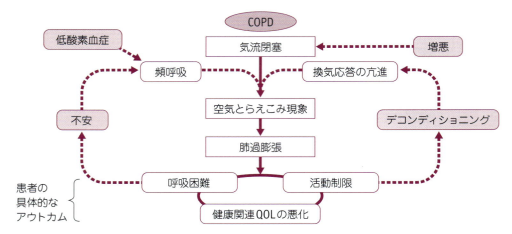

図2 ● COPDにおける息切れの発生機序 (文献3より引用)

1 長期酸素投与による息切れ改善効果

　　Nonoyamaらは，長期酸素療法（long-term oxygen therapy：LTOT）の基準には達していないが，日常労作時に経皮的動脈血酸素飽和度（SpO$_2$）が88％以下に低下するとともに息切れを自覚する，比較的軽症のCOPD27例を対象にした二重盲検1症例ランダム化比較試験（N-of-1 RCT）を実施した[4]。プラセボと酸素投与のペアを3回実施し，それぞれchronic respiratory questionnaire（CRQ），St. George's Respiratory Questionnaire（SGRQ），5分間歩行試験を行った。有効性の判断は，CRQ息切れスコアが3回すべてでプラセボを上回る（息切れが改善する）ことと，少なくとも2回で0.5インチの差が得られることと定義した。酸素投与は有意に5分間歩行試験を改善した（427ステップ vs 412ステップ，$p=0.04$，図3）が，有効性の基準を満たしたのは2例にとどまった。すなわち，プラセボとしての空気吸入と労作時の酸素吸入とによる息切れ改善効果の比較では，酸素吸入には空気吸入以上の息切れ改善効果が認められなかった。しかし，症例を個別に評価すると，酸素吸入が息切れ改善をもたらした症例が認められた。

　　したがって，この研究は長期酸素投与の基準に達していない患者に一般的に酸素を用いることは勧められないが，N-of-1 RCTを実施することにより，酸素吸入による息切れ改善の恩恵を受けられる症例を特定できることを示した（図4）。

　　また，Mooreらは，安静時には低酸素血症を示していないCOPDを対象として，労作時の酸素吸入（6L/分）と空気吸入により息切れを改善するかどうかをRCTで実施した。酸素吸入により労作時SpO$_2$の低下が抑制されたが，労作時息切れの改善は空気吸入と差がないという結果になった（図5）。酸素吸入による労作時息切れの軽減は，酸素吸入による安心感からのプラセボ効果の可能性が示された[5]。

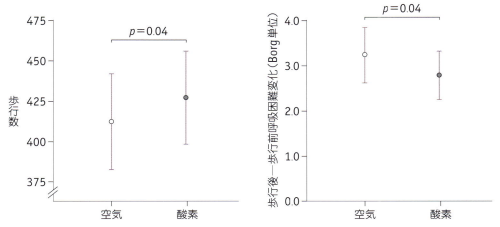

図3 ● 5分間歩行試験での空気に対する酸素の改善効果 ($n = 27$)
各値は平均値と95％信頼区間
(文献4より引用)

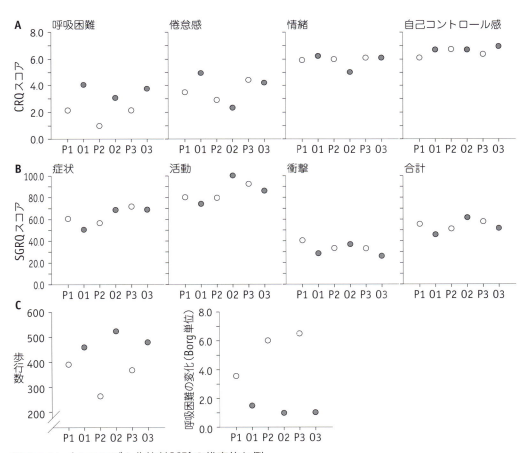

図4 ● N-of-1 ランダム化比較試験の代表的な例
A：CRQ，B：SGRQ，C：5分間歩行試験
P (○)：プラセボ，O (●)：酸素
1，2，3の番号はそれぞれペアで実施した。この症例では，すべてのペアの実施においてもCRQの呼吸困難はプラセボより酸素で大きかった。歩行数は酸素で多く，呼吸困難 (Borg) の変化が3回とも小さかった
(文献4より引用)

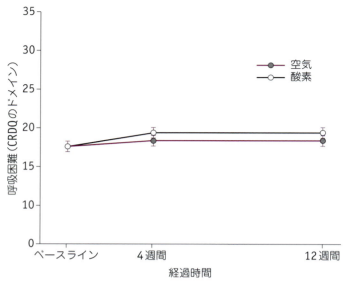

図5 ● 酸素投与群と空気投与群による息切れの程度の変化

(文献5より引用)

2　息切れ緩和を目的とした酸素の使用

　　息切れの緩和を目的とした酸素の使用は，Expert Working Groupによる報告がある[6]。これによれば，過去の研究の網羅的レビューに基づき，以下のようにまとめられている。
　①安静時の息切れの軽減については，有効とするものと無効とするものの両方の報告がある。
　②同程度の強度の運動をしたときに大多数の患者において，室内気を吸入する場合に比べて酸素吸入は，息切れを軽減させる。
　③運動前の酸素吸入により運動中の息切れを軽減できるエビデンスはない。
　④運動の前か後に酸素投与を行うことは，息切れからの回復を早める可能性がある。
　⑤携帯酸素を長期的に用いたときのQOLに対する効果は，患者のベースラインの特徴や酸素への急性効果あるいは短期効果では予測できない。短期の酸素投与で望ましい効果が得られたとしても，それらの患者では認容性が不良であり，そのような患者の大部分において，長期的に継続して酸素を使い続けることがない。

◎

　　なお，最後に繰り返すが，すべての研究で対象数が少なく，研究者の評価項目も様々に異なっていることにも注意しておきたい。

●文献

1) O' Donnell DE, et al:Qualitative aspects of exertional breathlessness in chronic airflow limitation:pathophysiologic mechanisms. Am J Respir Crit Care Med. 1997;155(1):109−15.
2) O' Donnell DE, et al:Mechanisms of dyspnea in COPD. Dyspnea:mechanisms, measurement, and management. 2nd ed. Mahler DA, et al, eds. CRC Press, 2005, p29−58.
3) Cooper CB:The connection between chronic obstructive pulmonary disease symptoms and hyperinflation and its impact on exercise and function. Am J Med. 2006;119(10 Suppl 1):21−31.
4) Nonoyama ML, et al:Effect of oxygen on health quality of life in patients with chronic obstructive pulmonary disease with transient exertional hypoxemia. Am J Respir Crit Care Med. 2007;176(4):343−9.
5) Moore RP, et al:A randomised trial of domiciliary, ambulatory oxygen in patients with COPD and dyspnoea but without resting hypoxaemia. Thorax. 2011;66(1):32−7.
6) Booth S, et al:The use of oxygen in the palliation of breathlessness. A report of the expert working group of the Scientific Committee of the Association of Palliative Medicine. Respir Med. 2004;98(1):66−77.

（郷間　厳）

第Ⅰ章　低酸素血症と酸素療法

低酸素を生じる病態と酸素療法の有用性

❻運動能

　　運動時の低酸素血症の一定した定義がないことと，慢性閉塞性肺疾患（chronic obstructive pulmonary disease：COPD）患者などの運動時低酸素血症についての標準化された運動負荷もないことが，運動能への酸素療法の効果について評価を行うことの障壁になっている。

　　COPD患者が運動時に低酸素血症を生じる原因は，多くの因子が関わっている。換気血流比不均衡，拡散能障害，動的過膨張による換気量減少，肺内シャントなど，多かれ少なかれすべてが関与しているような状態である。

　　安静時の酸素飽和度も肺機能検査も運動時低酸素血症を生じるCOPDを予測するには信頼できない。しかしながら，肺機能が比較的良好で，特に肺拡散能が維持されていることは，COPD患者が運動時も低酸素血症をきたさないことの予測につながるようである。

　　一方で，運動時低酸素血症はCOPDの生命予後不良を示すように思われるが，運動中に酸素化を保つことが生命予後をよくするという報告もない。運動中の酸素投与効果に関する研究の結果は様々で，一定していない。

　　また，運動前後での短時間投与やバースト投与を行うことによる顕著な効果もあるとは明言できない。ここでも低酸素血症の一定した定義がないことや運動方法の違い，対象患者の違いが，研究の比較を難しくしており，臨床への応用も困難にしているが，これまでの研究を見直すことは意味があると考える。

1　運動時の低酸素血症

　　安静時には正常な酸素飽和度ないし，ごく軽度の低酸素血症であるが，労作時に低酸素血症を生じるCOPDが酸素投与の適応になるかどうかは，長く議論が続いている。酸素の持続投与が運動能を改善させることは示されてきたが，生存率を改善させるかどうかは明確になっていない。

　　COPD患者のうちどの程度の割合の患者が運動時低酸素血症を生じるかは不明

確であり，低酸素血症を誘発する運動方法のプロトコールも決まっておらず，研究の対象にするポピュレーションも様々になっていることが問題である。

中等症から重症のCOPD30名［%1秒量（%FEV₁）平均値37%（16〜64%），安静時動脈血酸素分圧（PaO₂），平均68（54〜89）mmHg］の身の回りの動作では，動脈血酸素飽和度（SaO₂）の程度は歩行時で最も低下が大きく，ついで体を洗うときであった[1]（図1）。またSaO₂が低下する1時間当たりの回数は，同様に歩行時と体を洗うときであった（図2）。夜間よりも日中のほうが低酸素血症をきたす回数は多く，6分間歩行が日常動作での低酸素血症を予測する可能性が指摘された。

日本での入浴は，上述の「体を洗う動作」とは大きく異なる。一般的な日本での入浴に関わる動作は，浴槽に浸かる習慣や脱衣・着衣の場所への移動などで独特の面がある。既に在宅酸素療法（home oxygen therapy：HOT）を導入したCOPD患者の労作時酸素を2L/分未満（A群，8名）と2L/分以上（B群，8名）に分類した

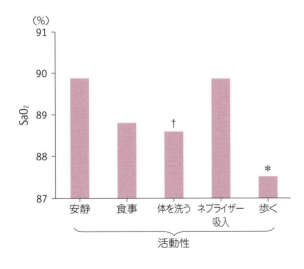

図1 ● 慢性閉塞性肺疾患（COPD）20名の5つの日中動作中の平均酸素飽和度の中央値

＊：$p<0.05$（vs 安静，食事，ネブライザー吸入）
†：$p<0.05$（vs ネブライザー吸入）

（文献1より引用）

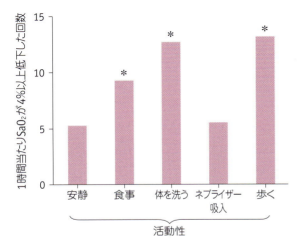

図2 ● COPD 20名の5つの日中動作中に酸素飽和度が4%以上低下した1時間当たりの回数の中央値

＊：$p<0.05$（vs 安静） （文献1より引用）

際，一連の入浴動作を脱衣前から着衣まで追いかけた。着衣に至る時点で両群ともに最も酸素飽和度が低下していた[2]（図3）。そして6分間歩行距離が入浴時のSaO_2低下と相関することが示唆された。

安静時には軽度の低酸素血症を生じているCOPDであっても，García-Talavera らによると，6分間歩行テストの初めの3分半に低酸素をきたさなかった場合には，日常生活の中で問題があるような低酸素血症は生じないことが示された[3]。このことは，酸素投与を行う患者を考慮する意味でも実用的な所見と考えられる。

2 運動時低酸素血症を予測する因子

同程度の閉塞性障害でも，肺気腫優位型と拡散能（D_{LCO}）が低値の場合のほうが，そうでない場合よりも労作時低酸素血症を生じやすいようである。

安静時PaO_2 55mmHg以上のCOPD患者で漸増負荷での自転車エルゴメータ下肢運動試験を実施した報告では，40％が低酸素血症をきたした[4]。低下した群としなかった群を比較すると，1秒量（FEV_1）は0.89L vs 1.44L，D_{LCO}は7.1mL/分/mmHg vs 15.3mL/分/mmHgと，どちらも低下群で低値であった。D_{LCO}が予測値の55％あれば低酸素血症は生じなかった。D_{LCO}かFEV_1かのどちらかが予測値の35％以下であれば，4分の3が自転車エルゴメータの運動で低酸素をきたしていた（図4）。

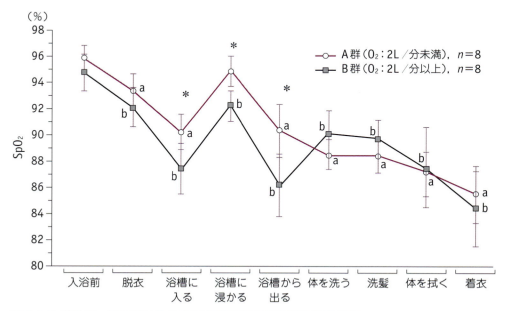

図3 ● 入浴動作一連におけるCOPD患者の酸素飽和度の低下状態
＊：$p<0.05$（A群 vs B群），a：$p<0.05$（A群で入浴前 vs 他の動作），b：$p<0.05$（B群で入浴前 vs 他の動作）
（文献2より引用）

また，より簡単に，パルスオキシメータによる安静時の経皮的動脈血酸素飽和度（SpO_2）のみで有用な予測のツールとして使えるとの報告がある。Knowerらは81名のCOPD患者に6分間歩行テストを実施し，安静時SpO_2が95%以下の約50%は低酸素血症を生じるが，SpO_2が96%以上では16%しか低下しないことを示した[5]。D_{Lco}を計測した70名では，D_{Lco}が予測値の36%を超えており，かつSpO_2が96%以上であった場合は，運動時の低酸素血症をきたさなかった[5]（図5）。

　また，8,017例もの大規模な検討を実施したHadeliらによると，D_{Lco}が予測値の59.7%を閾値として設定すると，感度，特異度ともに約75%で運動時の低酸素血症を予測できると示した（図6）[6]。

　運動負荷試験として6分間歩行試験よりもより低酸素血症を誘発する傾向がある

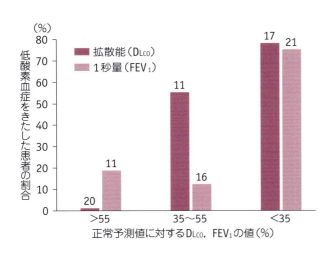

図4 ● D_{Lco}とFEV₁と運動中に低酸素血症を生じる比率の比較
各棒の数値は患者数（分母の数）を表す
（文献4より引用）

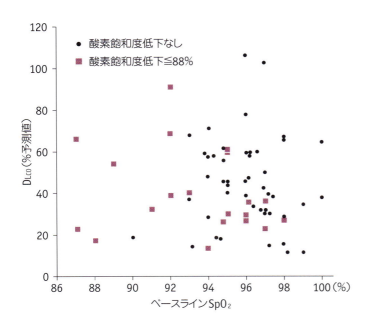

図5 ● 安静時SpO_2とD_{Lco}と労作時SpO_2が88%以下になることの関係
D_{Lco}が予測値の36%を超え，かつ安静時$SpO_2$96%以上は労作時に低酸素血症をきたさなかった
（文献5より引用）

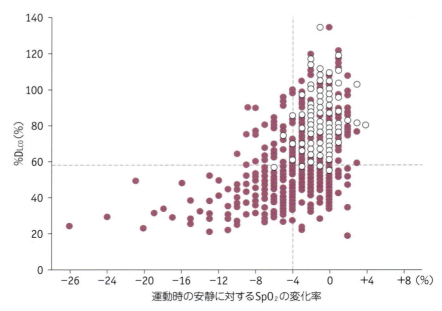

図6 ● 最大下運動負荷時の確率飽和度（SpO₂）の低下比率と運動前の対予測値 DLco（%DLco）（%）の関係
●肺機能検査が異常であった患者
○対照として10%の数にあたる正常肺機能のサンプルをプロットした

(文献6より引用)

漸増シャトルウォーキング試験を用いた評価では，50名の安定期COPDに対しての運動負荷により，6分間歩行試験では2.8%に低酸素をきたしたが，漸増シャトルウォーキング試験では，より多い4.6%が低酸素を生じた[7]。

3　運動時低酸素血症と死亡率

　安静時SaO₂が94.6±2.0%のCOPDに対して行われた負荷試験は，仰臥位安静時から坐位，日常動作，運動負荷への変動を，PaO₂の実測と右心カテーテル検査で測定したものである（図7）[8]。PaO₂は日常動作で低下したが，最大運動負荷（>25W）ではそれより大きな増大はなかった。肺動脈圧（Ppa）も日常動作で有意に上昇し，25Wを超えて負荷を行えた例では，Ppaはさらに増大していた。肺血管抵抗は坐位で有意に上昇したが，坐位と最大運動負荷では変化がなかった。心係数は，坐位で低下したものの日常動作で増加し，最大運動負荷でさらに増大した（図7）[8]。
　このように労作時の低酸素血症は肺血管抵抗の高値と相関していることを妥当な説明として，労作時に生じる一過性の低酸素血症は死亡増加との関連が疑われる。この問題に言及した報告が幾つかある[9〜12]。漸増負荷の自転車エルゴメータ試験による運動中の最大負荷時の実測動脈血酸素分圧（PaO₂・max）と死亡率はPaO₂・

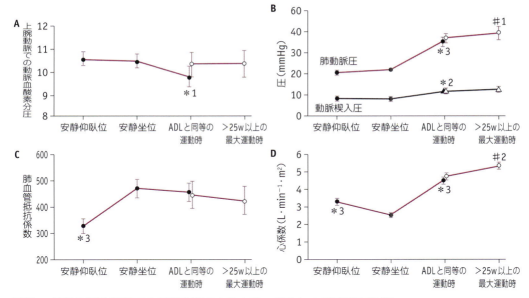

図7 ● 普段の活動範囲での循環動態の右心カテーテルによる詳細な計測
A：上腕動脈酸素圧，B：肺動脈圧（○，●）および肺動脈楔入圧（△，▲），C：肺血管抵抗係数（PVRI），D：心係数（CI）
＊1：$p<0.05$，＊2：$p<0.01$，＊3：$p<0.001$，♯1：$p<0.05$，♯2：$p<0.001$
（＊1～＊3：それぞれ安静坐位に対して）（♯1，♯2：それぞれADLと同等の運動時に対して）
n＝COPD17名。●（▲）は17名全体。○（△）はADLと同等の運動で負荷が25W以上となった11名についての値
（文献8より引用）

maxを60mmHg未満と以上でわけた場合，低下が強かった群で有意に死亡率が高かった[10]（図8）。より簡便にSpO₂の低下を6分間歩行試験で計測し，安静時から運動中の低下の差ΔSpO₂で検討した研究では，6分間歩行距離が340m以上かΔSpO₂が6％未満であった場合は，それぞれが340m未満かつ6％以上であった場合に比べて良い予後が認められた[11]（図9）。

しかし，いずれも患者数が小さい研究ばかりである。さらに酸素療法を実施すれば生命予後が改善されるかどうかのデータは，ほとんど報告されていない。

4 運動耐容能に対する酸素療法の効果

労作時の息切れと運動耐容能の低下は，COPD患者を襲う厄介な症状である。酸素投与の有用性は幾つも報告されているが，その対象や酸素の投与条件が様々であり，比較することが困難になっている。

①安静時低酸素血症がある場合の効果

安静時低酸素血症がある場合には，酸素投与の有用性が幾つかの試験で示されて

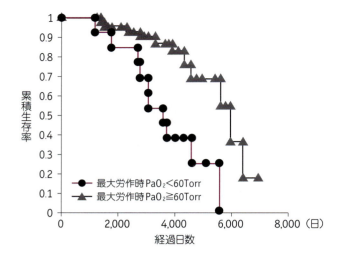

図8 ● 最大労作時のPaO₂と死亡率の経過

最大労作時のPaO₂値を60Torr未満と以上で2群にわけた際のKaplan-Meier生存曲線を示す。最大労作時PaO₂が60Torr未満の群は，以上の群と比べて有意に生存率が低かった（$p<0.001$）

（文献10より引用）

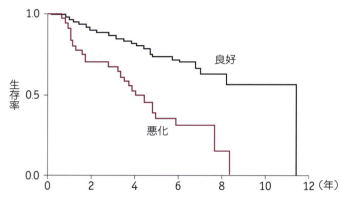

図9 ● 6分間歩行試験とΔSpO₂により割りつけた2群間の死亡率

6MWD≧340mかΔSpO₂<6%のいずれかが両者をみたした群と比べて6MWD<340mかつΔSpO₂≧6%の患者の予後は不良であった

（文献11より引用）

いる。最初期のCotesとGibsonによる報告では，30%酸素を吸入しながらの運動は，トレッドミルでの歩行時間を有意に伸ばすことができた[13]。Davidsonらは酸素投与の用量反応相関を示した。室内気に比べて，酸素を2L/分，4L/分，6L/分と酸素量を変えてサイクリング下肢負荷試験をしたところ，室内気に比べて運動能はそれぞれ51%，88%，80%と増加していた（図10）[14]。

ただし，LeggettとFlenleyは12分間の歩行距離が酸素投与で増える可能性を示したが，酸素ボンベを引っ張ることがその効果を減じる可能性に言及した[15]。

②安静時低酸素血症がある患者で運動時酸素投与が有用な対象は何か

全体としては有用であるが，全員に効果がみられるわけではない。どのようなサブタイプのCOPDが酸素投与により運動能が改善するかは難しい問題である。CotesとGibsonによる試験では，①安静時混合静脈血酸素分圧が低く，②運動時のPaO₂の低下が大きく，③PaCO₂の上昇が大きいことが，酸素投与の有用性を

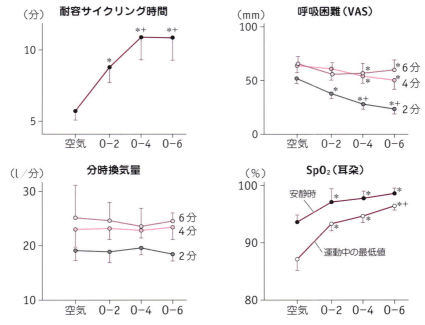

図10 ● 室内気,酸素（2L／分,4L／分,6L／分）における耐容サイクリング試験のデータ（$n = 17$）
* : $p < 0.02 \sim 0.01$ vs 室内気
\+ : $p < 0.05 \sim 0.02$ vs 2L／分

(文献14より引用)

得られると示唆された[13]。一方，Bradleyらによると，トレッドミル負荷で圧縮空気と酸素を比較したときに，酸素投与で有意に運動耐容時間の延長が認められた[16]。しかし，運動耐容能の増大，運動中の低酸素，高炭酸ガス，アシドーシスのそれぞれの程度との間に有意な関係を認めなかった[16]。

③安静時正常酸素分圧であるが労作時低酸素血症を生じる場合の効果

　Voducらが16例のCOPD患者に呼吸リハビリの際の酸素投与の有用性を検討し，酸素投与により呼吸リハビリの効果改善が得られている（図11）[17]。

　Jollyらは，二重盲検試験で20名の安定COPDに3回の6分間歩行試験を行い，ランダムにベースラインの室内気に圧縮空気と酸素の投与を割り振った。労作時の低酸素血症を示した症例では，酸素投与は圧縮空気に比べて22％の歩行距離の増加と36％の息切れの度合いの低下が得られた。労作時低酸素を認めない場合には，酸素投与は息切れの度合いを47％まで低下させたものの歩行距離は伸ばさなかった[18]（図12）。

　また，運動トレーニング中の酸素の使用は，運動強度を高めて，運動能を増やすこ

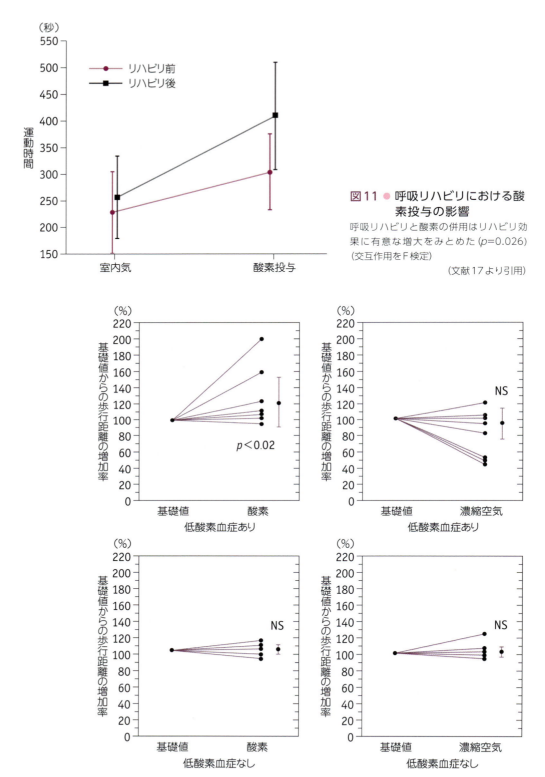

図11 ● 呼吸リハビリにおける酸素投与の影響
呼吸リハビリと酸素の併用はリハビリ効果に有意な増大をみとめた（$p=0.026$）（交互作用をF検定）
（文献17より引用）

図12 ● 労作時低酸素血症の有無と酸素投与による6分間歩行試験の歩行距離への効果
（文献18より引用）

とに役立ったという報告がある(図13, 14)[19]。この二重盲検試験は29名のCOPDを対象に7週間のトレーニングプログラムを実施し，酸素投与群では，より早くトレーニングの仕事量を増加できた。最終週の仕事量は酸素投与群で62±19(SD) Wに対して，対照は52±22Wであった($p<0.01$)。トレーニング終了後には，酸素投与群は一定の仕事量の持続時間が14.5分となり，対照の10.5分に比べて有意に増加した($p<0.05$)。同一の運動量と時間における呼吸数は，トレーニング前後で，酸素投与群は1分当たり4回減少しており，対照の1分当たり1回の減少よ

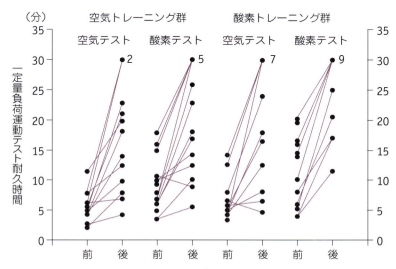

図13 ● 酸素投与によるトレーニングの効果
酸素投与しながらのトレーニングの実施は，一定量運動負荷耐久時間をのばし，30分のカットオフに達した人数も増やした
数値は30分耐久できた(カットオフ)患者の数　　　　　　　　　　　(文献19より引用)

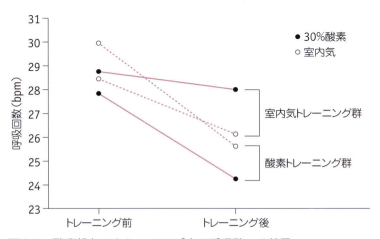

図14 ● 酸素投与のトレーニング中の呼吸数への効果
呼吸回数は酸素トレーニング群ではより大きく低下していた　　　　(文献19より引用)

り有意に減少していた(図14)。臨床的にはリハビリを実施する際の酸素使用に応用できる可能性がある。

一方で，以上のような有用性に否定的な報告もある。Eatonらによる報告[20]では，12週の二重盲検クロスオーバー試験にて50名のCOPD患者に6分間歩行試験を実施したところ，酸素投与群に54mの距離増加とBorgスケールの1ユニット低下の改善があり，QOL (☞ I-1-9, p67参照)で述べるように，健康関連QOLの改善も認められた。しかし，QOLの効果と6分間歩行距離やBorgスケールの改善は相関がなかった。

McDonaldらによる26名のCOPD患者(FEV_1 0.9±0.4L，安静時PaO_2 69±8.5mmHg，D_{LCO} 10.6±2.4mL/分/mmHg)のクロスオーバー研究では，酸素による健康状態，運動耐容能や息切れに対しての6週間の携帯酸素投与は効果がなかった[21]。

また，単盲検試験で20例に行ったものにおいても，圧縮空気と酸素のいずれかでトレッドミル運動トレーニングを8週間実施後の6分間歩行距離は有意差がなかった[22]。

Rooyackersらは，運動時に酸素飽和度が90％未満になるCOPD24例に対し，10週間の呼吸リハビリ効果を酸素投与の有無で比較した。その結果，酸素の運動能への効果もQOLの改善も認められなかった[23] (図15)。

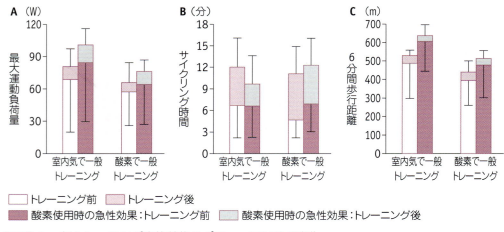

図15 ● 一般トレーニング実施前後のパフォーマンスの変化
室内気か酸素使用での一般トレーニング各群 (n = 12)
A：最大運動負荷量は室内気群で有意にトレーニング後増量 ($p < 0.01$) したが，酸素群は有意でなかった。酸素使用での運動負荷量は増加していたが有意に増加していたのはいずれもトレーニング後のみであった ($p < 0.01$)
B：最大運動負荷量の65％の一定負荷量のサイクリングではトレーニング前後の差はなかった
C：6分間歩行試験は両群ともにトレーニングで増加した ($p < 0.01$)。酸素使用時の距離はトレーニング前で増加した ($p < 0.01$) が，トレーニング後は酸素の使用で増加しなかった

(文献23より引用)

先述の，息切れの効果の箇所にて触れたように，さらに12週間の前向きランダム化試験でも，143名の中等症から重症のCOPDに経鼻で6L/分の酸素ないし空気を投与した結果にても，酸素投与群で差がみられなかった[24]。

④安静時正常酸素分圧だが労作時低酸素血症を生じる場合で，運動時酸素投与が有用な対象とは

この問題が，現時点では未解決の疑問である。コクランレビューでは，3つの小規模研究のメタアナリシスによって，酸素投与下のトレーニングにより運動能が向上して息切れが減少する可能性はあるものの，どの個人に有用性があるかどうかを決めることは既存の研究からは決定できないと判断された[25]。さらに，酸素の使用が日常生活での息切れを有意に改善するとは言えないとの結果になった。

5 酸素療法が運動耐容能を改善させる場合に考えられる機序

①鼻粘膜受容体への刺激

幾つかの機序で酸素投与が運動耐容能を改善させると推測される。たとえば，**表1**のようにまとめることができる[26]。

運動中の呼吸困難を減らす効果については，酸素吸入に認められると多くの研究者が報告しているが，そのメカニズムについてなお議論がなされている。その1つの反論として，冷たいガスを吸入することによる鼻粘膜の受容体への刺激が，酸素濃度の改善よりも効果があるとする主張がある。

Swinburnらの報告では，安静時低酸素血症を伴う重症COPDおよび間質性肺疾患（interstitial lung disease：ILD）の症例に対して，28％の酸素投与による有意なSaO_2の改善と息切れの減少を示した（**図16**）[27]。酸素吸入時には，著明に分時換気量が減少していた。この研究者らは，酸素吸入によるPaO_2の上昇により1回換気量がまず減少し，そして分時換気量が減っているものと考察した。

表1 ● 酸素療法によって運動耐容能が改善されると想定されるメカニズム

・酸素吸入中の分時換気の減少	・増大する末梢酸素運搬の改善
・肺血行動態と右心室機能の改善	・呼吸筋および非呼吸筋の骨格筋の機能改善
・呼吸困難の減少	

（文献26より引用）

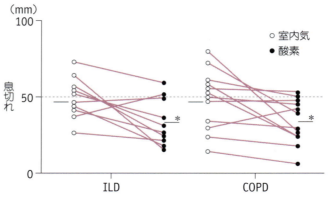

図16 ● 酸素投与による閉塞性肺疾患（ILD）とCOPDに対する息切れへの効果
＊：$p<0.05$
酸素吸入時の前後で有意に改善が認められた　　　　　　　　（文献27より引用）

②分時換気量の減少以外による効果

　一方，酸素の効果は，分時換気量の減少だけでなく，末梢への酸素運搬の増加や肺循環系および右心機能の改善，呼吸筋および呼吸と関係しない骨格筋の機能の改善も関係していると主張されている（表1）。

　MorrisonとStovallの報告によると，酸素投与が運動耐容能を改善した低酸素血症を伴うCOPD患者では，酸素投与による運動耐容能が得られなかった症例に比べて，酸素投与により心拍出量と酸素含量の両方の増加を伴って酸素運搬能が有意に改善していた[28]。同様に右心系と肺循環系が改善するデータは，the Nocturnal Oxygen Therapy Trial（NOTT）研究でも示されていた[29]。自転車運動中の酸素吸入による右房圧と平均肺動脈楔入圧と肺血管低抵抗および右室1回仕事係数の減少が，NOTTでは報告されていた。

　一方，呼吸筋機能の改善効果もメカニズムの1つと考えられている。Byeらによると，酸素投与時の運動能向上がみられた重症のCOPDでは，分時換気量と呼吸数が減少していた[30]（図17）。このとき，一部の患者では，酸素投与により横隔膜筋電図において疲労の出現の遅延が認められていた。

　CrinerとCelliによる報告では，クロスオーバーの前向きランダム化試験で，酸素の吸入は，呼吸筋のリクルートメントが変わっていた。軽度の安静時低酸素血症（平均PaO_2 66±6.2Torr）をきたしている重症COPDの6例について経横隔膜圧を計測したところ，酸素吸入で運動中には，より動的な横隔膜による運動ができるように，補助呼吸筋や腹部の呼気筋群の動的な運動が減るような呼吸筋のリクルートメント再分配が示唆された[31]。

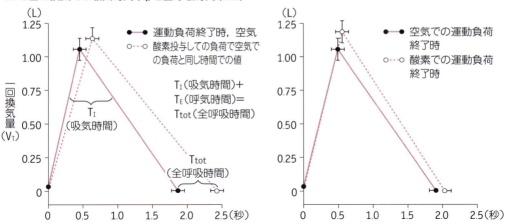

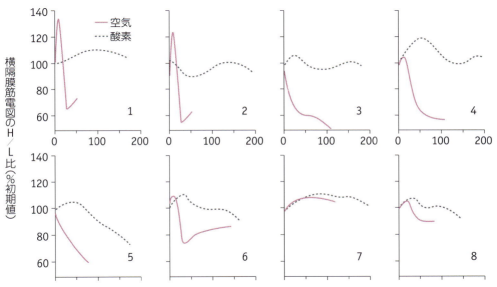

図17 ● 酸素の有無による運動負荷時の呼吸パターンと横隔膜筋電図の変化
図A左図：T_I ($p<0.01$) と T_E ($p<0.005$) は O_2 投与のほうが有意に長かった
図A右図：平均の吸気流法 (V_T/T_I) と呼気流速 (V_T/T_E) は O_2 投与でそれぞれゆっくりであった (それぞれ $p<0.01$, $p<0.05$)
図B：H 高頻度信号 (150〜350Hz), L 低頻度信号 (20〜46Hz)
H/L比の低下は横隔膜の疲労を示す

(文献30より引用)

さらにCOPDの場合には，酸素吸入により分時換気量が減少し，呼気時間が増えることにより，動的過膨張の減少につながることが考えられる。このことは横隔膜の力学的な動きを有効にして呼吸補助筋の仕事量を減じることになる (図18〜20)[32]。

骨格筋への酸素投与の効果については，以下のような検討がある。慢性的な低酸

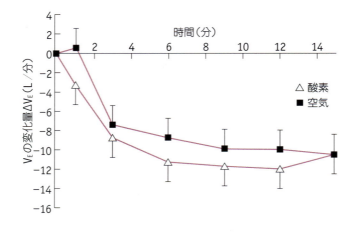

図18 ● 運動時の空気吸入時と酸素吸入時の分時換気量（V_E）の変化
ΔV_E について有意差はなかった
（文献32より引用）

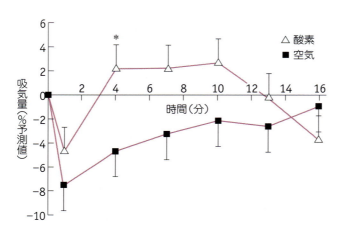

図19 ● 運動による呼吸量（IC）の変動
＊：$p < 0.01$
％IC は運動後に低下しており，休憩でベースラインに回復する。4分後のIC は酸素吸入時に有意に大きかった（$p < 0.01$）。回復は遅かったが，IC 全体の測定ポイントとしては有意差はなかった（$p = 0.07$）。回復に要する時間は酸素で有意に短かった（$p = 0.001$）
（文献32より引用）

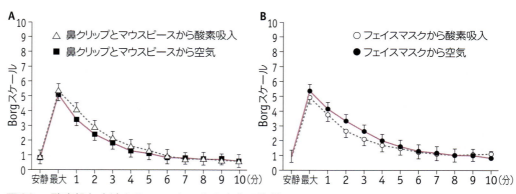

図20 ● 酸素投与方法とBorgスケールの変化の比較
最大運動負荷により平均のBorgスケールは安静時平均0.87±1.02（SE）から，最大運動時に5.30（±2.04）に上昇した。回復時の酸素投与の有無や酸素の吸入方法で回復に統計学的に差はなかった
（文献32より引用）

素血症がある患者の腓腹筋の代謝を7例〔PaO_2 57±3（SE）Torr〕について調べた（図21）[33]。年齢調整した対照群をおいた。24時間ごとで，酸素もしくは空気が投与された。酸素流量は，個別に低酸素血症を補正（PaO_2 87±4Torr）できる量で投与した。^{31}P磁気共鳴スペクトロスコピーを用いて筋の代謝を計測し，運動負荷は一定のプロトコールで実施した。安静時の筋に対しては，酸素投与は特に変化がなかった。一方，空気投与時，低酸素血症群では正常対照と比べて，筋の酸素化代謝（運動終了時のinorganic phosphate／phosphocreatine比と細胞内pH，phosphocreatine再合成率の回復）は，低下していた（$p<0.05$）。これらは，酸素投与時には著明に改善していた（$p<0.05$）が，正常対照ではそのような効果は認められなかった。しかし，酸素投与を行っていても，inorganic phosphate／phosphocreatine比は，正常対照よりもなお高値で正常化とまでは言えなかった。すなわち，急性の酸素投与効果は確実に一定の効果がみられるかもしれないが，慢性低酸素血症が慢性的に筋のエネルギー代謝を障害している可能性も考えられた。

　酸素投与の筋肉に対する長期的な効果は，大腿四頭筋生検で調べられた研究がある[34]。低酸素血症を呈するCOPD患者では，筋のグリコーゲン，creatine phosphate，ATPの濃度が，正常に比べるとそれぞれ42%（$p<0.01$），21%（$p=$ns），18%（$p<0.05$）低下しており，乳酸は90%（$p<0.05$）高値であった。長期酸素療法後は，creatine phosphate／（creatine phosphate＋creatine）比で表すエネルギー指標が0.43±0.03から0.55±0.02まで，エネルギー代謝の改善が認められた（$p=0.03$）。

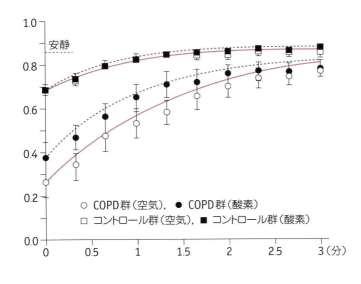

図21 ● phosphocreatineの再合成率と酸素投与の効果

phosphocreatineの再合成率を運動からの回復中に計測した。実線および破線はそれぞれ空気（実線）と酸素（破線）の単一指数回数モデルにフィットさせたもの

（文献33より引用）

6 メタアナリシスによる運動時短時間酸素療法の評価

　対象と手法が様々な中で，運動中の短時間酸素療法の有用性についての評価は難しく，明確ではない[35]。このコクランレビューでは，5つのRCTだけがレビュー対象となり，メタアナリシスに含められたのは3つの研究（31例の酸素投与群と32例の対照）であった。酸素投与による運動効果への有用性は，一定強度運動時間が，重み付け平均値差で2.68（95% CI：0.07 〜 5.28）分の増加で認められた。また，酸素投与は平均運動時間が，6分から14分に増加していた。一定強度運動の終了時Borgスケールは，酸素投与で有意に改善していた［重み付け平均値差 −1.22 units（95% CI：−2.39 to −0.06）］。

　GRADEシステムに基づくと，これらの結果はlow qualityに評価された。そのため査読者は，運動時の酸素投与の有用性をやや勧めるものの，現時点ではエビデンスは非常に限られていると結論した。

7 short burst oxygen therapy

　short-burst oxygen therapy（SBOT）とは，運動前や運動後，もしくはその両方で，呼吸困難改善のために酸素を間欠的に使用することを指す[36]。酸素の投与方法は幾つかあり，運動前に吸入しておく方法，運動後に息切れが治まるまで吸入する方法などがある。主に，安静時には低酸素血症がないが運動時に低酸素血症を生じるCOPDに対し，SBOTが酸素ボンベを用いて実施されている[37) 38]。McKeonらによると，運動前の10分間の酸素投与後にトレッドミルで最大運動負荷した場合，運動終了時のSaO_2は酸素投与群が84%に対し，圧縮空気では83%であり，運動中の息切れの変化も，歩行距離や心拍数も差がなかった（図22）[39]。

　また，Nandiらによる検討では，中等症から重症のCOPDに対して，亜最大運動負荷において，運動前のみか，運動後のみに酸素（28%酸素を高流量システムのマスクで投与）を吸入した際の息切れと回復時間を比較した。運動前の酸素投与では，運動前のSaO_2は有意に上昇（95.3% vs 92.3%，$p < 0.01$）していたが，運動後には差がなかった（84.3% vs 82.9%，$p =$ NS）（図23）[40]。運動直後の5分間の酸素投与と空気との比較では，5分後のSaO_2には，平均92.7±1.1（SE）%と89.9±1.2%で有意差があった（$p < 0.0001$）が，息切れと自覚的回復時間および他覚的回復時間には有意差が認められなかった[40]。

　Lewisらの報告では，安静時酸素飽和度92%以上のCOPD患者が酸素または空気を使用し，6分間歩行距離およびBorgスケールで呼吸困難には有意差が認められなかった[41]。また，対象には自覚的に酸素の有用性が感じられないと評価され

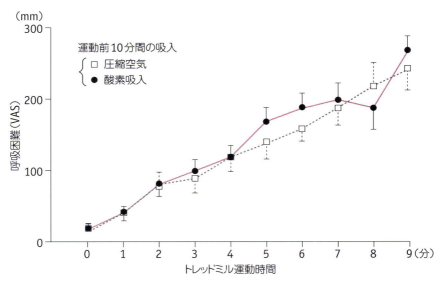

図22 ● 運動前の酸素吸入10分間の有無による運動中の1分ごとの息切れの変化
いずれの段階でも呼吸困難に有意差はなかった　　　　　　　　　　（文献39より引用）

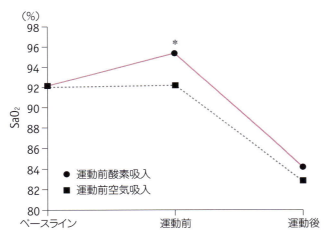

図23 ● 6分間歩行試験で室内気の場合と酸素吸入を運動前に実施した場合のSaO_2の変化
＊：$p<0.01$　　　　　　　　　　　　　　　　　　　　　　　（文献40より引用）

ていた（図24）。

　Eatonらは，COPD急性増悪で退院した患者を，酸素ボンベか空気ボンベの必要時使用（SBOT），または通常治療の3群に割り付け6カ月経過を追った[42]。CRQおよびSF-36で評価したHRQOL，HADSによる気分，予約外受診，再入院，死亡については3群間で有意差がなかった。再入院までの日数が最も長かったのは，通常治療のみの群であった（図25）。

　最近の試験では，運動後の回復中にシンプルマスクによる4Lの酸素ないし4L

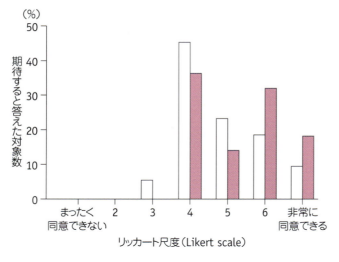

図24 ● 運動前の酸素投与への自覚的効果の期待
□：「運動前の酸素により動作が改善すると私は期待する」
■：「運動後の酸素は回復を改善すると私は期待する」
それぞれの質問に対しての合意／非合意の度合いを測定した（$n = 20$）。運動前の酸素吸入に価値がないと考えたのは1名だけであった

（文献41より引用）

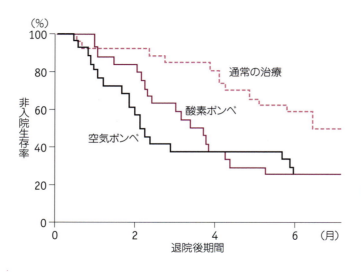

図25 ● COPD急性増悪で入院して退院した後のSBOT使用の再入院率でみた効果

（文献42より引用）

の空気の投与，扇風機からの風，介入なしの4群に割り付け，クロスオーバー試験を実施したものがある．ここでも酸素投与は，SaO_2の上昇は早かったが，Borgスケールや脈拍数の回復には統計学的な有意差は得られなかった[43]（**図26**）．

現在までの知見では，SBOTが有効であるというエビデンスは存在しない．

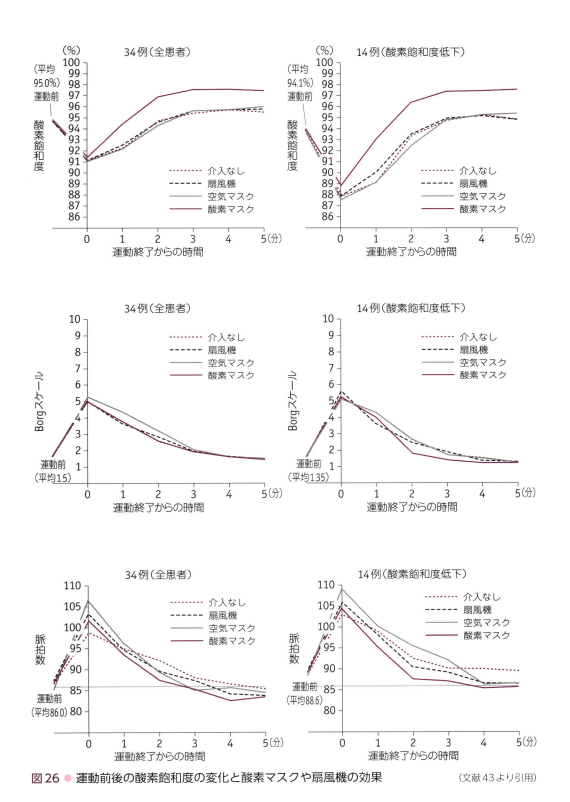

図26 ● 運動前後の酸素飽和度の変化と酸素マスクや扇風機の効果　　　（文献43より引用）

1．低酸素を生じる病態と酸素療法の有用性　❻運動能

●文献

1) Soguel Schenkel N, et al:Oxygen saturation during daily activities in chronic obstructive pulmonary disease. Eur Respir J. 1996;9(12):2584-9.

2) 中広一善, 他:肺気腫患者における入浴の呼吸器系に及ぼす影響. 日呼吸会誌. 1998; 36(2):150-6.

3) García-Talavera I, et al:Time to desaturation in the 6-min walking distance test predicts 24-hour oximetry in COPD patients with a PO2 between 60 and 70mmHg. Respir Med. 2008;102(7):1026-32.

4) Owens GR, et al:The diffusing capacity as a predictor of arterial oxygen desaturation during exercise in patients with chronic obstructive pulmonary disease. N Engl J Med. 1984;310(19):1218-21.

5) Knower MT, et al:Baseline oxygen saturation predicts exercise desaturation below prescription threshold in patients with chronic obstructive pulmonary disease. Arch Intern Med. 2001;161(5):732-6.

6) Hadeli KO, et al:Predictors of oxygen desaturation during submaximal exercise in 8,000 patients. Chest. 2001;120(1):88-92.

7) Lewko A, et al:Ambulatory oxygen therapy assessment:a comparative study of incremental shuttle and 6-minute walking tests. Physiotherapy. 2007;93(4): 261-6.

8) Christensen CC, et al:Relationship between exercise desaturation and pulmonary haemodynamics in COPD patients. Eur Respir J. 2004;24(4):580-6.

9) Kawakami Y, et al:Exercise and oxygen inhalation in relation to prognosis of chronic obstructive pulmonary disease. Chest. 1982;81(2):182-8.

10) Tojo N, et al:Pulmonary exercise testing predicts prognosis in patients with chronic obstructive pulmonary disease. Intern Med. 2005;44(1):20-5.

11) Takigawa N, et al:Distance and oxygen desaturation in 6-min walk test predict prognosis in COPD patients. Respir Med. 2007;101(3):561-7.

12) Vandenbergh E, et al:Course and prognosis of patients with advanced chronic obstructive pulmonary disease. Evaluation by means of functional indices. Am J Med. 1973;55(6):736-6.

13) Cotes JE, et al:Effect of oxygen on exercise ability in chronic respiratory insufficiency;use of portable apparatus. Lancet. 1956;267(6928):872-6.

14) Davidson AC, et al:Supplemental oxygen and exercise ability in chronic obstructive airways disease. Thorax. 1988;43(12):965-71.

15) Leggett RJ, et al:Portable oxygen and exercise tolerance in patients with chronic hypoxic cor pulmonale. Br Med J. 1977;2(6079):84-6.

16) Bradley BL, et al:Oxygen-assisted exercise in chronic obstructive lung disease. The effect on exercise capacity and arterial blood gas tensions. Am Rev Respir Dis. 1978;118(2):239-43.

17) Voduc N, et al: Effects of oxygen on exercise duration in chronic obstructive pulmonary disease patients before and after pulmonary rehabilitation. Can Respir J. 2010;17(1):e14-9.

18) Jolly EC, et al:Effects of supplemental oxygen during activity in patients with advanced COPD without severe resting hypoxemia. Chest. 2001;120(2):437-43.

19) Emtner M, et al:Benefits of supplemental oxygen in exercise training in nonhypoxemic chronic obstructive pulmonary disease patients. Am J Respir Crit Care Med. 2003;168(9):1034-42.

20) Eaton T, et al:Ambulatory oxygen improves quality of life of COPD patients:a randomised controlled study. Eur Respir J. 2002;20(2):306-12.

21) McDonald CF, et al:Exertional oxygen of limited benefit in patients with chronic obstructive pulmonary disease and mild hypoxemia. Am J Respir Crit Care Med. 1995;152(5 Pt 1):1616-9.

22) Wadell K, et al:Physical training with and without oxygen in patients with chronic obstructive pulmonary disease and exercise-induced hypoxaemia. J Rehabil Med. 2001;33(5):200-5.

23) Rooyackers JM, et al:Training with supplemental oxygen in patients with COPD and hypoxaemia at peak exercise. Eur Respir J. 1997;10(6):1278-84.

24) Moore RP, et al:A randomised trial of domiciliary, ambulatory oxygen in patients with COPD and dyspnoea but without resting hypoxaemia. Thorax. 2011;66(1):32-7.

25) Ameer F, et al:Ambulatory oxygen for people with chronic obstructive pulmonary disease who are not hypoxaemic at rest. Cochrane Database Syst Rev. 2012; CD000238.pub2.

26) Croxton TL, et al:Long-term oxygen treatment in chronic obstructive pulmonary disease:recommendations for future research:an NHLBI workshop report. Am J Respir Crit Care Med. 2006;174(4):373-8.

27) Swinburn CR, et al:Symptomatic benefit of supplemental oxygen in hypoxemic patients with chronic lung disease. Am Rev Respir Dis. 1991;143(5 Pt 1):913-5.

28) Morrison DA, et al:Increased exercise capacity in hypoxemic patients after long-term oxygen therapy. Chest. 1992;102(2):542-50.

29) Timms RM, et al:Hemodynamic response to oxygen therapy in chronic obstructive pulmonary disease. Ann Intern Med. 1985;102(1):29-36.

30) Bye PT, et al:Ventilatory muscle function during exercise in air and oxygen in patients with chronic air-flow limitation. Am Rev Respir Dis. 1985;132(2):236-40.

31) Criner GJ, et al:Ventilatory muscle recruitment in exercise with O2 in obstructed patients with mild hypoxemia. J Appl Physiol. 1987;63(1):195-200.

32) Stevenson NJ, et al:Effect of oxygen on recovery from maximal exercise in patients with chronic obstructive pulmonary disease. Thorax. 2004;59(8):668-72.

33) Payen JF, et al:Muscular metabolism during oxygen supplementation in patients with chronic hypoxemia. Am Rev Respir Dis. 1993;147(3):592-8.

34) Jakobsson P, et al:Long-term oxygen therapy may improve skeletal muscle metabolism in advanced chronic obstructive pulmonary disease patients with chronic hypoxaemia. Respir Med. 1995;89(7):471-6.

35) Nonoyama ML, et al:Oxygen therapy during exercise training in chronic obstructive pulmonary disease. Cochrane Database Syst Rev. 2007;(2):CD005372.

36）Wedzicha JA：Short burst oxygen therapy is helpful? Chron Respir Dis. 2004；1(2)：101-3.

37）Evans TW, et al：Short burst oxygen treatment for breathlessness in chronic obstructive airways disease. Thorax. 1986；41(8)：611-5.

38）Killen JW, et al：A pragmatic assessment of the placement of oxygen when given for exercise induced dyspnoea. Thorax. 2000；55(7)：544-6.

39）McKeon JL, et al：Effects of breathing supplemental oxygen before progressive exercise in patients with chronic obstructive lung disease. Thorax. 1988；43(1)：53-6.

40）Nandi K, et al：Oxygen supplementation before or after submaximal exercise in patients with chronic obstructive pulmonary disease. Thorax. 2003；58(8)：670-3.

41）Lewis CA, et al：Short-burst oxygen immediately before and after exercise is ineffective in nonhypoxic COPD patients. Eur Respir J. 2003；22(4)：584-8.

42）Eaton T, et al：Short-burst oxygen therapy for COPD patients：a 6-month randomised, controlled study. Eur Respir J. 2006；27(4)：697-704.

43）O' Driscoll BR, et al：A crossover study of short burst oxygen therapy (SBOT) for the relief of exercise-induced breathlessness in severe COPD. BMC Pulm Med. 2011；11：23.

（郷間　厳）

第Ⅰ章 低酸素血症と酸素療法

1 低酸素を生じる病態と酸素療法の有用性
❼ 認知機能

1 慢性閉塞性肺疾患と認知機能障害

慢性閉塞性肺疾患（chronic obstructive pulmonary disease：COPD）の併存疾患としての認知機能障害はかなり存在すると考えられる。さらに一部の症例では，酸素投与が認知機能の改善をもたらすことが示されている。

COPD患者の認知機能を健康対照者と比較した研究がある。132例（男性74例：平均年齢71.5歳±12.1SD）のうち，45例は現喫煙のため禁煙プログラムに入ったもの，48例は急性増悪で入院したもの，39例は長期酸素療法（long-term oxygen therapy：LTOT）が処方された症例であった。現喫煙者は若年かつ肺機能の低下が目立たなかったが，clock drawing testスコアで6.7％が異常であった。COPDの中では認知機能障害が非常に目立っており，clock drawing testスコア4点以下が43.2％，mini mental state examinationスコア27点以下が32.9％（24点以下が20.4％），さらにトレイルメイキングテスト（trail making test：TMT）スコアのtest A（TMT-A）の94点以上が36.4％，test B（TMT-B）の283点以上が55.7％にも認められた。年代ごとに正常対象と比較したところ，COPDでは全年代で有意に認知機能が障害されており，特に41～50歳と51～60歳という比較的若年でより障害が目立ち，正常対照と比較してCOPDはおよそ20歳年上と同等という結果となった。これはCOPDの加齢効果という考え方を支持するものであった（図1）[1]。

2 認知機能における長期酸素投与の有効性

幾つかの特徴的なCOPDの病態が認知機能障害に関係していると考えられる。低酸素血症もそのひとつであるが，脳血管障害，心血管障害，身体活動制限，さらにこれらによって惹起される社会的な孤立も関係していると考えられる。

低酸素血症については，アルツハイマー病の神経変性が低酸素血症との関連でも

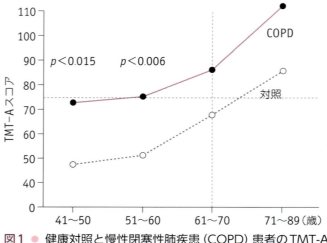

図1 ● 健康対照と慢性閉塞性肺疾患（COPD）患者のTMT-Aスコアによる比較
p値はt検定による
TMT：trail making test
（文献1より引用）

論じられており，慢性呼吸器疾患における低酸素血症の神経への障害の仕組みとしても注目されている[2]。

①the Nocturnal Oxygen Therapy Trial (NOTT) 研究

6カ月間の長期酸素投与によるNOTT研究では神経精神的な効果も測定しており，幾つかの項目で改善効果が認められた[3]。評価はWechsler adult intelligenceスケール（WAIS）と拡張Halstead-Reitan battery（HRB）などで実施され，150名のうちの42％の患者に，ある程度の改善効果が認められた。そこでは，TMTの全般性注意（general alertness）と文字・数字の整列の効率（sequencing efficiency），精神運動速度（finger tapping test），握力において有意に改善が認められた。ただし，感情的な状態には改善が得られなかった。さらに12カ月まで追跡できた37名の対象においては，持続酸素投与群が夜間投与群よりも神経精神的なパフォーマンスの向上が認められていた（図2）[3]。認知機能面でも酸素投与に有効性があるとともに持続投与が間欠投与にまさることが示唆された[3]。

②その他の検討

別の検討では，症例数は少ないが低酸素血症を有する10名のCOPD患者を健康対照群と比較し，3カ月間の長期酸素療法実施後の効果を測定した[4]。男性4例，女

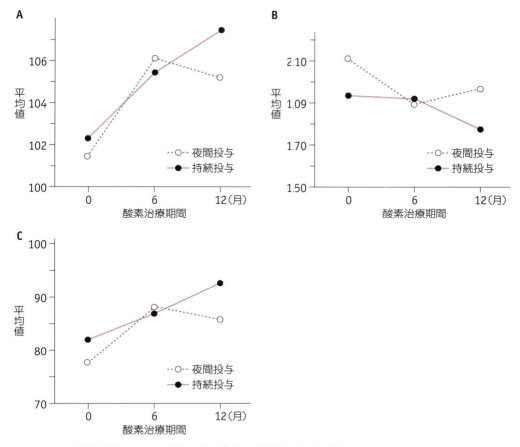

図2 神経精神的指標による酸素の夜間投与と持続投与の比較
A：ウェクスラー式知能検査（WAIS）の動作性IQ
B：HRBの認知機能検査（average impairment rating）
C：頭脳—年齢指数（brain-age quotient）。正常値：89

（文献3より引用）

性6例のCOPD患者は年齢65.9±7.3（SD）歳であった。予測値に対する1秒量（％FEV$_1$）の平均値は，38.2±11.5（SD）で重症に相当した。動脈血酸素分圧（PaO$_2$）は開始時50.3±8.3Torr，3カ月終了時は74.3±11.3Torr，動脈血二酸化炭素分圧（PaCO$_2$）はそれぞれ，開始時53.3±11.3Torr，48.8±7.5Torrであった。COPD患者は対照群に比べてTMT-Aスコア，TMT-Bスコアをはじめ，ほとんどの神経精神的なテストで悪い結果となっていた[4]（表1）。3カ月後の効果評価では，統計学的な有意差には到達しなかったものの神経精神的機能，大脳血流速度，自律神経機能は改善傾向を示していた（表2）。これらの結果も，前述のNOTT研究の結果と矛盾しないものとなった。

表1 ● 低酸素血症を有するCOPD患者の長期酸素療法前の神経精神的テストと健常対照との比較

	COPD患者 （n ＝ 10）	対照群 （n ＝ 10）	p値
年齢	65.9±7.3	66.1±4.7	
教育（年）	7.4±0.7	7.5±1.3	
性別（女性／男性）	4／6	4／6	
trail making test A（秒）	66.0±24.9	42.2±13.3	0.02
trail making test B（秒）	201.9±97.2	98.1±29.6	0.005
Seashore rhythmテスト*	18.6±4.0	23.2±3.8	0.02
WMS-Rウェクスラー記憶検査			
言語性対連合直後再生*	12.5±4.9	17.9±2.5	0.006
言語性対連合遅延再生*	4.4±2.0	6.8±1.0	0.003
視覚性直後再生*	24.4±7.9	33.1±9.9	0.04
視覚性遅延再生*	19.6±8.1	28.4±7.4	0.02
CalCAP**			
簡易反応時間（1／1,000秒）	400.9±91.8	329.1±65.6	NS
複雑反応時間（digits, 1／1,000秒）	543.4±146.5	416.7±42.6	0.02
複雑反応時間（sequential, 1／1,000秒）	621.1±132.1	507.8±64.4	0.03
ペグボード（利き手）	109.2±34.1	88.3±19.2	NS
ペグボード（利き手ではない）	127.9±44.3	89.4±22.3	0.02
ウェクスラー式知能検査			
類似*	14.8±4.3	15.1±4.6	NS
ブロックデザイン*	21.6±6.2	28.5±6.3	0.02
BDIスコア（抑うつ度）	8.7±1.9	6.9±3.1	NS

＊：higher scores ＝ better performance。＊のついている項目は数値が大きいほど良好である。それ以外は逆
（文献4より引用）

表2 ● 3カ月間の酸素投与によるCOPD患者の神経生理的機能への効果

テスト	開始時	3カ月後	p値
trail making test A（秒）	66.0±24.9	55.1±19.2	NS
trail making test B（秒）	201.9±97.2	164.0±90.1	NS
Seashore rhythmテスト*	18.6±4.0	20.4±3.5	NS
WMS-Rウェクスラー記憶検査			
言語性対連合直後再生*	12.5±4.9	12.9±3.8	NS
言語性対連合遅延再生*	4.4±2.0	5.3±1.9	NS
視覚性直後再生*	24.4±7.9	27.6±8.2	NS
視覚性遅延再生*	19.6±8.1	24.3±8.9	NS
CalCAP**			
簡易反応時間（1／1,000秒）	400.9±91.8	386.9±111.3	NS
複雑反応時間（digits, 1／1,000秒）	543.4±146.5	496.8±122.3	NS
複雑反応時間（sequential, 1／1,000秒）	621.1±132.1	598.6±112.3	NS
ペグボード（利き手, 秒）	109.2±34.1	93.8±30.2	NS
ペグボード（利き手ではない, 秒）	127.9±44.3	101.0±38.9	NS
STMS（合計点）***	31.7±4.1	30.9±3.1	NS

＊：higher scores ＝ better performance。＊のついている項目は数値が大きいほど良好である。それ以外は逆
＊＊：California Computerized Assessment Package™
＊＊＊：Short test of mental status（認知障害のスクリーニング検査）
（文献4より引用）

③認知機能障害における最近の研究

より最近の認知機能の研究としては，COPD患者群1,202例を年齢一致させ，性別・人種・教育歴・喫煙歴を調整し正常対照と比較したコホート研究がある[5]。COPD患者は認知機能障害のリスクのオッズ比が2.42（95% CI：1.043～6.64）に上昇していた。1秒量は認知機能には関連していなかった。ベースラインの酸素飽和度の低下はリスクの増大と強く関連しており，酸素飽和度88%以下ではオッズ比5.45（95% CI：1.014～29.2）となった（図3）[5]。このうち，少数例（$n=61$）は酸素処方がされていたことから，多変数モデルに酸素使用を考慮した場合は，低酸素飽和度が，より大きなオッズ比5.46（95% CI：1.007～30）の増大として示された。酸素療法の常時使用は，プロペンシティスコア調整多変数モデルによりオッズ比0.14（95% CI：0.07～027，$p<0.0001$）と有意にリスクの低減を認めた。

その他の論文でも，認知機能障害がCOPD患者の生命予後や身体機能障害の予測因子となる可能性もあり，認知機能障害には，より注意を払う必要があると考え

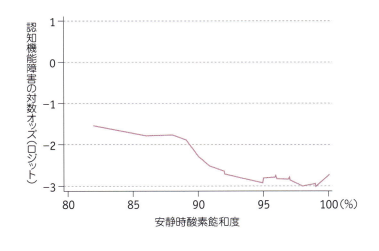

図3 ● 安静時酸素飽和度と認知機能障害リスクの関連
グラフはLOWESS平滑化法により曲線をスムーズにしている
（文献5より引用）

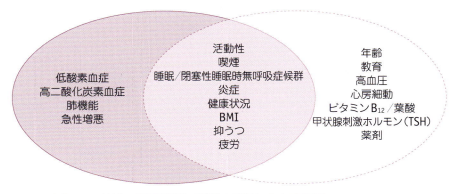

図4 ● COPDにおける認知機能に影響する恐れのある因子　　（文献6より引用）

られる。認知機能障害は，治療へのアドヒアランス，入院期間，入院期間の延長，感染予防など健康状態を維持する行動，日常生活動作（activities of daily living：ADL），死亡率にも影響を与えることが示唆されている[6]。また，COPDにおいて，認知機能に影響を生じる可能性のある因子には，COPDの増悪や高炭酸ガス血症のほか，COPDのない高齢者と共通する多因子のリスク関与が考えられる（図4）[6]。

◎

以上のように，低酸素血症は特にCOPDの認知機能障害と関連が考えられ，複数の因子と関連して悪化する方向に作用しているが，長期酸素投与の有用性が示唆される。さらに呼吸リハビリテーションや栄養療法などを組み合わせることによって改善効果も期待されると考えられる。

●文献

1) Dal Ben S, et al：The psychological and cognitive profile. Long-term oxygen therapy：New insights and perspectives. Dal Negro RW, et al, eds. Springer-Verlag, 2012, p67-74.

2) Ogunshola OO, et al：Contribution of hypoxia to Alzheimer's disease：is HIF-1alpha a mediator of neurodegeneration? Cell Mol Life Sci. 2009；66(22)：3555-63.

3) Heaton RK, et al：Psychologic effects of continuous and nocturnal oxygen therapy in hypoxemic chronic obstructive pulmonary disease. Arch Intern Med. 1983；143(10)：1941-7.

4) Hjalmarsen A, et al：Effect of long-term oxygen therapy on cognitive and neurological dysfunction in chronic obstructive pulmonary disease. Eur Neurol. 1999；42(1)：27-35.

5) Thakur N, et al：COPD and cognitive impairment：the role of hypoxemia and oxygen therapy. Int J Chron Obstruct Pulmon Dis. 2010；5：263-9.

6) Dodd JW, et al：Cognitive function in COPD. Eur Respir J. 2010；35(4)：913-22.

（郷間　厳）

第Ⅰ章 低酸素血症と酸素療法

1

低酸素を生じる病態と酸素療法の有用性

❽肺機能

1 慢性閉塞性肺疾患における深吸気量（IC）の減少

　長期酸素療法が1秒量（FEV_1）の低下を遅らせる可能性を支持するデータは，今のところ認められない。あるいは，FEV_1の値が長期酸素療法の適応を選択することに有用な指標である可能性を支持するエビデンスは認められない。特に慢性閉塞性肺疾患（chronic obstructive pulmonary disease：COPD）においては，肺高血圧や肺性心，多血症や貧血，慢性心不全，脳卒中や心筋梗塞などの合併症が加わることがあり，評価を難しくしている可能性がある。

　一方で，COPDの閉塞性障害については，運動時の肺機能の変動が動的過膨張という概念で問題になることは重要である。中等症のCOPD72例〔全員男性，%1秒量（$\%FEV_1$）45±13.3%〕に対して6分間歩行試験を行い，前後で肺機能検査を実施した[1]。運動終了時の深吸気量（inspiratory capacity：IC）は減少傾向を認め，その減少の度合い（ΔIC）はBorgスケールの悪化と有意な相関を示した（図1）[1]。特に重症のCOPD5例（$\%FEV_1$ 36±9%）においては，ICは運動後に有意に減少していた（表1）[1]。

　より多くの対象の検討から，正常者と比べてCOPDでは，分時換気量の増加に伴い，ICの減少が急速に生じることが認められた（図2）[2]。肺拡散能の障害の度合いでわけると，拡散能が低下しているほうが，労作時の息切れがより強く過膨張の度合いが高度で，早期に呼吸に制限が加わっていた（図3）[2]。

2 労作時の低酸素血症の予測

　いま少しCOPDの肺機能についての問題をみると，$\%FEV_1$によって労作時の低酸素血症の予測ができる可能性を示した論文がある。van Gastelらによると，COPDにおいては，GOLD（Global Initiative for Chronic Obstructive Lung Disease）の肺機能分類Ⅰ／ⅡとⅢ／Ⅳでは，労作時の低酸素血症の低下に有

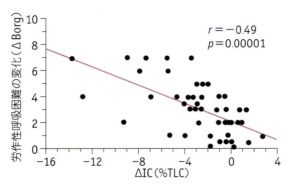

図1 ● 6分間歩行試験の終了時の呼吸困難の変化（Borgスケールの変化量）とICの変化量の相関

(文献1より引用)

表1 ● 重症慢性閉塞性肺疾患（COPD）（%FEV$_1$ = 36±9%）の5例のプレチスモグラフによる6分間歩行試験前後でのTLCとICの変化

No.	TLC・前(L)	TLC・後(L)	IC・前(L)	IC・後(L)
1	7.12	7.04	2.09	1.6
2	6.77	6.60	1.51	1.24
3	7.96	7.99	2.07	1.84
4	7.23	7.33	1.56	1.43
5	8.42	8.36	1.62	1.14
mean±SD	7.5±0.67	7.46±0.71	1.77±0.29	1.45±0.28*

＊：$p < 0.05$

(文献1より引用)

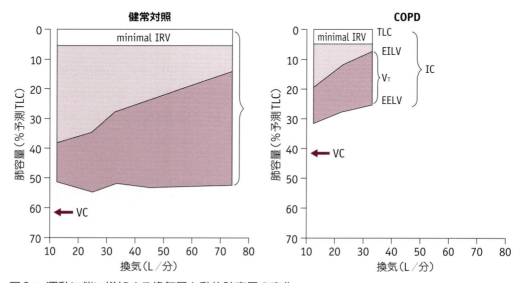

図2 ● 運動に伴い増加する換気量と動的肺容量の変化
COPDではV$_T$の増加が著明に制限されICも減少した

(文献2より引用)

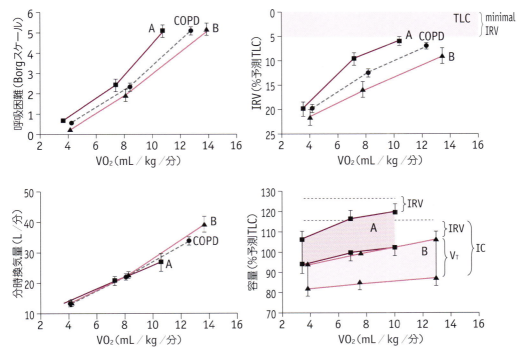

図3 ● COPDにおける運動時の呼吸の反応 ($n = 105$)
サブグループとして肺機能の低下が高度なA群（$D_{LCO} < 50\%$, $n = 24$）と，より軽度のB群（$D_{LCO} > 50\%$, $n = 24$）も示す。肺拡散能の障害の度合いでわけると，拡散能が低下しているA群のほうが，労作時の息切れがより強く，過膨張の度合いが高度で早期に呼吸に制限が加わっていた。A群はB群より早く動的過膨張をきたしていた（$p < 0.05$）

(文献2より引用)

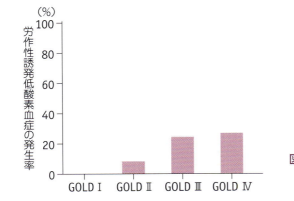

図4 ● 6分間歩行試験での労作時低酸素血症の合併率
(文献3より引用)

意差が認められた（図4，5）[3]。また，%FEV_1の閾値を50％未満とした時の労作時低酸素血症の陽性的中率は0.83であり，閾値を80％以上としたときには，陰性的中率は1.0となった[3]。

運動能（☞ I-1-6，図18～20，p48参照）にて引用したように，運動時の短時間の酸素療法は，間接的に動的過膨張への改善効果が生じる可能性がある[4]。しかし，

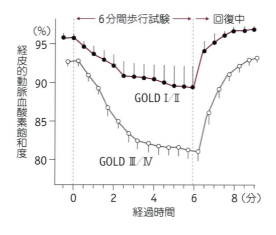

図5 ● GOLD分類Ⅰ／ⅡとⅢ／Ⅳでの6分間歩行試験中および回復中の経皮的動脈血酸素飽和度の変化
(文献3より引用)

その効果は期待できるほど明確なものではないようである。

　これまでのその他の報告も含めて，閉塞性障害の重症度が，長期酸素療法の効果に対する独立した予測因子であるとの可能性は指摘されていない。

● 文献

1) Marin JM, et al：Inspiratory capacity, dynamic hyperinflation, breathlessness, and exercise performance during the 6-minute-walk test in chronic obstructive pulmonary disease. Am J Respir Crit Care Med. 2001；163(6)：1395-9.
2) O'Donnell DE, et al：Dynamic hyperinflation and exercise intolerance in chronic obstructive pulmonary disease. Am J Respir Crit Care Med. 2001；164(5)：770-7.
3) van Gestel AJ, et al：Prevalence and prediction of exercise-induced oxygen desaturation in patients with chronic obstructive pulmonary disease. Respiration. 2012；84(5)：353-9.
4) Stevenson NJ, et al：Effect of oxygen on recovery from maximal exercise in patients with chronic obstructive pulmonary disease. Thorax. 2004；59(8)：668-72.

(郷間　厳)

第Ⅰ章　低酸素血症と酸素療法

1 低酸素を生じる病態と酸素療法の有用性

❾ QOL

慢性呼吸障害は，現喫煙者は言うまでもなく，過去に喫煙しており，その後禁煙した場合でも寿命の延長とともに生活の質（quality of life：QOL）に長期的な影響を生じることになっている。低酸素血症だけでなく，慢性閉塞性肺疾患（chronic obstructive pulmonary disease：COPD）における1秒量の低下で表せる肺機能障害も，活動性の低下を含めてQOLにとって重要な因子である。しかし，酸素投与のQOLへの効果は必ずしも明確にされていない。

1 一般的QOL指標による長期酸素療法の効果

COPDに対する長期酸素療法の効果は，MRC研究では言及されなかった。the Nocturnal Oxygen Therapy Trial（NOTT）研究においては，一般的QOL指標としてsickness impact profile（SIP）が測定され，6カ月間の持続投与と夜間のみ投与のどちらでも有意な改善は認められなかった[1]。

Anderssonらによる研究は，液体酸素と酸素濃縮器の比較を含めて実施された[2]。EuroQoLとSIPの計測をそれぞれ25例と20例の症例で，長期酸素投与の前後で実施した。SIPは身体介護，移動，社会生活機能，睡眠，合計SIPスコアの5項目で前後の改善を認めたが，EuroQoLでは改善が認められなかった。また，液体酸素使用群では身体介護，移動，（社会生活機能のうちの）社会相互性，合計SIPスコアが濃縮器の使用群に比較して良好であった。QOLにデバイスの利用しやすさが関連している可能性がある。

2 疾患特異的指標による長期酸素療法の効果

一般的QOL指標と違い，疾患特異的指標は，縦断的な健康関連QOLの変化の感度に優れている。報告数が少ない理由は，長期酸素療法（long-term oxygen therapy：LTOT）の有用性が明らかとなってからは，プラセボ群を組み込んだ試

験が倫理的に難しくなったためと考えられる．代表的なものとして，1つの縦断的な研究が実施されている[3]．これは，St. George's Respiratory Questionnaire（SGRQ）を用いてOkubadejoらが比較したものである．

無作為化比較試験（randomized controlled trial：RCT）ではないが，23例（男性8例，女性15例）のCOPDについて，酸素投与を行わない軽症のCOPD18例（男性12例，女性6例）を対照において，長期酸素療法開始前に調査したスコアを2週間後，3カ月後と6カ月後の酸素投与効果で検討した．酸素投与群は開始時からすべての測定時にわたって対照群よりも有意にSGRQスコアがより高値（QOLは低いことを表す）であった（$p<0.05$）．6カ月間にわたる反復測定分散分析では，SGRQにおいて酸素療法の有用性は認められなかった（図1）[3]．

3 一般的QOL指標と疾患特異的指標による評価

一方で，COPD24例に対し，家庭の酸素濃縮器のみと家庭の酸素濃縮器＋必要時携帯酸素，家庭の酸素濃縮器＋必要時圧縮空気のクロスオーバーについて1年間の検討をした報告では，QOLと6分間歩行試験のパフォーマンスに携帯酸素の併用効果はみられない結果となった[4]．

しかし，Eatonらは，短時間の携帯酸素は運動時に相当な低酸素血症をきたすCOPD患者のQOLを有意に改善することを報告した[5]．長期酸素投与の基準には合致しないが，運動時酸素飽和度低下を呈するCOPD患者を対象として，12週間のクロスオーバーで検討している．一般的指標のhospital anxiety and de-

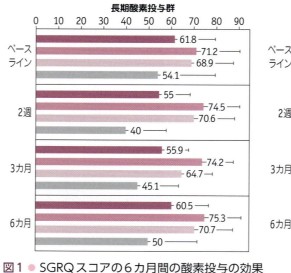
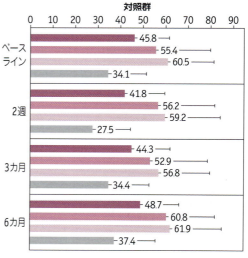

図1 ● SGRQスコアの6カ月間の酸素投与の効果
　　SGRQ合計　症状　活動　衝撃

（文献3より引用）

表1 ● ベースラインのQOLと携帯酸素ボンベと空気ボンベ使用時の改善効果

	ベースライン	Δ 携帯酸素ボンベ, 空気ボンベ	p値
疾患特異的HRQL CRQ[*1]			
呼吸困難(5〜35)	16.6 (5.3)	2.0 (0.9)	0.02
疲労(4〜28)	15.3 (4.9)	1.8 (0.7)	0.02
情動(7〜49)	34.3 (8.0)	3.3 (1.2)	0.006
克服(mastery)(4〜28)	19.5 (4.8)	1.8 (0.7)	0.008
合計(20〜140)	85.8 (18.5)	8.8 (2.8)	0.002
HAD[*2]			
不安(0〜21)	5.6 (4.1)	− 1.6 (0.6)	0.009
うつ(0〜21)	4.3 (2.5)	− 1.0 (0.5)	0.05
一般的HRQL SF−36[*1]			
身体機能(0〜100)	33.0 (18.8)	1.6 (3.5)	0.6
日常役割機能(身体)(0〜100)	15.2 (27.3)	16.8 (5.5)	0.01
体の痛み(0〜100)	73.4 (26.3)	5.3 (5.0)	0.3
全体的健康感(0〜100)	42.9 (22.8)	6.1 (2.9)	0.04
活力(0〜100)	48.3 (20.5)	2.9 (3.0)	0.3
社会生活機能(0〜100)	67.1 (24.2)	10.5 (5.2)	0.05
日常役割機能(精神)(0〜100)	60.2 (44.2)	18.3 (7.7)	0.02
心の健康(0〜100)	75.6 (14.7)	4.0 (2.7)	0.1

ベースラインのデータは平均値(標準偏差),Δボンベは平均(標準誤差)
*1：高い数値はHRQLの改善を示す
*2：高い数値は感情機能の悪化を示す

(文献5より引用)

表2 ● 携帯酸素ボンベの急性効果と短期効果の関連

	急性反応		合 計
	あり	なし	
短期間反応			
あり	17	6	23
なし	11	7	18
合 計	28	13	41

反応ありは,6分間歩行距離の54m以上の増加,ないしBorgス
ケールの1以上の低下で評価した
カイ二乗検定：$p = 0.382$　　　　　　(文献5より引用)

pression(HAD) スケールとthe short form(SF)−36, 疾患特異的指標の
chronic respiratory questionnaire(CRQ)で評価したところ,圧縮空気に比し
携帯酸素ボンベでは, すべてのCRQのドメインで有意に改善が認められた。
SF−36では不安とうつ症状にのみ有意な改善が認められた(**表1**)[5]。ただし,労作
時酸素飽和度の低下の補正効果は短期間や長期のQOL改善の予測因子とはならな
かった(**表2**)[5]。そして, 試験終了時に, 急性効果や短期効果が認められた14例
(41%)は酸素治療の継続を希望しなかった。

4 長期酸素投与のQOL効果に対する経時的研究

　さらに，LTOTの処方対象となった％1秒量が35％未満の重症COPDの43例と，適応外のCOPD25例について，6カ月間の経時的研究も実施された[6]。酸素処方群は，非処方群と比べて明らかに健康関連QOLが低下しており，CRQの疲労，情動，克服，合計，一般的Dertmouth COOPチャート，およびHADスケールの不安ドメインにおいて明らかであった。そして，2カ月目と6カ月後のQOLは処方群で顕著に改善していた（図2）。一方で，非処方群は逆に悪化していた。CRQの最小臨床的改善の有効診断基準を用いると，処方群では2カ月目で67％，6カ月後で68％が有効と判断された[6]。

　しかしながら，Nonoyamaらが，死亡率を低下させる基準には合致しないが，運動時酸素飽和度の低下が生じるCOPD患者に対してN-of-1 RCTsを実施した。すると，SGRQおよびCRQのスコアは，全体（27例）としては携帯酸素の使用は効果がみられなかったが，2例のみ，CRQを指標とした場合，改善ありと判断する基準に合致すると報告した[7]。

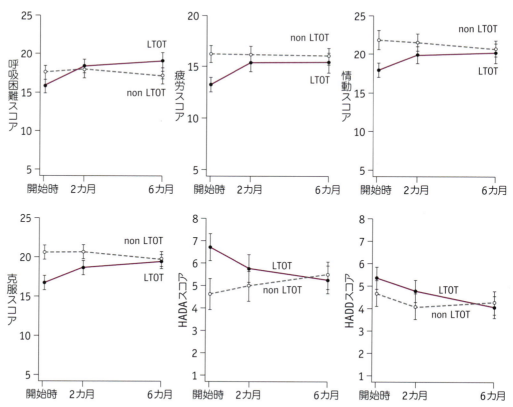

図2 ● 長期酸素療法（LTOT）処方群と非処方群の健康関連QOLの2カ月後と6カ月後の変化

（文献6より引用）

以上のように，QOLの計測を用いると，長期酸素投与の有効性は明確とは言えない。重要なことは，重症COPDの死亡率が高く，QOLが損なわれていることと，各種の治療を実施したにもかかわらず低酸素血症を伴う状態に対しての酸素投与は，他に代替治療がないことより，処方しないという判断にすることは難しいと考えられることである。一方で，人間主義的な観点から長期酸素使用が必ず必要であると言うためには，患者のQOLを真に評価する方法で，大規模で多施設での研究がなされるべきと考えられる。

●文献

1）　Nocturnal Oxygen Therapy Trial Group：Continuous or nocturnal oxygen therapy in hypoxemic chronic obstructive lung disease：a clinical trial. Ann Intern Med. 1980；93(3)：391-8.

2）　Andersson A, et al：Domiciliary liquid oxygen versus concentrator treatment in chronic hypoxaemia：a cost-utility analysis. Eur Respir J. 1998；12(6)：1284-9.

3）　Okubadejo AA, et al：Does long-term oxygen therapy affect quality of life in patients with chronic obstructive pulmonary disease and severe hypoxaemia? Eur Respir J. 1996；9(11)：2335-9.

4）　Lacasse Y, et al：Randomised trial of ambulatory oxygen in oxygen-dependent COPD. Eur Respir J. 2005；25(6)：1032-8.

5）　Eaton T, et al：Ambulatory oxygen improves quality of life of COPD patients：a randomised controlled study. Eur Respir J. 2002；20(2)：306-12.

6）　Eaton T, et al：Long-term oxygen therapy improves health-related quality of life. Respir Med. 2004；98(4)：285-93.

7）　Nonoyama ML, et al：Effect of oxygen on health quality of life in patients with chronic obstructive pulmonary disease with transient exertional hypoxemia. Am J Respir Crit Care Med. 2007；176(4)：343-9.

（郷間　厳）

第Ⅰ章 低酸素血症と酸素療法

1 低酸素を生じる病態と酸素療法の有用性
❿ 合併症

1 慢性閉塞性肺疾患における合併症

　慢性閉塞性肺疾患（chronic obstructive pulmonary disease：COPD）患者の合併症は，単なる併存疾患としてではなく，全身性疾患としてのCOPDそのものの合併症として認識されるようになってきており，死亡率にも影響する重大な問題である。しかし，COPDのガイドラインにおいても，合併症への特異的で明確な治療のガイドラインは示されていないのが現状である。これは，これまでのCOPDへの長期酸素療法（long-term oxygen therapy：LTOT）を含む治療効果についての比較研究が，予後に影響しうる合併症を除外して検討されてきたことも関係している。

　後ろ向きコホート研究ではあるが，LTOTを受けている128例のCOPD患者における検討では追跡期間中に61％が死亡しており，3年生存率は55％，死亡例のうち呼吸が問題となったものは77％であった[1]。BMI（body mass index）$< 25 kg/m^2$であること，合併症の存在，70歳以上，肺性心が全死亡と関連していた[1]。Charlson併存疾患指数により階層化した場合の全死亡についてのKaplan-Meier生存曲線は，Charlson指数が2以上のときに有意に悪く，死亡率は少なくとも3倍になると計算された（図1）。

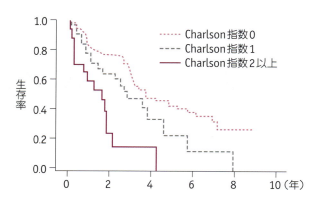

図1 ● 併存疾患指数に基づく生存曲線
（文献1より引用）

2　性別による差

　酸素投与中のCOPD例の死亡に関連する合併症について，男女差を指摘した報告がある．男性において有意に不整脈，癌，虚血性心疾患と腎不全が多く，女性では高血圧，精神疾患，骨粗鬆症，関節リウマチが多かった（$p<0.05$）[2]．

●長期酸素療法における性差

　LTOTの原因疾患で最多を占めるCOPDは，歴史的に男性に圧倒的に多く，研究も男性を対象としたものがほとんどであった．しかし，世界的には女性におけるCOPDによる死亡は，いまや乳癌と肺癌を合わせたものを凌ぐようになってきている[3]．世界的にも女性は男性より4.5年ほど寿命が長いが，COPDによる寿命の短縮は女性のほうが大きく，死亡率も高いとも考えられている[4]．

　女性を対象とした研究は少なく，いまだ多くの研究が必要である[5]．LTOTとの関連について，性差に関する多くの問題点のうちの一部をここに提示する．

1）喫　煙

　女性はタバコによるCOPDの感受性が高いことが多く示されており，おそらく間違いなさそうである．ノルウェーの研究では，比較的低い喫煙歴（20パック・イヤー）において女性のCOPD発症率の増加が認められるとSørheimらにより示されている（図2）[6]．

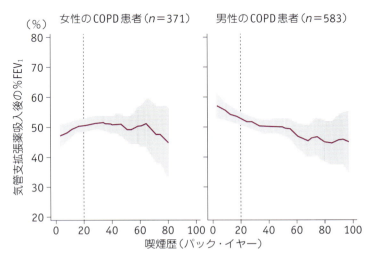

図2 ● 喫煙歴（パック・イヤー）とCOPD患者の男女別にみた気管支拡張薬吸入後の%FEV₁との用量反応関係
グレー部分：95％信頼区間　　　　　　　　　　　　　　　（文献6より引用）

また，オランダにおける2つの縦断的調査によると，女性は男性よりも少ない喫煙歴でCOPD関連の入院リスクが上昇していることがわかった(図3)[7]。
　一方で，女性では禁煙効果が大きいことが示されているが，男性に比べて禁煙成功率が低いという問題もある。カナダのコミュニティにおける大規模調査では，COPDや喘息があってもニコチン依存度が非常に高い比率は，男性では有意ではなかったが，女性では社会経済的な要因や喫煙の様子を調整しても有意に高い依存度を示した(表1)[8]。

2) 生存率

　LTOTを行っているCOPDにおける性差についても多くの研究がなされているが，性差については相反する結果が報告されている。日本における大規模調査($n=9,759$)の報告がある[9]。基礎疾患としてはCOPD，慢性間質性肺疾患，結核後遺症を含んでいた。生存率における性差は基礎疾患により数値の差があったが，COPDだけではなく，慢性間質性肺炎と結核後遺症においても女性のほうが生存期間は長かった(図4)[9]。男性より女性のほうが生存率は高かったとの報告が，他にもいくつかある[10,11]。
　一方で，ブラジルのMachadoらの報告では，LTOTが開始されたCOPDの7年生存率を比較しており，435名(男性251名，女性184名)のCOPDにおける年齢，喫煙歴，動脈血酸素分圧，1秒量，BMI調整後の生存率では，ハザード比1.54(95%信頼区間：1.15-2.07, $p=0.004$)で有意に女性の死亡率が高いことが報告された[12]。ここでの性差以外の独立した予後規定因子は動脈血酸素分圧低

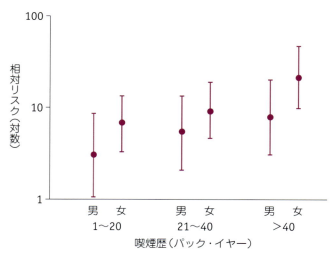

図3 ● Copenhagen City Heart StudyにおけるCOPDによる入院の調整相対リスク(生涯非喫煙者を1とした場合)

(文献7より引用)

表1 ● 喫煙者でCOPDか気管支喘息を発症している患者vs発症していない喫煙者において，ニコチン依存度が高度・非常に高度であるオッズ比（カナダ，2003年）

		n/N	調整オッズ比[*2]
全体	COPDの喫煙者 vs COPDでない喫煙者	208/451 vs 2,245/6,820	2.14（1.41–3.25）[*1]
	気管支喘息の喫煙者 vs 気管支喘息でない喫煙者	285/634 vs 2,168/6,637	1.53（1.05–2.22）[*1]
男性のみ	COPDの喫煙者 vs COPDでない喫煙者	76/158 vs 1,213/3,378	1.73（0.95–3.13）
	気管支喘息の喫煙者 vs 気管支喘息でない喫煙者	109/239 vs 1,180/3,297	1.24（0.75–2.04）
女性のみ	COPDの喫煙者 vs COPDでない喫煙者	132/293 vs 1,032/3,442	2.49（1.41–4.39）[*1]
	気管支喘息の喫煙者 vs 気管支喘息でない喫煙者	176/395 vs 988/3,340	1.74（1.01–2.99）[*1]

[*1]：疾患を持ちながら喫煙している患者の比率は全体では有意に疾患がある群で大きかったが，男女別でみると，女性でのみ有意にオッズ比が大きかった
[*2]：調整は，社会経済的な因子および喫煙の頻度や喫煙歴の長さ，1日の喫煙本数を用いて行われた

（文献8をもとに作成）

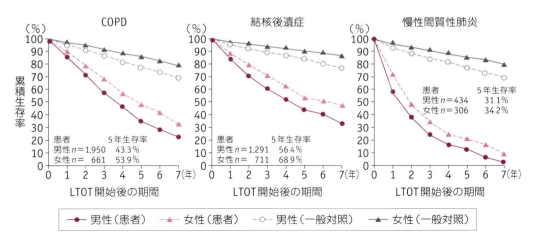

図4 ● 長期酸素療法（LTOT）開始後の患者の生存率
生存率の一般の予測値を年齢および性別の一致した1993年時点の一般の生命表より計算して対照として示している。log-rank試験では，いずれの疾患も女性患者の生存率は男性よりも高かった（$p<0.05$）

（文献9より引用）

値（$p=0.001$）とBMI低値（$p<0.05$）であった。

　また，イタリア国内の遠隔治療における，LTOTの開始年齢・終了年齢の統計報告では，全体309名の患者のうち女性は30.4％を占めた。LTOT開始は，女性は男性よりおよそ2年遅かった。また，男女ともに一般の平均余命より生命予後は短かったが，男性のほうが平均余命に近いところに達しており，女性のほうが平均余

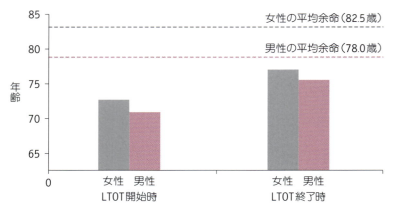

図5 ● LTOT開始時と終了時（死亡時）の男女の年齢および平均余命との比較
(文献13より引用)

命との差が大きい結果であった（図5）[13]。

　以上の相反する結果に対し，最近のスウェーデン国内のEkströmらの前向き試験では，1992年から2008年の間に8,712名（女性55％）のLTOTを開始したCOPDを対象とする報告があった。全観察期間のうち6,729名が死亡していた。男女で有意差があった合併症のうち，男性に相対的に多く認められたものが，不整脈，癌，虚血性心疾患と腎不全であり，女性では，高血圧症，精神疾患，骨粗鬆症，関節リウマチであった。これらの合併症は独立した死亡の予測因子であったが，その影響には男女差がなかった。女性は合併症による調整後であっても，男性に比べて死亡率はハザード比0.73（95％信頼区間：0.68−0.77，$p<0.001$）と低かった[14]。大規模なコホートであることがこの研究の強みである。

　LTOTを受ける患者の性差については，COPDのみをとっても合併症の性差を含む様々な要因が絡み合っている。LTOTをめぐる性差があることは間違いなく，今後もその解析と，治療への反映が進むことが期待されるテーマと考えられる。

　うっ血性心不全の合併に関しては，心筋への酸素化障害による悪影響も予測されることから，安静時にも低酸素血症がある場合には長期酸素投与の適応があると考えられるが，明確なエビデンスはない。

3　夜間のみの酸素療法

　夜間のみの酸素投与の効果については幾つかの研究があり，経胸壁心エコー，NYHA心機能分類，BNPなどで評価されている。Krachmanらによると，1カ月間の夜間酸素投与による左室機能の改善はなかった[15]。Broströmらによる3カ月間の夜間酸素投与の検討でも，酸素投与前後で心機能の改善は明らかでなかった[16]。

さらに長期の，52週間にわたる長期夜間酸素療法を実施したときには，NYHA心機能分類で明確な改善があったとする報告が1つ認められる[17]。対照群（25例）と長期夜間酸素療法群（26例）では，52週後でのNYHA心機能分類が改善/不変/悪化の3つの割合は，対照群がそれぞれ4.3%/69.6%/26.1%に対して酸素療法群は41.7%/45.8%/12.7%となっており，酸素療法群で有意にベースラインからの改善を示していた（Mann-Whitney U検定，$p=0.007$）。また，左室駆出率（LVEF）においてもベースライン（33.04±8.91%）に比べて，夜間酸素療法群（38.49±15.46%）は有意に改善していた（対応のあるt検定，$p=0.049$）が，対照群（33.02±11.16%）との比較では有意差には至らなかった[17]。

同様の研究で，夜間の心室性不整脈を評価した報告では，不整脈頻度は低下しなかった[18]とするものがあったが，一方で，酸素投与により心室性期外収縮の減少を得た群と変わらなかった群があり，2つの比較により，夜間低酸素血症をきたしていて，かつBNPがより高値か自律神経機能の障害がある場合には，心室性期外収縮の減少に有効である可能性が考えられた[19]。

現時点では，心血管疾患や脳血管疾患なども含めてそうであるが，低酸素血症をきたしているCOPD患者における，合併症への酸素投与効果の確実なデータはいまだきわめて不足していると言える。

● 文献

1) Marti S, et al：Body weight and comorbidity predict mortality in COPD patients treated with oxygen therapy. Eur Respir J. 2006；27(4)：689-96.
2) Ekström MP, et al：Comorbidity and sex-related differences in mortality in oxygen-dependent chronic obstructive pulmonary disease. PLoS One. 2012；7(4)：e35806.
3) Mathers CD, et al：Projections of global mortality and burden of disease from 2002 to 2030. PLoS Med. 2006；3(11)：e442.
4) Lopez-Campos JL, et al：Mortality trends in chronic obstructive pulmonary disease in Europe, 1994-2010：a joinpoint regression analysis. Lancet Respir Med. 2014；2(1)：54-62.
5) Jenkins CR, et al：Improving the management of COPD in women. Chest. 2017；151(3)：686-96.
6) Sørheim IC, et al：Gender differences in COPD：Are women more susceptible to smoking effects than men? Thorax. 2010；65(6)：480-5.
7) Prescott E, et al：Gender difference in smoking effects on lung function and risk of hospitalization for COPD：results from a Danish longitudinal population study. Eur Respir J. 1997；10(4)：822-7.

8） Vozoris NT, et al:Smoking prevalence, behaviours, and cessation among individuals with COPD or asthma. Respir Med. 2011;105(3):477-84.

9） Miyamoto K, et al:Gender effect on prognosis of patients receiving long-term home oxygen therapy. The Respiratory Failure Research Group in Japan. Am J Respir Crit Care Med. 1995;152(3):972-6.

10） Chailleux E, et al:Predictors of survival in patients receiving domiciliary oxygen therapy or mechanical ventilation. A 10-year analysis of ANTADIR Observatory. Chest. 1996;109(3):741-9.

11） Crockett AJ, et al:Survival on long-term oxygen therapy in chronic airflow limitation:from evidence to outcomes in the routine clinical setting. Intern Med J. 2001;31(8):448-54.

12） Machado MC, et al:Sex differences in survival of oxygen-dependent patients with chronic obstructive pulmonary disease. Am J Respir Crit Care Med. 2006;174(5):524-9.

13） Tognella S:LTOT outcomes:patient's and doctor's perspectives. Home long-term oxygen treatment in Italy. Dal Negro RW, et al, eds. Springer, 2005, p119-32.

14） Ekström MP, et al:Comorbidity and sex-related differences in mortality in oxygen-dependent chronic obstructive pulmonary disease. PLoS One. 2012;7(4):e35806.

15） Krachman SL, et al:Effects of oxygen therapy on left ventricular function in patients with Cheyne-Stokes respiration and congestive heart failure. J Clin Sleep Med. 2005;1(3):271-6.

16） Broström A, et al:Effects of long-term nocturnal oxygen treatment in patients with severe heart failure. J Cardiovasc Nurs. 2005;20(60):385-96.

17） Sasayama S, et al:Improvement of quality of life with nocturnal oxygen therapy in heart failure patients with central sleep apnea. Circ J. 2009;73(7):1255-62.

18） Javaheri S, et al:Effects of nasal O_2 on sleep-related disordered breathing in ambulatory patients with stable heart failure. Sleep. 1999;22(8):1101-6.

19） Suzuki J, et al:Oxygen therapy prevents ventricular arrhythmias in patients with congestive heart failure and sleep apnea. Circ J. 2006;70(9):1142-7.

（郷間　厳）

第Ⅰ章　低酸素血症と酸素療法

2 COPD増加の見通し

慢性閉塞性肺疾患（chronic obstructive pulmonary disease：COPD）は，タバコ煙を主とする有害物質を長期に吸入曝露することで生じた肺の炎症性疾患であり，呼吸機能検査で正常に復すことのない気流閉塞を示し，通常は進行性であると定義されている[1]。

1 COPDの疫学

COPDの有病率は世界各国で10％前後と報告されている[2][3]。WHO（World Health Organization）の報告によると，1990年の世界の疾患別死亡順位においてCOPDは第6位であり，2010年は第4位であった。今後も高齢化や高喫煙率などにより世界の患者数および死亡者数は増加すると推測されており，2020年には第3位になると予想されている。

わが国で実施された大規模なCOPD疫学調査NICE study（Nippon COPD epidemiology study）[4]によれば，日本人のCOPD罹患率は8.6％と推測され，この数字は世界の国々と同等である。わが国の厚生労働省の統計によると，**図1**[5]のようにCOPDによる死亡者は増加の一途をたどっており，2013年の死亡者数は1万6,443人となっている。2009年までは死因の第10位であったが，2010年以降は死因の第9位で推移している（**表1**）[5]。

2 経済的負荷

国民医療費の統計資料から，一般診療医療費，呼吸器疾患医療費，呼吸器系傷病名小分類の「気管支炎および慢性閉塞性肺疾患」として計上された医療費の推移を**表2**[5]に示した。平成23年以降は呼吸器系傷病名小分類が「慢性閉塞性肺疾患」のみに変更され，小児も含む「気管支炎」の診療費が除外された。その結果，COPDの医療費は年間1,400億円を超えており，その5割は入院医療費である。

2. COPD 増加の見通し

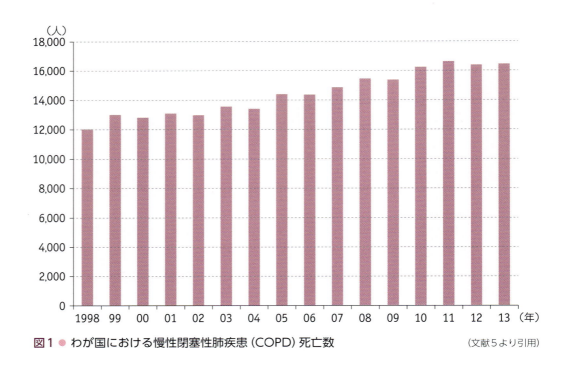

図1 ● わが国における慢性閉塞性肺疾患（COPD）死亡数　　（文献5より引用）

表1 ● わが国におけるCOPDによる死亡数・死亡率

年度	総死亡数（人）	死亡順位（位）	COPD死亡数（人）	死亡率*（%）
平成10（1998）	936,484	11	11,974	9.6
平成11（1999）	982,031	10	13,058	10.4
平成12（2000）	961,653	10	12,841	10.2
平成13（2001）	970,331	10	13,069	10.4
平成14（2002）	982,379	10	13,021	10.3
平成15（2003）	1,014,951	10	13,626	10.8
平成16（2004）	1,028,602	10	13,444	10.7
平成17（2005）	1,083,796	10	14,416	11.4
平成28（2006）	1,084,450	10	14,357	11.4
平成19（2007）	1,108,334	10	14,907	11.8
平成20（2008）	1,142,407	10	15,520	12.3
平成21（2009）	1,141,865	10	15,359	12.2
平成22（2010）	1,197,012	9	16,293	12.9
平成23（2011）	1,253,066	9	16,639	13.2
平成24（2012）	1,256,359	9	16,402	13.0
平成25（2013）	1,268,436	9	16,443	13.1

＊：人口10万対　　（文献5より引用）

表2 ● わが国における気管支炎およびCOPDの医療費推移

年度	一般診療医療費	呼吸器疾患医療費	気管支炎およびCOPD医療費		
			総額	入院	入院外
平成7（1995）	218,683	18,179	1,711	523	1,188
平成8（1996）	229,209	19,290	1,777	493	1,284
平成9（1997）	230,345	19,406	2,023	599	1,424
平成10（1998）	232,788	18,530	1,775	554	1,221
平成11（1999）	238,268	20,395	1,891	624	1,267
平成12（2000）	237,960	19,700	1,845	615	1,229
平成13（2001）	242,494	21,387	1,872	589	1,283
平成14（2002）	238,160	20,253	1,831	621	1,210
平成15（2003）	240,931	20,766	1,902	608	1,294
平成16（2004）	243,627	19,801	1,742	605	1,137
平成17（2005）	249,677	21,329	1,741	641	1,100
平成18（2006）	250,468	21,224	1,625	543	1,082
平成19（2007）	256,418	21,191	1,547	665	882
平成20（2008）	259,595	20,186	1,925	705	1,220
平成21（2009）	267,425	20,884	1,952	736	1,216
平成22（2010）	272,228	21,140	1,936	781	1,154
平成23（2011）	278,129	21,707	1,441*	725*	715*
平成24（2012）	283,198	21,507	1,410*	695*	715*

単位：億円

＊：COPD医療費

（文献5より引用）

　わが国における医療費の実態調査では，1回のCOPD急性増悪の入院にかかる医療費は平均69万円，　閉塞性障害の病期ごとではstage I：56万8,000円，stage II：67万5,000円，stage III：70万3,000円と，　病期が進むにつれて高額になる傾向がみられた[6]。

　NICE studyの結果から，日本のCOPD罹患率を8.6％として年間のCOPD医療費を計算すると，直接経費6,451億円，間接経費1,604億円，総医療費は8,055億円と推測された[4]。統計上の有病率に基づく医療費の試算額と国民医療費の統計資料との乖離については，NICE studyでは自覚症状のない人も対象として閉塞性障害の有無をみているため，実際に症状があり，診療を受けている患者数との乖離があると思われる。したがって，今後高齢者の増加に伴い，ますます医療費が増えることが予想される。

3 経済損失

現在，わが国の在宅酸素療法（home oxygen therapy：HOT）受療者は約16万人とされているが，その半数近くがCOPD患者である[7]。また，COPDは心疾患，糖尿病，栄養障害，骨粗鬆症など多くの生活習慣病の併存症をもたらす。日本医療政策機構による調査[8]では，COPDに起因する1人当たりの生産性損失は年間47万円，医療費支出は月間6万円，年間72万円と推計され，1人当たりのコスト合計金額は年間119万円と試算している。調査対象集団のCOPD患者233人のうち，就業している患者は112人（48.0％）であった。

4 患者負担・介護者負担

COPD患者の負担についてわが国で実施された実態調査によると，70％の患者が日常生活において何らかの制限を受けていることが明らかとなっている[9]。制限を受けている活動として，スポーツ・レクリエーションが50.0％と最も多く，普通の運動が48.6％，睡眠が41.0％，社会活動が35.1％で，家事・家庭生活も約30％が制限を受けていると回答していた。症状に関しては，30％以上が咳嗽，喀痰，息切れの臨床症状を毎日有しており，過去1年間に約20％が入院，救急外来あるいは予定外受診を経験しており，臨床症状が続くことや増悪することで患者の生活に支障を与えていると考えられた。

長期酸素療法（long-term oxygen therapy：LTOT）の予後改善効果が明らか

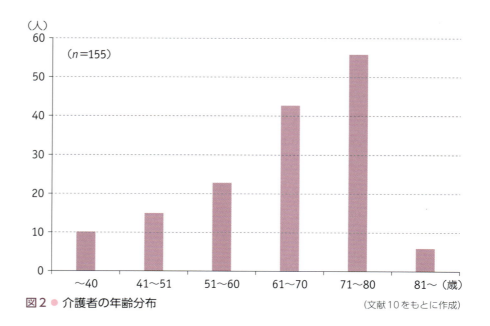

図2 ● 介護者の年齢分布　　　　　　　　　　　　　　　　　　　　　（文献10をもとに作成）

となっている一方で，療養生活が長引くことにより家族の介護負担が増大することが指摘されている。HOT・非侵襲的陽圧換気（noninvasive positive pressure ventilation：NPPV）療法を受けている患者と介護者を対象としたアンケート調査によると，主たる介護者の平均年齢は64.7±12.7歳であり，65歳以上は58.7％，各年代別では71〜80歳代の比率が最も多かった（図2）[10]。同報告ではHOT患者の平均介護期間は4.4±4.1年とされており，老々介護の実態が明らかとなっている[10]。

●文献

1) 日本呼吸器学会COPDガイドライン第4版作成委員会，編：COPD（慢性閉塞性肺疾患）診断と治療のためのガイドライン．第4版．メディカルレビュー社，2013, p2-5.

2) Menezes AM, et al：Chronic obstructive pulmonary disease in five Latin American cities（the PLATINO study）：a prevalence study. Lancet. 2005；366（9500）：1875-81.

3) Buist AS, et al：International variation in the prevalence of COPD（the BOLD Study）：a population-based prevalence study. Lancet. 2007；370（9589）：741-50.

4) Fukuchi Y, et al：COPD in Japan：the Nippon COPD epidemiology study. Respirology. 2004；9（4）：458-65.

5) 厚生労働省：厚生統計要覧．[http://www.mhlw.go.jp/toukei/youran/index-kousei.html]

6) 茂木　孝，他：慢性閉塞性肺疾患の急性増悪による入院医療費とこれに関与する因子の検討．日呼吸会誌．2006；44（11）：787-94.

7) 日本呼吸器学会肺生理専門委員会在宅呼吸ケア白書ワーキンググループ，編：COPD（慢性閉塞性肺疾患）患者アンケート調査疾患別解析．在宅呼吸ケア白書 2010．メディカルレビュー社，2010, p27.

8) 日本医療政策機構：わが国における慢性閉塞性肺疾患（COPD）の課題および対策─COPDがもたらす生活の質（QOL），生産性損失および社会経済的負担の検証─．2014, p1-13.

9) 一ノ瀬正和，他：日本における慢性閉塞性肺疾患（COPD）患者の大規模電話実態調査─Confronting COPD Japan Survey─．日呼吸会誌．2007；45（12）：927-34.

10) 田中由希子，他：大阪府下で在宅呼吸ケアを受けている患者とその介護者の実態に関するアンケート調査．日呼吸会誌．2011；49（8）：559-68.

（草間加与）

コラム	肺動脈性肺高血圧症を伴う重症COPDへの一酸化窒素投与の有効性

酸素投与のみを対照として，一酸化窒素（NO）吸入を酸素に加えて実施し，3カ月間で安静時の肺循環系の改善効果が得られた試験がある[1]。

肺動脈圧，肺血管抵抗の明確な改善が表1のように認められた。ここで用いられているのは専用のNOの供給システムである。

現状では，新生児の肺高血圧を伴う低酸素性呼吸不全，ならびに心臓手術の周術期の肺高血圧症を有する重症病態に対し，人工呼吸装置に接続するNO吸入管理システム（INOmax®：日本ではアイノフローDS®，アイノベント®，いずれもエア・ウォーター）が導入されている。これは閉鎖回路への投与である。

在宅で用いられるようなNO吸入装置が一般化できるかどうかは今後の課題である。最

表1 ● 酸素＋一酸化窒素（NO）の吸入療法前後の血行動態値

	酸素のみ（$n = 17$）		酸素＋NO（$n = 15$）		
	ベースライン	3カ月	ベースライン	3カ月	p 値
肺動脈圧平均（mmHg）	24.6（5.7）	25.2（6.5）	27.6（4.4）	20.6（4.9）	＜ 0.001
肺動脈圧（収縮期）（mmHg）	33.8（7.8）	35.2（8.6）	40.1（7.6）	30.7（6.3）	0.003
肺動脈圧（拡張期）（mmHg）	17.8（4.6）	17.5（5.6）	20.1（3.7）	14.4（4.6）	0.045
肺血管抵抗（$dyne \cdot s^{-1} \cdot cm^{-5}$）	259.5（101.7）	264.0（109.2）	276.9（96.6）	173.1（87.9）	0.001
肺血管抵抗係数（$dyne \cdot s^{-5} \cdot cm^{-2}$）	519.7（209.5）	552.3（238.1）	569.7（208.1）	351.3（159.9）	＜ 0.001
心拍数（拍／分）	78.1（14.6）	78.9（11.9）	78.9（14.6）	80.0（15.0）	0.889
心拍出量（L／分）	5.5（1.3）	5.3（1.3）	5.6（1.3）	6.1（1.0）	0.025
心係数（L／分／m²）	2.7（0.5）	2.7（0.6）	2.7（0.6）	3.0（0.4）	0.138
肺動脈楔入圧（mmHg）	9.6（2.9）	9.4（2.6）	10.4（3.3）	8.4（2.8）	0.168
体動脈圧平均（mmHg）	92.1（16.2）	90.6（14.2）	94.3（13.2）	94.9（9.2）	0.308
収縮期血圧（mmHg）	138.6（30.1）	131.3（20.4）	150.9（25.8）	141.1（15.5）	0.234
肺動脈拡張期圧（mmHg）	68.1（11.6）	67.9（10.8）	69.7（11.0）	72.8（10.2）	0.222

（文献1より引用）

近の研究では，パルス化したNO吸入をCOPD患者に短時間行うことにより，肺血管の容量が7％増加し，酸素飽和度の低下はなく，自覚症状が改善することが報告された[2]。酸素療法に加えて，短時間のNOの吸入であっても臨床的に有効な可能性がある。

●文献

1）Vonbank K, et al:Controlled prospective randomised trial on the effects on pulmonary haemodynamics of the ambulatory long term use of nitric oxide and oxygen in patients with severe COPD. Thorax. 2003;58(4):289-93.

2）Hajian B, et al:Pulmonary vascular effects of pulsed inhaled nitric oxide in COPD patients with pulmonary hypertension. Int J Chron Obstruct Pulmon Dis. 2016;11:1533-41.

（郷間　厳）

第Ⅱ章　在宅酸素療法の適応と処方

第Ⅱ章 在宅酸素療法の適応と処方

1 在宅酸素療法の保険適用

1 在宅酸素療法の適応となる疾患

わが国における在宅酸素療法（home oxygen therapy：HOT）の保険適用となる疾患は，（1）高度慢性呼吸不全（表1），（2）肺高血圧症（表2），（3）慢性心不全（表3），（4）チアノーゼ型先天性心疾患，の4つである．本項では前者3疾患について記述する．

表1 ● 高度慢性呼吸不全における保険適用基準

① $PaO_2 \leqq 55$ Torrの者
② $PaO_2 \leqq 60$ Torrで睡眠時や運動負荷時に著しい低酸素血症をきたす者

表1の"著しい低酸素血症"の判定にはパルスオキシメータを用いることができる．最も頻度の高い疾患は慢性閉塞性肺疾患（chronic obstructive pulmonary disease：COPD）であり，HOTのエビデンスの多くはCOPDを対象にしたものである．

表2 ● 肺高血圧症における保険適用基準

保険適用上の記載はないが，平均肺動脈圧 $\geqq 25$ mmHgを肺高血圧症と定義する．低酸素血症の有無や程度は定めていない

表3 ● 慢性心不全における保険適用基準

心機能分類でNYHA Ⅲ度[1]以上，かつ睡眠時のチェーン・ストークス呼吸があり，睡眠ポリグラフィー[2]で無呼吸低呼吸指数（apnea hypopnea index：AHI）$\geqq 20$の場合

[1]：身体活動に強い制限があるが，安静にすると楽に生活ができる．通常以下の身体活動で疲労，動悸，呼吸困難，狭心痛を生じる状態
[2]：睡眠ポリグラフィーで中枢型無呼吸の診断が必要．閉塞型無呼吸は酸素療法の効果はなく，持続陽圧呼吸療法（continuous positive airway pressure：CPAP）の適応となる

表4 ● 欧米における在宅酸素療法（HOT）の医学的な適応基準

①安静時 $PaO_2 \leqq 55Torr$ もしくは $SpO_2 \leqq 88$ ％（原則的な適応）
②$PaO_2 \leqq 59Torr$ もしくは $SpO_2 \leqq 89$ ％で肺性心，右心不全，多血症（ヘマトクリット＞55％）のいずれかを認める場合
③労作時や睡眠時に $PaO_2 \leqq 55Torr$ もしくは $SpO_2 \leqq 88$ ％となる場合（労作時や睡眠中の酸素吸入）

（文献 1, 2 より引用）

表4に，欧米におけるHOTの医学的な適応基準を記した。COPDに対するHOTの原則的な適応は①であり，米国内科学会，米国呼吸器／胸部疾患学会，欧州呼吸器学会の共同の recommendation[1] である。また UpToDate[2] に記載された慢性肺疾患に対するHOTの適応は①に加えて②③としている。ただし，③についてのエビデンスは十分ではないとしている。

2 在宅酸素療法に関する診療報酬

平成28年度診療報酬点数は以下のとおりである。

(1) 在宅酸素療法指導管理料：2,400点

(2) 酸素供給装置に関する加算（表5）

(3) 在宅酸素療法材料加算：100点

(2) については，3種類の酸素供給装置がある。この中では酸素濃縮装置が最もよく使われており，電源がある限り酸素を安定して供給できる。次に液化酸素が使われている。電源がなくとも使用でき，酸素使用流量が比較的少なく，外出機会が多い患者に向いている。残る設置型酸素ボンベは，現在使用されることは少ない。

たとえば，酸素濃縮装置を使用し通院や外出などのため②③を併用した場合，1カ月の診療報酬は 2,400 ＋ 4,000 ＋ 880 ＋ 300 ＋ 100 ＝ 7,680点となる。外出することがまったくない場合は②③は省略できる。③は吸気時に酸素ボンベのバルブを開き，呼気時に閉じるようにすることで携帯用酸素ボンベ（もしくは携帯型液化酸素装置）を長持ちさせるためのデバイスであり，呼気延長のあるCOPDでは特に有用である。

なお，表5の1.の新しいタイプとして携帯用酸素濃縮装置がある。これは従来の酸素濃縮装置を小型化してバッテリー駆動とし，持ち運び可能にしたものである。外出頻度が多く，特に自家用車での移動が多い（バッテリーは車のDCアダプターでも充電可能），そして酸素使用流量が比較的少ない症例に適している。酸素供給装置に関する診療報酬は4,000点のみである。

HOT指導管理料は毎月1回診療報酬として算定する。酸素供給装置に関する加

表5 ● HOTの酸素供給装置および材料に関する診療報酬

> 1. 酸素濃縮装置を使用する場合
>   ①酸素濃縮装置加算：4,000点
>   ②携帯用酸素ボンベ加算：880点
>   ③呼吸同調式デマンドバルブ加算：300点
> 2. 液化酸素を使用する場合
>   ①設置型液化酸素装置加算：3,970点
>   ②携帯型液化酸素装置加算：880点
>   ③呼吸同調式デマンドバルブ加算：300点
> 3. 設置型酸素ボンベを使用する場合
>   ①酸素ボンベ加算：3,950点
>   ②携帯用酸素ボンベ加算：880点
>   ③呼吸同調式デマンドバルブ加算：300点

算および材料加算は3カ月に3回の算定が可能である。

3　在宅酸素療法導入に必要な検査の診療報酬（表6）

　高度慢性呼吸不全患者における必須の検査は①の動脈血ガス分析である。労作時や夜間睡眠時の低酸素血症を証明するためには②あるいは③を検査する。NYHAⅢ度以上の慢性心不全で，睡眠時のチェーン・ストークス呼吸による無呼吸を診断するためには，④の終夜睡眠ポリグラフィーを実施する。この際，中枢性無呼吸か閉塞性無呼吸かを判別できる方法で行う必要がある。

表6 ● HOT導入に関する検査の診療報酬

> ①動脈血ガス分析：144点（動脈血採取50点を加えると194点）
> ②6分間歩行（時間内歩行試験）：200点
> ③終夜経皮的動脈血酸素飽和度測定：100点
>   ●パルスオキシメーターによる夜間のSpO$_2$連続測定として
> ④終夜睡眠ポリグラフィー（携帯用装置使用）：720点（外来検査可能）または
>   終夜睡眠ポリグラフィー（脳波，眼球運動などを含む精密検査）：3,300点（入院検査）

●文献

1) Qaseem A, et al：Diagnosis and management of stable chronic obstructive pulmonary disease：a clinical practice guideline update from the American College of Physicians, American College of Chest Physicians, American Thoracic Society, and European Respiratory Society. Ann Intern Med. 2011；155(3)：179-91.

2) Tiep BL, et al：Long-term supplemental oxygen therapy. UpToDate. July, 2015. [http://www.uptodate.com/contents/long-term-supplemental-oxygen-therapy]

（松村榮久）

第Ⅱ章　在宅酸素療法の適応と処方

2 適応のための評価
❶パルスオキシメータ

酸素療法の適応の判断や，酸素流量の決定に当たり，動脈血酸素飽和度（SaO_2）の測定が必要である。ここでは，SaO_2の測定に使用されるパルスオキシメータについて記述する。

1 酸素飽和度とは？

　肺で取り込まれた酸素の運搬は，血液を介して行われる。取り込んだ酸素は，その大半をヘモグロビンが結合して運搬している。総ヘモグロビンに対して，酸素と結合したヘモグロビンの割合はSaO_2と示され，酸素化の指標となる[1]。

　SaO_2は動脈血液ガス分析時に測定できる。一方で，より簡便で非侵襲的な酸素化の指標が求められ，日本の青柳卓雄により1972年に経皮的パルスオキシメータの原理が世界で最初に発明され，1975年に製品化された。経皮的に測定された酸化ヘモグロビンなどを元にSaO_2を算出したものが，経皮的動脈血酸素飽和度（SpO_2）である。現在，酸素化の指標として広く使用されている。

2 パルスオキシメータの原理

　すべての原子・分子には特定の波長の光を吸収する特性がある。ヘモグロビンは化学反応により構造が変化するが，各々の構造により光吸収のパターンが異なることから，その差異を利用してSpO_2を算出している（図1）[2]。パルスオキシメータのプローブは光送信器と光検出器からなり，光が指の毛細血管を通過する（図2）。光送信器からは2つの異なる波長の光が送信されている。1つは660nmの赤色光であり，もう1つは940nmの赤外線である。これらの波長の光が指の毛細血管を通過する際にそれぞれ吸収される比率を測定し，酸化ヘモグロビンおよび還元ヘモグロビンの割合を算出している。これらを利用して以下の通りにSpO_2を算出している[3]。

$$SpO_2(\%) = HbO_2/(HbO_2 + Hb) \times 100$$

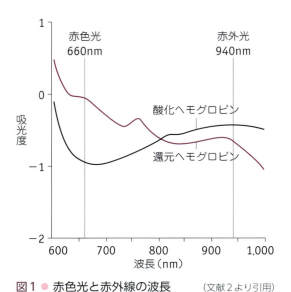

図1 ● 赤色光と赤外線の波長　　（文献2より引用）

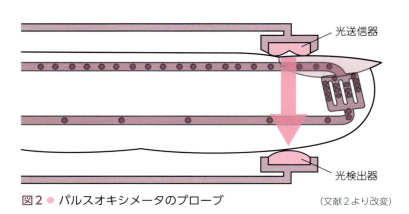

図2 ● パルスオキシメータのプローブ　　（文献2より改変）

3　パルスオキシメータの種類

　パルスオキシメータは装置本体およびプローブについて，種々の種類のものが開発・利用されている。

　装置本体には携帯型および設置型のものがあるが，在宅酸素療法（home oxygen therapy：HOT）導入においては労作時のSpO_2もモニターできるよう，携帯型のパルスオキシメータが選択されることとなる。

　特定の機器は，動作時のノイズ除去機能を持ち，一定時間測定したSpO_2および脈拍を記録できることから，労作時のSpO_2変化の評価に適している。さらに体動ノイズ除去機能も持ちあわせている機器であれば，より労作時のSpO_2が正確に測定できる。

4 パルスオキシメータ利用時の注意点

パルスオキシメータの示す数値が，本来表示するべきSpO_2値と異なる場合があり，注意を要する。

① 一酸化炭素ヘモグロビン，メトヘモグロビン

一酸化炭素ヘモグロビンやメトヘモグロビンは，パルスオキシメータで使用している2つの波長では検出することができない(図3)。一酸化炭素ヘモグロビンもメトヘモグロビンも，2つの波長の差異からは酸化ヘモグロビンと認識されてしまうため，本来のSpO_2より高い値が表示されてしまう(メトヘモグロビンは硝酸薬やリドカインなどの投与時に増加するとされている)。一酸化炭素中毒を疑う場合は，直接動脈血を採取し，一酸化炭素分圧の測定可能な分析装置を用いる必要がある。

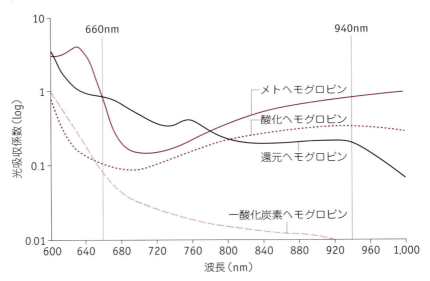

図3 ● 一酸化炭素ヘモグロビン，メトヘモグロビン
パルスオキシメータで使用している2つの波長では検出できない
(文献2より改変)

② 染色液の使用

肝機能検査において使用されるインドシアニングリーン(indocyanine green：ICG)，メトヘモグロビン血症の治療で使用されるメチレンブルーなどは，パルスオキシメータで使用される波長では還元ヘモグロビンとして認識されてしまい，本来の数値より低い値が表示される[2,3]。

③ 血液還流の低下

局所の血流が減少している場合には，血流の変動が小さくなり，その他の組織と判別が困難となるため正確な数値を検出することができない[2)3)]。

④ 貧　血

Hb 5未満の貧血が存在する場合には，局所血液還流と同様に正確な数値を検出することができない[2)3)]。③，④ともに重症の病態の場合に該当することから，パルスオキシメータの値を過信しないことが重要である。

⑤ 静脈拍動の増大

動脈の拍動を認識できなくなり，静脈内の酸化ヘモグロビンおよび還元ヘモグロビンも検出されてしまうため，SpO_2値は本来の数値より低値で表示される[2)3)]。

⑥ 光の干渉

手術時の無影灯や直射日光などの強い光は，パルスオキシメータからの光に干渉するため，正確な数値を検出することができない[2)3)]。

⑦ マニキュア，ネイルアート，つけ爪

プローブを装着した指の爪にマニキュアを塗っていると，マニキュアがパルスオキシメータのプローブからの光を吸収するため，正確な数値を検出することができない[1)]。ネイルアートやつけ爪は光が透過しないので，指に対して90°回転させて装着することで測定可能になる。このとき，外から光が入らないように覆う。

●文献

1) 日本呼吸器学会肺生理専門委員会，他編：酸素療法ガイドライン．メディカルレビュー社，2006.
2) Schnapp LM, et al：Pulse oximetry. Uses and abuses. Chest. 1990；98(5)：1244-50.
3) Mengelkoch LJ, et al：A review of the principles of pulse oximetry and accuracy of pulse oximeter estimates during exercise. Phys Ther. 1994；74：40-9.

（坪口裕子）

| 第II章 | 在宅酸素療法の適応と処方 |

2 適応のための評価
❷6分間歩行試験

慢性呼吸器疾患では，安静時に低酸素血症を呈していなくても，労作時には酸素需要の亢進のために低酸素血症を呈することがある。労作時の低酸素血症を確認するには，運動負荷試験が必要となる。運動負荷試験には，歩行試験（6分間歩行試験，シャトルウォーキング試験）と，機器を用いた運動負荷試験（自転車エルゴメーター試験，トレッドミル試験）が行われているが[1]，うち6分間歩行試験は被験者にとって最も手技が容易で，日常生活における機能障害を評価することができる検査である。

1 6分間歩行試験の方法

30mの直線を含んだ歩行コースを，決められた手順で6分間歩行し，その歩行距離を測定する試験である。試験中に携帯型パルスオキシメータを用いて，歩行中の低酸素血症を測定することもできる。対象は，慢性閉塞性肺疾患（chronic obstructive pulmonary disease：COPD），間質性肺炎，肺結核後遺症などの慢性呼吸器疾患患者や慢性心不全，肺高血圧症患者などで，その運動耐容能評価を要する者である。試験方法は施設間で多少の違いがあるが，標準の試験方法については米国胸部学会（American Thoracic Society：ATS）から公表されている[2]。絶対的禁忌は1カ月以内の不安定狭心症，心筋梗塞であり，相対的禁忌は安定型狭心症，安静時心拍数120bpm以上，安静時血圧180/100mmHg以上である。検査中に胸痛，耐えられない呼吸困難，下肢の痙攣，ふらつき，多量の発汗，チアノーゼの出現などが確認された時点で中止とする。

当院で施行している6分間歩行試験の手順の一例として，表1を紹介する。

6分間歩行試験は被験者の理解度とやる気による影響を受けやすい検査であることから，検査説明の文言や定期的な声かけは，検者間で統一する必要がある。当院での検査説明は表2の通り，また当院での測定方法は表3，4の通りである。この方法により検査を行い，結果を以降のように評価する。

表1 ● パルスオキシメータによる6分間歩行試験：準備

- 歩行コース：廊下の白線上のコース（周回コース）。5mごとに赤いマークがある。
- 必要物品：椅子（歩行コース内で移動が簡単なもの），記録用紙，修正Borgスケール，パルスオキシメータ（連続測定が可能なもの），酸素供給器（酸素使用時）
- 被験者の準備：動きやすい衣類，歩行に適した靴

（堺市立総合医療センター呼吸器内科）

表2 ● パルスオキシメータによる6分間歩行試験：検査説明

今からこの廊下を白線に沿って6分間歩き続けて頂きます。この間に歩行による呼吸困難や酸素飽和度の低下を調べます。途中で息切れや，疲労などがあるかもしれません。必要ならペースを落としたり立ち止まったり休んでもかまいませんが，できるだけ頑張って歩いて下さい。疲れて休む場合，壁にもたれかかって休んでもかまいませんが，できるだけ早く再開して下さい。

（堺市立総合医療センター呼吸器内科）

表3 ● パルスオキシメータによる6分間歩行試験：測定

①被験者は少なくとも試験前10分間，歩行のスタートライン付近で椅子に座り安静にする。
②被験者を1分間立位にして，パルスオキシメータを使って試験開始時のベースラインの脈拍数と経皮的動脈血酸素飽和度（SpO_2）を測定・記録する。
③同時にベースラインの呼吸困難を修正Borgスケール（表4）で測定する。
④パルスオキシメータの測定開始1分後より歩行をスタートし，コースを周回する。
⑤6分間は並んで歩きながら，1分ごとに時間を伝え，終了の30秒前に予告を行う。試験開始後に出てきたコース上の障害物を先に取り除くなど，被験者が歩行に集中できるような配慮を行う。また，歩行中の被験者の呼吸パターンや表情を観察することで状況把握や危険な状態を察知するようにする。ただし，前を歩くと歩行速度のペースをつくってしまうため，基本的に後方をついて行くようにする。
⑥歩行終了後は，その場で立ち止まるように指示し，直ちに修正Borgスケールで呼吸困難を測定するとともに，パルスオキシメータで脈拍数とSpO_2を測定・記録する。また，歩行距離も計算する。
⑦試験を途中で中断した場合には，被験者が座れるように椅子を移動し，中断理由を記録する。

（堺市立総合医療センター呼吸器内科）

表4 ● 修正Borgスケール

0	まったく何も感じない
0.5	非常に楽である（ほんの少し感じる程度）
1	かなり楽である
2	楽である
3	
4	ややきつい
5	きつい
6	
7	かなりきつい
8	
9	非常にきつい
10	これ以上耐えられない

（文献2より改変）

2　6分間歩行試験結果

　6分間歩行試験で得られた歩行距離により運動耐容能を評価するが，在宅酸素療法（home oxygen therapy：HOT）導入の際には6分間歩行試験中の経皮的動脈血酸素飽和度（SpO_2）値を評価する。6分間歩行中のSpO_2測定は，連続測定が可能なパルスオキシメータの使用が必要である。検査中は，パルスオキシメータによる体動時の正確な測定が困難なため，検査後にパルスオキシメータに記録されたSpO_2値を確認する。運動負荷中あるいは運動終了後のSpO_2低下が4％以上であれば異常と判断し，$SpO_2$90％以下を確認した場合はHOTの導入を検討する[3]。なお，HOTは，SpO_2がパルスオキシメータで90％以上に保たれるように酸素量を調整し，導入する。

　運動療法中の酸素処方は運動耐容能を改善するとされており，酸素使用中の6分間歩行試験での歩行距離により運動耐容能の変化を評価することもできる。

　歩行距離の有意な改善については一定の基準が得られていないが，これまでの報告で，臨床的に改善の自覚が得られたCOPD症例において，6分間歩行試験での歩行距離変化が平均54m以上との結果があり，1つの基準となりうると考えられる[4]。ただし，歩行距離は被験者の検査への習熟度，酸素使用者であれば酸素投与条件（酸素ボンベの自己牽引ないし他者牽引）などの影響を受けるものと考えられ，絶対的な基準は設けられていない。

3　その他の運動負荷試験

① シャトルウォーキング試験

　10m間隔をあけて置かれたコーンの間を往復する試験である。CDに録音された声にしたがって歩行する。徐々に速度が上がるよう設定されており，試験中の歩行距離を運動耐容能の指標とする。

② 自転車エルゴメーター試験（図1）

　負荷を設定できる自転車型の器械を被験者が漕ぎ，最大仕事量の算出や呼気ガス分析を行う。

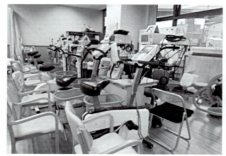
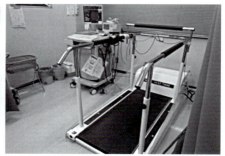

自転車エルゴメーター試験　　　　　トレッドミル試験

図1 ● 機器を用いた運動負荷試験

③ トレッドミル試験

　速度や傾斜を設定できるベルトコンベアー型の器械の上を被験者が歩行し，最大仕事量の算出や呼気ガス分析を行う。

◎

　種々の運動負荷試験が行われるが，最小限の機器で行うことができ，運動形態も最も親しみがある歩行試験が，慢性呼吸器疾患患者への長期酸素療法導入の目的で汎用されている。歩行試験間では，2分間歩行試験，6分間歩行試験，12分間歩行試験，シャトルウォーキング試験が比較されたが，嫌気性代謝閾値に近い酸素消費量を持続でき，また基礎疾患のある被験者が疲弊しない6分間歩行試験が汎用されている[5]。

　在宅酸素導入を検討するにあたり，安静時呼吸不全を認めていない症例であっても運動負荷時に低酸素血症を認める場合があるので，最小限の機器で行うことのできる6分間歩行試験で確認することは手軽であり，また有益であると考える。

●文献

1) 日本呼吸器学会肺生理専門委員会, 他編：酸素療法ガイドライン. メディカルレビュー社, 2006.
2) ATS Committee on Proficiency Standards for Clinical Pulmonary Function Laboratories：ATS statement：guidelines for the six-minute walk test. Am J Respir Crit Care Med. 2002；166(1)：111-7.
3) American Association for Respiratory Care：AARC Clinical Practice Guideline：exercise testing for evaluation of hypoxemia and/or desaturation. 2001 revision and update. Respir Care. 2001；46(5)：514-22.

4) Redelmeier DA, et al:Interpreting small differences in functional status:the Six Minute Walk in chronic lung disease patients. Am J Respir Crit Care Med. 1997;155(4):1278-82.
5) Solway S, et al:A qualitative systematic over view of the measurement properties of functional walk tests used in the cardiorespiratory domain. Chest. 2001; 119(1):256-70.

（坪口裕子）

第Ⅱ章　在宅酸素療法の適応と処方

2 適応のための評価
❸デコンディショニング

1 デコンディショニング（deconditioning）とは

　入谷は，デコンディショニングとは，長期臥床や不動による全身の脱調整状態，体力の低下で本来の機能が発揮できない状態を指すとしている。不動，不活動が原因となり，全身の組織，器官にデコンディショニングが生じ，その結果，二次的な退行現象として廃用症候群をきたすとされている[1]。

　呼吸器疾患を有する多くの患者も，労作による呼吸困難から運動が制限され，デコンディショニング状態に陥り（図1）[2]，末梢骨格筋の萎縮や筋力低下をはじめ，呼吸・循環機能にも制限が引き起こされ運動耐用能が低下し，様々な日常生活に影響が及ぼされる（図2）[3]。

　このため，呼吸器疾患を有する患者の身体機能（デコンディショニング）の改善を図るために運動療法が適用される。しかし，運動療法を実施するには，運動の方法や量の選択や効果の確認，リスク管理のために，身体機能を評価する必要がある。

　ここでは，デコンディショニングの結果起こりうる身体機能の低下など，運動療法を施行する前に必要な評価について述べる。

2 評価の種類

① 筋力低下の評価

　筋力低下は，デコンディショニングの結果起こる代表的な症状である。筋力低下の評価として最も代表的なものに徒手筋力検査（manual muscle test：MMT）がある。ただ経験により評価が左右される部分もある。呼吸器疾患の患者の筋力評価としては，客観的に評価できる①握力，②1RM（repetition maximum），③等尺性筋力測定器によるものなどが使用されている。

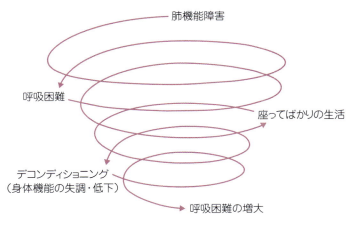

図1 ● 呼吸困難による障害発生のらせん　　　　　　　　　　　　　（文献2より）

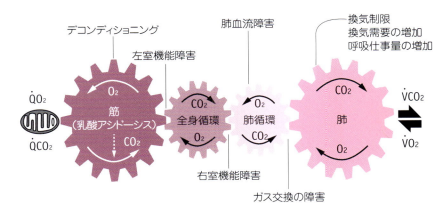

図2 ● 呼吸器疾患患者の運動制限メカニズム　　　　　　　　　　　（文献3より引用）

1) 握　力

他の筋力測定値と比較的良好な関係を示し, 簡便で労力をあまり必要としない。握力は全身の筋力を反映する指標であることが示されている。測定方法を以下に示す。

- 立位で左右それぞれ3回ずつ測定し, その最大値を測定値とする[4]。
- 測定時の握力計の設定の仕方で測定値が大きく左右され, 再現性を持たすためにも図3[5]のように設定するよう心がける必要がある。

2) 1RM (repetition maximum)

RMとは, ある決まった重さに対し, 何回反復して関節運動を行うことができるかによって, 運動強度(重さ)を決める方法である。1RMは1回のみ反復できる最大負荷で, 最大筋力に相当する(表1)[4]。

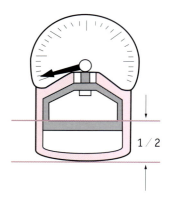
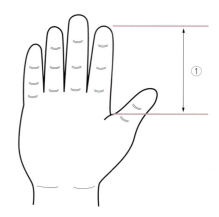

母指の基節根部と示指の先端までの距離（右図①）の1/2が適当とされている

図3 ● 握力計の合わせ方

（文献5，p238をもとに作成）

表1 ● 1RM（repetition maximum）測定方法

①被験者はウォーミングアップとして亜最大または最大努力の50％，すなわち予測最大重量の50％に相当する重量を使って数回の挙上を行う
②数分の休憩をはさみ，1RMを見つけるために最大5回試験する。能力の最大を推測して，それより低い重量や抵抗から徐々に増やして1RMを決定する
③トレーニングプログラム後の正確な筋力増加を測定するために，同じ方法で行えるよう1RM測定に要した試験回数を記録しておく。
ただ，安全性が十分に確立されておらず，患者の状態などを十分に観察し実施する必要がある[4]

3）等尺性筋力測定器による測定

等尺性測定機器と固定用ベルトなどを用いて測定する。大腿四頭筋などがよく測定される（図4）。

② 運動耐用能低下の評価

1）6分間歩行試験

6分間歩行試験（six-minute walk test：6MWT）とは，6分間にできるだけ長く歩ける距離を測定するものである。試験途中に立ち止まったり，壁にもたれたりして休息してもよい。これはできるだけ速く歩く方法と，至適歩行速度で計る方法がある（☞Ⅱ-2-2，p95参照）。

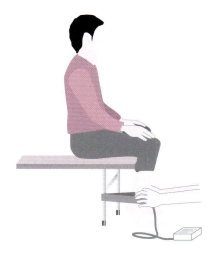

図4 ● 等尺性筋力測定器と測定方法
ベルトは測定肢内側のベッド脚などに連結した状態で行う。測定中のセンサー部ずれ防止のために，ベルトに付けたセンサー部パッドを把持する
（文献4をもとに作成）

2）シャトルウォーキング試験

シャトルウォーキング試験（shuttle walking test：SWT）とは，最大歩行距離，あるいは運動時間を運動能力評価の指標とする試験である。10mの間隔をCDからの発信音に合わせて往復歩行し，1分間ごとに歩行速度を増加させる[4]。歩行速度が維持できなくなったところで，検査終了となる。漸増定量的な方法であるため再現性が高い。

③ 身体活動量低下の評価

身体活動の評価として，直接問診による聞き取り調査などを実施していたが，信頼性に乏しい部分がある。

現在，歩数計や加速度計を用いた身体活動量（PAL）の評価が試みられている。いまだ確立したものとはなっていないが，多くの商品が市販されるようになっており，今後は測定方法の確立などを評価に活用していく必要がある（表2）[6]。また予後を決定する因子のひとつとしても使用されている。

運動耐容能が向上したにもかかわらず，身体活動量が向上しない場合にうつや不安が原因とされることが多い。そのときにはHADS（the Hospital Anxiety and Depression Scale）などによるうつや不安の評価も併せて行う必要がある[7]。

④ ADL低下の評価

日常生活動作（activities of daily living：ADL）の評価はデコンディショニングによる身体機能制限の結果，どのような活動の制限を日常生活に及ぼしているか

表2 ● 活動センサー装置による違い

	万歩計	加速度計	
		単 軸	多 軸
装着部位	通常，腰	腰	腕，手首，踵
測定指標	1日歩数	1日歩数，運動強度	
特 長	小型，簡単かつ廉価	データが蓄積，運動強度と量，日内変動の把握	
欠 点	ゆっくりな歩行は過小評価する	体幹運度が不正確	高価，解析装置が必要，振動に敏感，長期間のデータではない

(文献6，p87より引用)

知るうえで非常に重要な評価項目のひとつである。ただし，一般的に広く用いられている機能的評価（barthel index：BI）や機能的自立度評価表（functional independence measure：FIM）などは，疾患の特性を十分に把握できていない部分もある。そこで長崎大学呼吸器日常生活活動評価表［旧千住らの評価表（Nagasaki University respiratory activities of daily living questionnaire：NRADL，表3）[8]］や，肺気腫患者用ADL評価表（pulmonary emphysema-ADL：P-ADL，表4）などが使用される。

また近年，機能的活動に重点を置いた肺機能状態尺度（pulmonary functional status scale：PFSS）や肺機能状態・呼吸困難質問票（pulmonary functional status and dyspnea questionnaire：PFSDQ）が示され，使用されている。

⑤ QOL低下の評価

慢性閉塞性肺疾患（chronic obstructive pulmonary disease：COPD）患者は呼吸困難のため，健康関連の生活の質（quality of life：QOL）が障害されるので，その評価は重症度やリハビリテーションの効果判定にも重要とされている[4]。

質問表としてCRQ（chronic respiratory disease questionnaire），SGRQ（St. George's respiratory questionnaire），CAT（COPD assessment test）などがある。CATは非常に簡便でよく使用されている[4]。

⑥ フィジカルアセスメント

一般的に実施される視診，触診，聴診，打診，経皮的動脈血酸素飽和度（SpO_2）の測定やスパイロメトリー，胸部単純X線画像，心電図評価，呼吸困難感の評価などは，デコンディショニングから引き起こされる症状と，上述の各評価とともに実施することで患者の問題点をより明確にできるため，併せて実施していく必要がある。

第Ⅱ章　在宅酸素療法の適応と処方

表3 ● NRADL（長崎大学呼吸器日常生活活動評価表）

① 入院版

項　目	動作速度	呼吸困難感	酸素流量	合　計
食　事	0・1・2・3	0・1・2・3	0・1・2・3	
排　泄	0・1・2・3	0・1・2・3	0・1・2・3	
整　容	0・1・2・3	0・1・2・3	0・1・2・3	
入　浴	0・1・2・3	0・1・2・3	0・1・2・3	
更　衣	0・1・2・3	0・1・2・3	0・1・2・3	
病室内移動	0・1・2・3	0・1・2・3	0・1・2・3	
病棟内移動	0・1・2・3	0・1・2・3	0・1・2・3	
院内移動	0・1・2・3	0・1・2・3	0・1・2・3	
階段昇降	0・1・2・3	0・1・2・3	0・1・2・3	
外出・買い物	0・1・2・3	0・1・2・3	0・1・2・3	
合　計	／30点	／30点	／30点	
連続歩行距離	0：50m以内，2：50～200m，4：200～500m，8：500m～1km，10：1km以上			
			合計	／100点

② 外来版

項　目	動作速度	呼吸困難感	酸素流量	合　計
食　事	0・1・2・3	0・1・2・3	0・1・2・3	
排　泄	0・1・2・3	0・1・2・3	0・1・2・3	
整　容	0・1・2・3	0・1・2・3	0・1・2・3	
入　浴	0・1・2・3	0・1・2・3	0・1・2・3	
更　衣	0・1・2・3	0・1・2・3	0・1・2・3	
屋内歩行	0・1・2・3	0・1・2・3	0・1・2・3	
階段昇降	0・1・2・3	0・1・2・3	0・1・2・3	
外　出	0・1・2・3	0・1・2・3	0・1・2・3	
荷物の運搬・持ち上げ	0・1・2・3	0・1・2・3	0・1・2・3	
軽作業	0・1・2・3	0・1・2・3	0・1・2・3	
合　計	／30点	／30点	／30点	
連続歩行距離	0：50m以内，2：50～200m，4：200～500m，8：500m～1km，10：1km以上			
			合計	／100点

〈動作速度〉
0：できないか，かなり休みを取らないとできない（できないは，以下すべて0点とする）
1：途中で一休みしないとできない
2：ゆっくりであれば休まずにできる
3：スムーズにできる

〈息切れ〉
0：非常にきつい，これ以上は耐えられない
1：きつい
2：楽である
3：まったく何も感じない

〈酸素流量〉
0：2L／min以上
1：1～2L／min
2：1L／min以下
3：酸素を必要としない

（文献8より引用）

表4 ● P-ADL (pulmonary emphysema-ADL：肺気腫患者用ADL評価表)

各項目の当てはまる番号（0〜4）を1つずつ選んで○で囲んでください

	酸素量	頻度	速度
食事	0 いつもより増量 1 状況により増量 2 いつもと同量 3 状況により使用 4 まったく使用せず	0 毎回自分で食べない 1 ほとんど自分で食べない 2 状況により自分で食べる 3 ほとんど自分で食べる 4 毎回自分で食べる	0 全く食べられない 1 かなり休みながら 2 途中でひと休み 3 休まずゆっくり 4 スムーズにできる
排泄	0 いつもより増量 1 状況により増量 2 いつもと同量 3 状況により使用 4 まったく使用せず	0 便所に行って排泄しない 1 排便のみ便所 2 昼間便所に行くことがある 3 昼間は毎回便所に行く 4 毎回（夜間も）便所に行く	0 全く便所に行かない 1 かなり休みながら 2 途中でひと休み 3 休まずゆっくり 4 スムーズにできる
入浴	0 いつもより増量 1 状況により増量 2 いつもと同量 3 状況により使用 4 まったく使用せず	0 まったく入浴しない 1 たまに入浴を行う 2 入浴日の2回に1回は入浴する 3 ほとんどの入浴日に入浴する 4 入浴日に毎回入浴する	0 全く自分でできない 1 かなり休みながら 2 途中でひと休み 3 休まずゆっくり 4 スムーズにできる
洗髪	0 いつもより増量 1 状況により増量 2 いつもと同量 3 状況により使用 4 まったく使用せず	0 まったく洗髪しない 1 入浴とは別に洗髪してもらう 2 入浴時に洗髪してもらう 3 入浴とは別に自分で洗髪する 4 入浴時に毎回洗髪する	0 全く自分でできない 1 かなり休みながら 2 途中でひと休み 3 休まずゆっくり 4 スムーズにできる
整容	0 いつもより増量 1 状況により増量 2 いつもと同量 3 状況により使用 4 まったく使用せず	0 洗面所で洗面歯磨きしない 1 たまに洗面所で洗面歯磨きする 2 状況により洗面所で洗面歯磨きする 3 ほとんど洗面所で洗面歯磨きする 4 毎回洗面所で洗面歯磨きする	0 全く自分でできない 1 かなり休みながら 2 途中でひと休み 3 休まずゆっくり 4 スムーズにできる
更衣	0 いつもより増量 1 状況により増量 2 いつもと同量 3 状況により使用 4 まったく使用せず	0 自分で更衣はできない 1 たまに自分で更衣を行う 2 状況により自分で更衣を行う 3 ほとんど自分で行う 4 毎回自分で更衣を行う	0 全く自分でできない 1 かなり休みながら 2 途中でひと休み 3 休まずゆっくり 4 スムーズにできる
歩行	0 いつもより増量 1 状況により増量 2 いつもと同量 3 状況により使用 4 まったく使用せず	0 まったく歩けない 1 たまに歩くことができる 2 状況により歩くことができる 3 ほとんど歩くことができる 4 いつでも歩くことができる	0 全く自分でできない 1 かなり休みながら 2 途中でひと休み 3 休まずゆっくり 4 スムーズにできる
階段	0 いつもより増量 1 状況により増量 2 いつもと同量 3 状況により使用 4 まったく使用せず	0 昇れない 1 2 必要なときだけ昇る 3 4 いつでも昇ることができる	0 全く自分でできない 1 かなり休みながら 2 途中でひと休み 3 休まずゆっくり 4 スムーズにできる
屋外歩行（*）	0 いつもより増量 1 状況により増量 2 いつもと同量 3 状況により使用 4 まったく使用せず	0 まったく歩けない 1 たまに歩くことができる 2 状況により歩くことができる 3 ほとんど歩くことができる 4 いつでも歩くことができる	0 全く自分でできない 1 かなり休みながら 2 途中でひと休み 3 休まずゆっくり 4 スムーズにできる

*：屋外歩行で，最長どのくらいの距離を歩くことができますか？（　）mくらい

	酸素量		速度
会話	0 いつもより増量 1 状況により増量 2 いつもと同量 3 状況により使用 4 まったく使用せず		0 全く自分でできない 1 かなり休みながら 2 途中でひと休み 3 休まずゆっくり 4 スムーズにできる

酸素量：安静時（　）L／分　　　名前：
　　　　運動時（　）L／分　　　評価日：　　年　　月　　日
　　　　睡眠時（　）L／分

		息切れ	距　離	達成方法
食事		0 耐えられない 1 かなりきつい 2 きつい 3 楽である 4 何も感じない	0 自室（ベッド上） 1 2 3 4 食堂（居間）	0 食べさせてもらう 1 ほとんど食べさせてもらう 2 準備をしてもらえば自分で食べる 3 準備も行う 4 下膳（食器の後始末）も行う
排泄		0 耐えられない 1 かなりきつい 2 きつい 3 楽である 4 何も感じない	0 ベッド上 1 ベッド上，ベッドサイド 2 ベッドサイド 3 ベッドサイド，便所 4 便所	0 便器を用い全介助を受ける 1 ほとんど介助を受ける 2 尿器，ポータブルトイレを使用 3 夜間のみ尿器，ポータブルトイレを使用 4 便所を使用しまったく介助を受けない
入浴		0 耐えられない 1 かなりきつい 2 きつい 3 楽である 4 何も感じない	0 ベッド上 1 ベッド上，洗面所 2 洗面所 3 洗面所，浴室 4 浴室	0 清拭（体を拭く）してもらう 1 自分で清拭する 2 シャワーを介助してもらう 3 シャワーは自分で，入浴は介助してもらう 4 自分で入浴（体を洗う／浴槽に入る）できる
洗髪		0 耐えられない 1 かなりきつい 2 きつい 3 楽である 4 何も感じない	0 ベッド上 1 ベッド上，洗面所 2 洗面所 3 洗面所，浴室 4 浴室	0 洗髪しない 1 洗髪してもらう（全介助） 2 毎回一部洗髪してもらう（一部介助） 3 ときどき洗髪を手伝ってもらう 4 毎回自分で洗髪する
整容		0 耐えられない 1 かなりきつい 2 きつい 3 楽である 4 何も感じない	0 ベッド上 1 2 3 4 洗面所	0 臥床のまま全面的に介助を受ける 1 ベッド上に座って介助を受ける 2 準備されればベッド上で自分で行える 3 腰掛けると自分でできる 4 立って自分でできる
更衣		0 耐えられない 1 かなりきつい 2 きつい 3 楽である 4 何も感じない		0 更衣をしてもらう 1 準備や更衣を手伝ってもらう 2 準備されれば自分でできる 3 自分で行うがたまに手伝ってもらう 4 まったく介助を受けない
歩行		0 耐えられない 1 かなりきつい 2 きつい 3 楽である 4 何も感じない	0 まったく歩けない 1 ベッド周囲のみ 2 自室内のみ 3 便所洗面所のみ 4 自宅内はすべて	0 まったく歩けない 1 介助（支えてもらう）があれば歩ける 2 介助（手を引く）があれば歩ける 3 監視があれば歩くことができる 4 介助なく歩ける
階段		0 耐えられない 1 かなりきつい 2 きつい 3 楽である 4 何も感じない	0 まったく昇れない 1 5～6段 2 2階まで 3 3階未満 4 3階以上	0 自分では昇れない 1 2 介助があれば昇れる 3 4 自分だけで昇れる
屋外歩行		0 耐えられない 1 かなりきつい 2 きつい 3 楽である 4 何も感じない		0 まったく歩けない 1 介助（支えてもらう）があれば歩ける 2 介助（手を引く）があれば歩ける 3 監視があれば歩くことができる 4 介助なく歩ける

会話	0 耐えられない 1 かなりきつい 2 きつい 3 楽である 4 何も感じない	最長どのくらいの時間 話せますか？ （　）時間くらい	

（後藤葉子，他：在宅肺気腫患者のADL障害を詳細に捉えるための新しい在宅ADL評価表の開発．総合リハビリテーション．2000；28（9）：863-868．より医学書院の許諾を得て掲載）

●文献

1) 入谷　敦, 他：老化と deconditioning, 認知症に対する対策. MED REHABIL. 2014；174：17-25.

2) 日本呼吸管理学会, 監訳：呼吸リハビリテーション・プログラムのガイドライン. 第2版. ライフサイエンス出版, 1999, p48.

3) Cooper CB：Determining the role of exercise in patients with chronic pulmonary disease. Med Sci Sports Exerc. 1995；27(2)：147-57.

4) 日本呼吸ケア・リハビリテーション学会, 日本呼吸器学会, 日本リハビリテーション医学会, 日本理学療法士協会, 編：呼吸リハビリテーションマニュアル―運動療法―. 第2版. 照林社, 2012, p29, 140, 170, 171.

5) 和才嘉昭, 他：測定と評価. 第2版. 医歯薬出版, 1987, p238.

6) 本間生夫, 監：呼吸リハビリテーションの理論と技術. 改訂第2版, メジカルビュー, 2014, p87.

7) Kanao K, et al：Factors associated with the effect of pulmonary rehabilitation on physical activity in patients with chronic obstructive pulmonary disease. Geriatr Gerontol Int. 2015. doi：10.1111/ggi.12656. [Epub ahead of print]

8) 橋元　隆, 他：日常生活活動(ADL). 神陵文庫, 2000.

(松川訓久, 金尾顕郎)

第Ⅱ章 在宅酸素療法の適応と処方

2 適応のための評価
❹作業療法からみた評価

1 慢性閉塞性肺疾患と日常生活動作

　慢性閉塞性肺疾患（chronic obstructive pulmonary disease：COPD）の症状は，慢性の痰・咳と労作時の息切れであり，息切れは歩行時や階段昇降のみならず，更衣や入浴などの生活動作にも生じる。

　「在宅呼吸ケア白書2010」（図1）では，日常生活動作（activities of daily living：ADL）における息切れで，平地歩行や荷物持ち上げ，階段昇降などの基本的動作のみならず，食事や着替え，入浴といった普段の何気ない生活動作場面でも息切れを生じていると報告している[1]。しかしその反面，COPD患者のほとんどは重症例を除き，運動機能は良好で生活動作レベルは保たれている場合が多く，動作中に低酸素状態に陥っているにもかかわらず自覚症状がないために，気にせず動作している場合が多い。もしくは，息苦しさを逃れるために性急に動作を遂行したり，息苦しさは仕方がないものとして諦めて，動作の質を落としながら行っていることも多い。

　呼吸ケアに携わるスタッフは，普段の生活動作の視点でも低酸素血症や息切れといった，生命に危険を及ぼす因子にできるだけさらされないような日常生活の指導を行い，COPDの増悪や肺高血圧症，肺性心の予防に努めるとともに，患者やその家族に対する意識づけも重要なポイントとして行う。

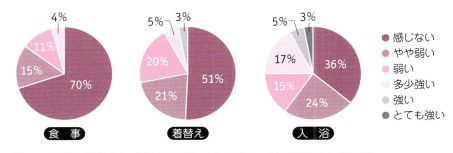

図1 ● 日常生活動作における息切れ（在宅酸素・人工呼吸器非実施群）

（文献1をもとに作成）

2 生活動作時の息切れ・低酸素に陥りやすいポイント

生活動作では，主に下記のような場合などにおいて息切れや低酸素に陥りやすい[2]（図2～6）。

①上肢の挙上が必要な動作
②上肢の反復動作やスピード，力を要求される動作
③体幹前屈や腹部圧迫を強いられる動作
④息こらえを行う動作
⑤バランスの悪い身体状況下で行う動作

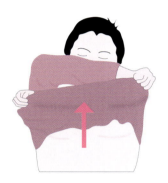
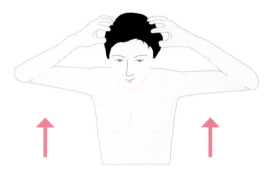

更衣（かぶりシャツ）　　　洗　髪

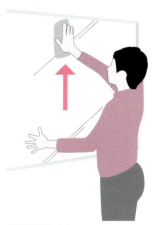
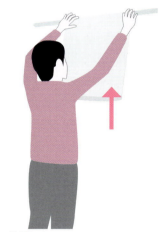

掃除（窓ふき）　　　洗濯干し

図2 ● 上肢の挙上が必要な動作
COPDにより胸郭柔軟性が低下すると，上肢の運動時には胸郭運動に加え，呼吸補助筋の使用も増大する。高齢に伴う脊柱円背を有する場合，肩関節屈曲の動きを要求される上肢運動は胸郭や呼吸補助筋の活動がさらに活発化し，呼吸運動が妨げられ息切れや低酸素に陥りやすい
矢印：動作の方向

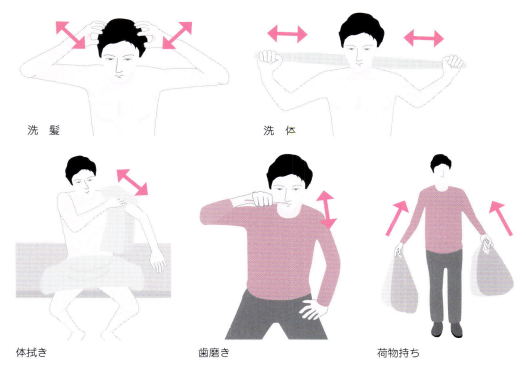

図3 ● 上肢の反復動作やスピード，力を要求される動き
上肢の反復運動やスピード，力を要求される動作は，エネルギー消費が高くなり酸素需要が増加する
矢印：反復運動，力の向き

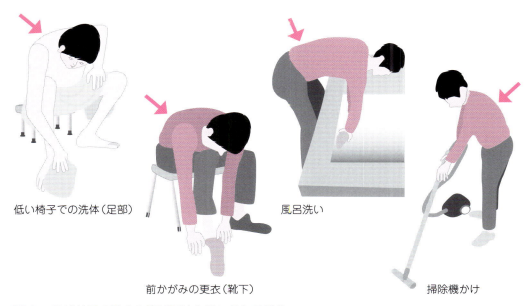

図4 ● 体幹前屈の動きや腹部圧迫を強いられる動作
体幹前屈による腹部の圧迫は，腹式呼吸（横隔膜呼吸）で起こる腹部の前方への突出を阻害される。また胸郭は，胸腔拡大（吸気時）が阻害されるために横隔膜の働きが制限され，息苦しさが増強される
矢印：体幹前屈による腹部の圧迫

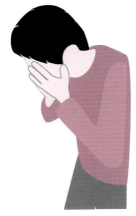

図5 ● 息こらえを行う動作
洗髪，洗顔，歯磨き，咀嚼しにくい食塊の飲み込みなど。COPDでの肺過膨張により換気効率が悪い。労作時の息こらえにより肺胞内に炭酸ガスが蓄積され，低酸素となる

洗　顔

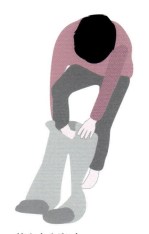
着衣（ズボン）

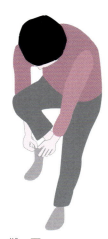
靴　下

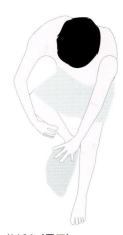
体拭き（足元）

図6 ● バランスの悪い身体状況下での動作
バランス保持に関わる筋の活動は活発となり，エネルギー消費は高くなる

● 文献

1) 日本呼吸器学会肺生理専門委員会在宅呼吸ケア白書ワーキンググループ，編：在宅呼吸ケア白書2010．メディカルレビュー社，2010, p5-7．
2) 川邊利子：楽にできる！日常生活動作のコツ：息切れでお悩みの方へ．平賀　通，監．帝人ファーマ，2005．

（藤原光樹）

第Ⅱ章	在宅酸素療法の適応と処方

3 処方の実際
❶安静時，運動時，睡眠時の流量設定

1 在宅酸素療法の適応

　わが国において，在宅酸素療法（home oxygen therapy：HOT）は慢性閉塞性肺疾患（chronic obstructive pulmonary disease：COPD）をはじめとした慢性呼吸不全に対して幅広く普及している。一方で，HOTの導入にあたり，酸素流量の設定方法におけるエビデンスは限られており，主治医の判断で個々の症例ごとに設定されることが多いようである。

　本項では，過去に報告された臨床データと筆者の経験に基づいた独自の意見を交えながら，具体的な酸素流量の設定方法について非専門医にもわかりやすく解説する[1]。

2 患者による"呼吸困難"の訴え

　上手な酸素流量の設定を行うに際して，まずは以下のことに注意して頂きたい。

①患者の訴える"呼吸困難"は，必ずしも"低酸素血症"由来とは限らない（本当にHOTの適応があるか考えること）

②HOTの導入を検討している患者がⅠ型呼吸不全か，Ⅱ型呼吸不全かの把握

③呼吸困難を伴わない低酸素血症の患者対応

　疾患ごとの詳細は本書各論を参照されたいが，上記の中でもHOTの導入・設定における基本となるのは①である。

　長期酸素療法（long-term oxygen therapy：LTOT）は，あくまで低酸素血症に対する対症療法的な治療である。したがって，患者が呼吸困難を訴えても，その症状が低酸素血症を伴わない呼吸困難であった場合，LTOTの効果は多くの場合期待できない。正確な病態の把握を行わず，呼吸困難の訴えのみでむやみにHOTを導入することは，患者にとって医療上の利益をもたらさないばかりでなく，わが国の医療経済圧迫にも繋がり，厳に慎むべきである。

3 安静時の流量の設定

　わが国におけるHOTの適応基準は，「動脈血酸素分圧が55Torr以下の者，および動脈血酸素分圧が60Torr以下で睡眠時または運動負荷時に著しい低酸素血症をきたす者であって，医師がHOTを必要であると認める者」とされ，HOT導入前に必ず動脈血液ガス検査を施行し，評価を行う必要がある。

　また，動脈血液ガス検査を頻回に施行することは患者に負担なため，パルスオキシメータの値も参考にするとよいが，動脈血液ガス検査の評価を行わずにHOTを導入すると，後述のようにⅡ型呼吸不全を見落とし，思わぬ合併症を引き起こす可能性があるため，一度も計測しないことは，慎むべきである。

　動脈血液ガスによる評価後は，酸素流量は動脈血酸素分圧（PaO_2）で60～70Torr，経皮的動脈血酸素飽和度（SpO_2）で90～95％程度を目安に酸素流量を調整するとよい。酸素流量の調整方法はⅠ型呼吸不全とⅡ型呼吸不全で異なることに注意する。

① Ⅰ型呼吸不全

　Ⅰ型呼吸不全を呈している患者であれば，毎分1～2L投与より調整する。PaO_2，SpO_2は吸入開始後約10分，$PaCO_2$は約30～40分で安定するとされ，その後にパルスオキシメータでSpO_2を測定する。それでも酸素流量がまだ不足している時は0.5Lないし1L程度増量して対応すれば，おおむね問題ないと思われる。

② Ⅱ型呼吸不全

　注意を要するのは，Ⅱ型呼吸不全を呈した患者の酸素流量の調整である。炭酸ガス蓄積の可能性のある患者に対しては，毎分0.5L程度の投与より慎重に施行し，血液ガス分析を行うことで，pHが7.35以下への急な低下を伴う$PaCO_2$の上昇を避けるレベルに設定すべきである。この手順を怠り，Ⅰ型呼吸不全と同様に酸素流量の設定を行うと，CO_2ナルコーシスを発症することがある。

　なお，CO_2ナルコーシスの症状は，非専門医では傾眠や意識障害ばかりに注意が向きがちであるが，軽度の場合は頭痛や嘔気などの非特異的な症状のみを呈する可能性に注意すべきである。Ⅱ型呼吸不全を呈した患者に，HOT後に頭痛や嘔気などの新たな症状を認めた場合には，血中の炭酸ガス蓄積の可能性を疑い，動脈血液ガスの評価を行う必要があり，また，流量の設定を再検討することも念頭に置く。

4 労作時の流量の設定

　"労作"の言葉の響きに，どの程度の運動強度までが受容可能なのか考えたことはあるだろうか。HOT導入にあたり，酸素流量決定のための運動負荷を，「100m走を全力で休みなく走り切る」など患者が耐えうる最大限の運動負荷を目標とすることは現実的ではない。実際の臨床においては，個々の患者が，自分のペースで散歩や買い物が可能な程度の設定が現実的である。

　なお，HOTの導入を検討している患者は高齢者が多いためか，筆者は患者から100mを全力で走りきれる酸素量を求められたことはないが，「趣味の登山ができるようにしてほしい」「旅行で遠出できるようにしてほしい」などの要望をしばしば受ける。その際は，患者の希望を無下に否定せず，個々の病状と予後に応じて可能なかぎり対応している。

　具体的な労作時における酸素流量の具体的設定は，まずは安静時の約2～3倍を目安に調整する。その後，パルスオキシメータを用いて歩行中のSpO_2を指標に酸素流量を調整する。労作時においてもSpO_2は安静時と同様に90％前後を目標とすればよい。通常の鼻カニューレでは，最大流量でもSpO_2が維持できない場合は，酸素節約デバイス（☞Ⅱ-3-5，p144参照）の使用が有用なことも多い。しかし，病状の進行した間質性肺炎や肺高血圧症では酸素を設定可能な最大投与量で行っても，目標のSpO_2に到達しないことがある。このように原疾患そのものの治療が困難で進行している場合には有効な対応策がなく，やむをえず労作の強度を下げるなどの対応にとどまらざるをえない。

　なお，HOTの適応基準は前述の通りだが，適応基準外であってもHOTの導入が望ましい場合がある。坪井らの報告によると，PaO_2が61Torr以上の48例の慢性呼吸器疾患患者に対し，歩行時のSpO_2を測定したところ，間質性肺炎の21例中10例，肺結核後遺症の11例中4例，肺気腫の16例中6例に，SpO_2の低下が認められたとされる[2]。現行の基準外であっても，歩行時に酸素投与が必要となるような症例があることを認識しておく（表1，図1）。

5 睡眠時の流量の設定

　成井らの報告によると，覚醒時における肺結核後遺症およびそのほかの慢性呼吸器疾患において，安静時PaO_2と睡眠時SpO_2最低値との関係は正の相関関係があり，覚醒時PaO_2と睡眠時$SpO_2 \leqq 85$％の時間関係は負の相関関係を認めたとされる（図2，3）[3]。つまり，覚醒時に低酸素血症を認める症例は，睡眠時もその程度に比例して低酸素血症を長時間にわたり認めやすいことになる。ただし，実際の

表1 ● 安静時PaO₂が61Torr以上の慢性閉塞性呼吸器疾患を対象とした歩行試験

		安静時		室内気吸入時 SpO$_2$（%）		
		PaO$_2$	PaCO$_2$	歩行前	歩行後	△SpO$_2$（%）
肺気腫	non-D群（$n=10$）	73.0±10.3	46.0±16.1	96.5±9.6	92.4±3.1	4.2±2.7
	D群（$n=6$）	63.6±2.5	40.3±4.5	93.6±1.7	84.5±2.4	9.8±2.9
間質性肺炎	non-D群（$n=11$）	79.3±10.2	40.0±4.3	96.6±0.8	92.3±3.3	4.1±3.2
	D群（$n=10$）	66.1±6.9	39.3±7.0	94.8±0.9	82.7±3.9	12.8±3.7
肺結核後遺症	non-D群（$n=7$）	76.4±5.6	42.6±8.9	97.1±0.7	93.1±1.7	4.1±1.6
	D群（$n=4$）	62.3±2.3	53.0±5.6	95.7±2.1	85.7±1.5	10.4±1.9

		O$_2$投与 SpO$_2$（%）			O$_2$吸入量（L）
		歩行前	歩行後	△SaO$_2$（%）	
肺気腫	non-D群（$n=10$）	－	－	－	－
	D群（$n=6$）	97.0±0.8	89.5±0.8	7.7±0.5	1.8±0.4
間質性肺炎	non-D群（$n=11$）	－	－	－	－
	D群（$n=10$）	94.3±0.9	90.0±1.7	7.5±1.7	2.7±0.8
肺結核後遺症	non-D群（$n=7$）	－	－	－	－
	D群（$n=4$）	95.0±1.4	89.5±2.1	5.7±0.7	1.5±0.7

（mean±SD）
D群：歩行時低酸素血症あり，non-D群：歩行時低酸素血症なし
SpO$_2$が88%以下に低下した場合を低酸素血症と定義　　　　　　　　　　　　　　（文献2より引用）

　臨床においては，睡眠時における酸素流量は安静時と同値またはやや多めで対応可能な症例が多い。可能であれば，パルスオキシメータを用いて睡眠時SpO$_2$を連続測定し，睡眠中のSpO$_2$が90%程度以下になる時間が合計30分以下となる処方が望ましい。

　また，前述の労作時の流量設定同様に，睡眠時の流量設定においても，現行の適応基準外ながらHOTの使用を検討すべき症例は存在する。成井らの報告によると，覚醒時PaO$_2$が55Torr以上の27例において，睡眠時の低酸素血症の検討を行ったところ，肺結核後遺症の11例中10例，肺気腫の8例中1例，びまん性汎細気管支炎の4例中1例，気管支拡張症の4例中1例に低酸素血症を認めた（**表2**）[3]。特に肺結核後遺症においては，覚醒時のPaO$_2$が55Torr以上であっても夜間低酸素血症をきたす頻度が高かったとされる[3]。

　注意すべきは，睡眠時無呼吸症候群の合併時である。睡眠時無呼吸症候群も上述の疾患同様，睡眠時にSpO$_2$低下が認められるが，この場合，睡眠時の酸素流量を増やすのではなく，持続的陽圧換気療法の導入が適切である。詳細はこの項では触

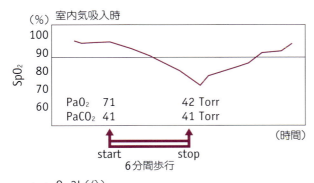
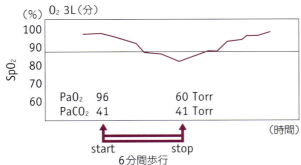
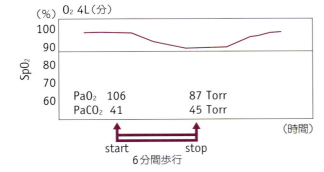

図1 ● 安静時SpO₂が61Torr以上であったが，歩行時のSpO₂が急激に低下した症例の連続記録（68歳，間質性肺炎）
(文献2より引用)

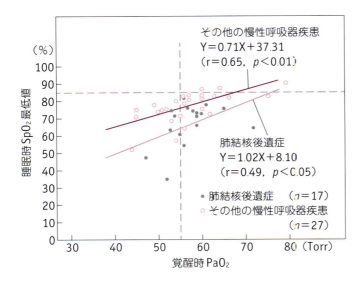

図2 ● 覚醒時PaO₂と睡眠時SpO₂最低値との関係
(文献3より引用)

3．処方の実際　❶安静時，運動時，睡眠時の流量設定

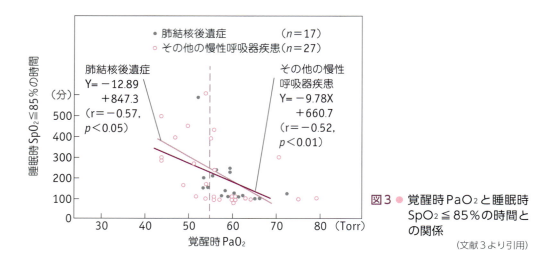

図3 ● 覚醒時PaO₂と睡眠時SpO₂≦85%の時間との関係

(文献3より引用)

表2 ● 覚醒時PaO₂＞55Torrの患者の睡眠時低酸素血症

疾　患	低酸素血症あり ($n=13$)	低酸素血症なし ($n=14$)
肺結核後遺症（$n=11$）	10	1
肺気腫（$n=8$）	1	7
びまん性汎細気管支炎（$n=4$）	1	3
気管支拡張症（$n=4$）	1	3

SpO₂が88%以下に低下した場合を低酸素血症と定義

れないが，特に日中の眠気などの症状を訴える場合は，睡眠時ポリソムノグラフィーを実施して精査を行い，治療介入が必要か検討する。

●文献

1) 中田紘一郎，他：呼吸不全 在宅酸素療法の酸素流量をどのように設定するか．Med Pract．1995；12(1)：89-92．
2) 坪井永保，他：安静時PaO₂＞60Torrの慢性呼吸疾患患者の在宅酸素療法の酸素流量設定に関する検討（厚生省S）．厚生省特定疾患呼吸不全調査研究班平成5年度研究報告書．1994, p191．
3) 成井浩司，他：慢性呼吸器疾患患者における覚醒時動脈血ガス所見と睡眠時動脈血酸素飽和度に関する検討．厚生省特定呼吸不全調査研究班平成元年度研究報告書，1991, p87．

（濱川正光）

第Ⅱ章 在宅酸素療法の適応と処方

3 処方の実際
❷長期酸素療法に用いる供給デバイス（マスク，カニューレなど）

　酸素供給のためのデバイスは，酸素供給装置からの酸素を患者につなぐものであり，マスクや鼻のカニューレ，喉に挿入するプローブまでが含まれる。これに加え，酸素供給装置に加湿装置を併用することがある。

1 鼻カニューレ（図1）

　鼻カニューレ（nasal cannula）は，外鼻孔に装着する標準的なデバイスで，抗アレルギー性素材（多くはポリ塩化ビニル）でできており，使い捨てである。耳にかけてチューブの位置を固定する。鼻カニューレは使用期間が長くなると，汚染が発生したり，可塑性の弱まりから硬化して固定性が悪くなったり，耳介を傷付ける原因となったりするため，適宜交換が必要である。

　外鼻孔から酸素を供給する仕組みのため，実際に吸入される酸素の正確な量は不明である（図2）[1]。また流量が増えると鼻腔の刺激による痛みや鼻汁の増加，鼻出血が生じることもあり，一般的に6L/分までの流量で使用する（表1）。

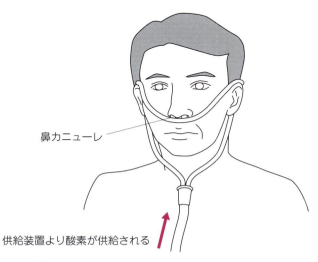

図1 ● 鼻カニューレ

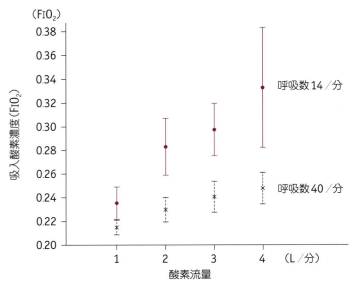

図2 ● 鼻カニューレでの酸素投与と下咽頭プローブにより計測した吸入酸素濃度 (FiO_2)

健常成人4名に鼻カニューレで酸素を供給し，下咽頭留置したプローブからサンプリングして吸入酸素濃度を測定した。呼吸数14回と40回でそれぞれ呼吸を行ったときの数値を示す (文献1より引用)

表1 ● 鼻カニューレでの吸入酸素濃度の目安

酸素流量(L/分)	供給される酸素濃度(呼吸状態で大きく変化)	酸素流量(L/分)	供給される酸素濃度(呼吸状態で大きく変化)
1	21〜24%	4	33〜36%
2	25〜28%	5	37〜40%
3	29〜32%	6	41〜44%

① 利点

　金額的に高価ではない。装着による不快感が少なく，装着方法も容易で，特別な医学的経験も必要とせず，よく患者に好まれる。慢性閉塞性肺疾患 (chronic obstructive pulmonary disease：COPD) などで必要流量が1.0L/分以下の場合でも利用しやすい。

② 欠点

　口呼吸をしているときにはほとんど酸素が供給されない。患者の1回換気量で吸入中酸素濃度 (FiO_2) が大きく変動してしまうなど，FiO_2が不正確で変動してしまう。鼻翼や耳介に接触する部分の皮膚損傷が生じることがあり，特に流量が大き

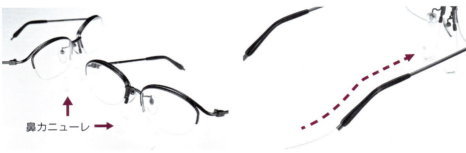
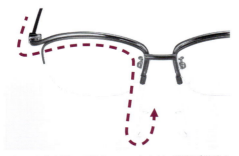
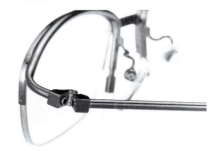

鼻カニューレ →

フレームに接続されたチューブから，酸素が流れる

フレーム内を通って鼻カニューレより，酸素が供給される

ジョイント部も，ゆるみや不安定さや酸素漏れが起きにくくなっている

図3 ● 眼鏡型酸素カニューレ

(文献2より引用)

くなった場合に乾燥による鼻粘膜の刺激が生じることがある．また，簡単に外れてしまうことがあり，特に就寝中に容易に位置がずれてしまい，酸素が供給されなくなってしまう可能性に気を付ける必要がある．なお，流量が大きいときの刺激は酸素供給装置に加湿器を併用することで軽減が可能である．

③ その他

眼鏡型のカニューレ(図3)[2]は，片方の鼻孔のみに供給するものと両方の鼻孔に供給できるものの2通りがあり，最近は使用例も増えつつあると思われる．眼鏡は度の付いていないガラスであるが，度入りのレンズに眼鏡店で交換してもらうことも可能である．外観に気をつかう患者には好評であり，このようなデバイスもあることを患者に情報提供することもよいと思われる．

2 リザーバー付き鼻カニューレ

① オキシマイザー®(日本ルフト，図4)[3]

酸素流量の節約や，比較的高流量が必要な場合には，リザーバー付きカニューレ

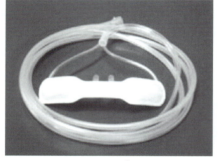
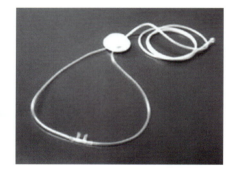

図4 ● オキシマイザー®

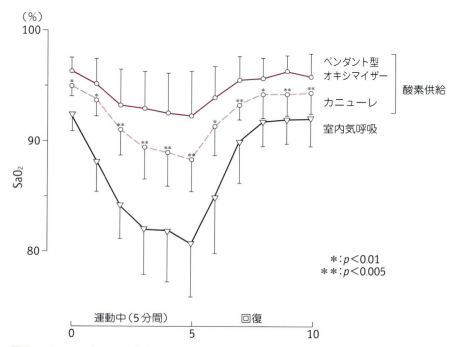

図5 ● トレッドミル運動中の慢性閉塞性肺疾患（COPD）患者の酸素飽和度の経過

(文献4より引用)

が用いられる．鼻カニューレのデバイスの途中に，酸素を溜めるリザーバーが設けてあるカニューレである．鼻孔のすぐ手前にリザーバーを置くものと，胸にペンダントのような位置で設置してあるもの（ペンダント型）の2タイプがある．

　薄い膜の部分がリザーバーの一部に置いてあることで，吸気の陰圧に反応してそのときに多めの酸素の流量を吸入できる仕組みである．運動時の酸素飽和度低下を防ぐことが可能であると報告された（図5）[4]．

　呼吸リハビリを行っている重症COPD患者を対象に，運動時に通常の鼻カニューレと比較した試験がある．ピーク仕事率の70％の一定仕事率での運動（constant cycling work rate test）をそれぞれのカニューレで2回ずつ実施した．耐

久時間はオキシマイザー®（日本ルフト）で有意に長く（858±754秒 vs 766±652秒：$p<0.01$），終了時の動脈血酸素分圧（PaO_2）値はオキシマイザー®で有意に高かった（65±11Torr vs 62±10Torr：$p<0.001$）。さらに，4L/分以上の酸素を使用しているサブグループにおいては，オキシマイザー®の使用によってより耐久時間の増加がみられた[5]。同じ著者らにより，間質性肺疾患でも同様に運動時に有用であったことが報告されている[6]。酸素流量の設定は，実際に運動させてみて，個々の患者に合わせた流量を決める必要がある。

② 利　点

酸素流量を節約できることがあり，特に労作時に鼻カニューレでは流量が不足するような場合，同一の流量でも低酸素血症を防ぐことができる。活動性の高い患者には利点が大きい。

③ 欠　点

連続流量で使用しなければならないので，携帯装置使用の際，医療者も患者も注意が必要である。また，内部に水滴が生じると作動しなくなるため，酸素の加湿装置は用いないようにする。流量は，リザーバー部の性能の点で，7L/分以下で使用する。

また，リザーバー部の機能を維持するためにも定期的な交換が必要である（3週間を目安に更新がすすめられている）。そのため維持コストが高めになる。

④ オキシマイザー®F-224（Fluidic Oxymizer®）（日本ルフト，図6）[7]

新型のリザーバ式の鼻カニューレである。標準カニューレと比較して，酸素量が最大75％節約でき，酸素流量を減らせることはオキシマイザー®と同様であるが，さらに入浴やシャワー時にも耐えられるようになっており，従来型のオキシマイザー®よりもさらに高流量に対応している（図7）。15L/分の酸素の高流量においても，通常のカニューレで20L/分を投与しているときと同等のFiO_2が期待できる。

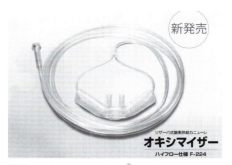

図6 ● オキシマイザー®F-224

（文献7より引用）

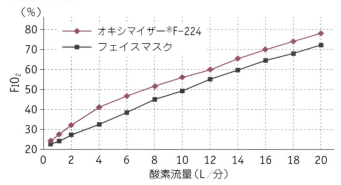

図7 ● オキシマイザー®F-224の酸素流量，吸入酸素濃度

(文献7より引用)

3 ハイフロー療法

　ハイフロー・ネーザルカニューレ（ハイフロー療法）は，加湿器を用いることで加温・高加湿の酸素を含む吸入気をハイフロー（30～60L／分）で鼻腔からでも快適に供給できるシステムである．既に入院環境では，集中治療室，COPD急性増悪，冠動脈バイパス術（coronary artery bypass grafting：CABG）後，慢性心不全，気管挿管の抜管直後といった場面での有用性が示されてきている．適切な対象を選ぶことにより，急性期での使用は簡便性と患者の快適性から今後も病院内使用が増加することが推測される．

　その有用性から，近年はハイフロー療法の在宅での利用についても適用の試みが実施されてきている．

　自験例の数例であるが，肺高血圧症を伴う，あるいは伴わない間質性肺炎の進行期において，ハイフロー療法でなければ酸素飽和度を維持できない重篤な低酸素血症の症例を在宅で数カ月維持できた経験があり，ハイフロー装置と酸素供給方法に課題はあるものの，緩和的な終末期呼吸不全例への在宅使用は限定的な対象には有効であると考えている．

① 慢性閉塞性肺疾患における急性増悪減少

　一方，より安定した状態への長期的な治療法としての可能性として，特に重症・最重症COPDへの適用が期待されている。すなわち，COPDの急性増悪から呼吸不全進行の悪循環を断ち切る手段としてのハイフロー療法の可能性が注目される。COPDないし気管支拡張症の108例に対して，ハイフロー療法（$n = 60$）と通常のケア（$n = 48$）を行い比較した研究では，初回増悪までの平均日数は52日 vs 27日（$p = 0.0495$）であり，12カ月間の増悪日数も18.2日 vs 33.5日（$p = 0.045$）と有意にハイフロー療法が良好であった[8]。増悪頻度は18%減少し，抗菌薬の使用は40%減少，1秒量（FEV_1）が10%増加，努力肺活量（FVC）が15%増加し，SGRQスコアが有意に改善していた[8]。症状の改善については，COPDの少数例（10例）で，運動中の使用により運動耐容能について改善できたとする報告もある[9]。

② その他の効果

　肺機能への効果については，さらに二酸化炭素貯留のあるCOPDの肺機能改善が得られる可能性の報告がある[10]。また増悪リスクの減少には，粘膜繊毛クリアランスの改善が関連しているとの可能性が指摘されている[11]。また，ハイフロー療法では，口を閉じて呼吸している状態では，1〜4cmH_2O程度の呼気終末陽圧（positive end expiratory pressure：PEEP）に相当する効果が期待されると考えられることも示されている[12]。さらに，ハイフロー療法は下咽頭までの死腔を洗い流す効果が期待できることから，呼吸数の減少効果が予測された。短時間のハイフロー療法を安定した酸素を必要とする30名のCOPDに対して使用したところ，2〜4L/分の鼻カニューレからの酸素使用に対して，30 L/分のハイフロー療法の20分間の使用は，呼吸数が19.2回/分 vs 15.4回/分（$p < 0.001$）と減少し，経皮的二酸化炭素分圧の計測値も46.7mmHg vs 43.3mmHg（$p < 0.001$）と有意に低下し，1回換気量は0.40L vs 0.50Lと増加していた[13]。

　以上のような短期的使用でも生理学的に有利な効果があるとすれば，ハイフロー療法の長期的な有用性についても非常に期待されるところであるが，いまだ明確な成績の報告がない。

　安定期の最重症COPDに対し，前述のように急性増悪減少の効果と非侵襲的換気（noninvasive ventilation：NIV）療法と同等の効果に加え，その快適性も特徴である。もし在宅酸素療法のひとつとして使用可能になれば，生存率の改善も考えられる。装置の改良も含め，研究の進歩が待たれる。

4 マスク

古くから一般的に広く使用されているマスクは， シンプルマスク（simple mask）[14]とも呼ばれる。抗アレルギー性素材により作られており，使い捨てである。鼻カニューレよりも高流量での使用が可能である。吸入される酸素は，マスクと顔で作られる空間に供給される酸素と，マスク側孔から入る空気の混合した濃度になる。したがって，呼吸回数と1回換気量によりFIO_2は変動することになる。

マスクの素材は，柔らかく，鼻や顔にフィットするような形状をしているが，鼻の箇所に付いている金属製パーツにより顔に一致するよう調整された製品も一般的にみられる。このパーツは形の改良で省略されているものもあり，また，より顔に合わせた形状や素材の改良がされた製品では，長期間使用でも接触面の皮膚の潰瘍・褥瘡を生じにくくなっている。

① 利　点

口呼吸をしている場合でも酸素供給が行える点が，最大の利点である。

② 欠　点

FIO_2が一定しないことである。また，マスク内での再呼吸により二酸化炭素が貯留しやすいⅡ型呼吸不全には不向きである。二酸化炭素の再吸入を防ぐためには5L／分以上の流量での使用が望まれる。これ以下の流量であれば，鼻カニューレや，後述のオープンタイプマスク，ベンチュリーマスクなどへ変更する。

ベンチュリーマスクは，炭酸ガス貯留を誘発するリスクが小さく，推奨される。一方，シンプルマスクでは，流量を上げてもFIO_2は最高で50～60％にとどまり，換気量が増えるとさらにFIO_2が低下するので，より高濃度が必要な場合は，リザーバー付きのマスクや再呼吸をしない非再呼吸マスクが必要となり，流量によっては在宅酸素装置での使用は難しくなってくるが，2台の酸素濃縮装置を用いるという選択肢が取られることもある。

5 オープンタイプマスク

マスクを低流量で用いると，呼気に含まれる炭酸ガス再呼吸の心配がある。これを解決するとともに，酸素の流れの向きを調整することで，快適性と炭酸ガス貯留リスク回避を両立させた新型のマスクが幾つか出ている。

オープンタイプマスクは，酸素の流れを改善することでシンプルマスクよりも少ない酸素流量で高いF_IO_2を得ている。また，オープンタイプのために炭酸ガスの再呼吸を防止しており，ストローを使えばマスクをずらさずに飲み物も摂取できる。圧迫感もなく，患者の声も聞こえやすいので，コミュニケーションが容易になり，患者の生活の質(quality of life：QOL)の向上も図ることができる。口腔ケアや口腔・咽頭の吸引処置もやや行いやすくなる。

① オープンフェースマスク(図8)[15]

マスクの両側が大きく開いており，呼気の排出が容易なため，再呼吸は起こらない。1L/分と少量でも酸素投与が可能である。

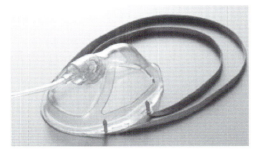

図8 ● オープンフェースマスク
(文献15より引用)

② cap-ONEマスク(日本光電，図9)[16]

呼気CO_2を連続的に測定するカプノグラフィによるモニタリングが可能なマスクである。気管挿管中でなくても計測可能にしているcap-ONEというCO_2センサーシステムに合わせて作られている。シンプルマスクよりも高濃度の酸素が吸入され，呼気は再吸入しにくい空気の流れが作られる。酸素は顔に吹き付けるように流れてマスクの辺縁に拡散される。鼻と口からの呼気はサンプリング部とマスクの外に流れる。

③ オキシマスク™(マルチパーパスマスク™)(コヴィディエンジャパン，図10～13)[17]

低流量は通常の酸素チューブを接続して使用し，低流量から投与可能であり，また，蛇管に接続することで高流量酸素にも対応可能としている[18]。酸素の吹き出し部分構造の工夫により，鼻と口の両方に酸素の流れが向かうようにしており，酸素が少量でも酸素濃度が維持しやすい仕組みになっている。呼気は大きく開放したマスクから外に容易に流れ，二酸化炭素貯留の心配が少ない。酸素必要量が変動してもデバイスを交換しないですむことは，大きな利点と考えられる。

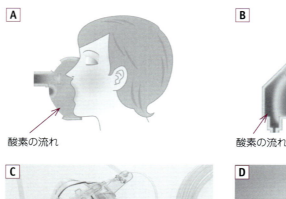
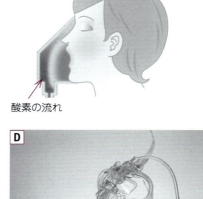
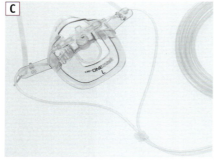

図9 ● cap-ONEマスク
A：cap-ONEマスク，B：通常のシンプルマスク，C：成人用cap-ONEマスク，D：幼児用cap-ONEマスク
cap-ONEマスクは一般的な酸素マスクよりもマスク内で酸素が拡散しやすく，酸素濃度が均一になりやすい

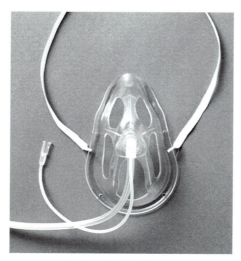

図10 ● オキシマスク™
右：呼気終末二酸化炭素濃度（$ETCO_2$）サンプリングライン付き

　また，オキシマスク™にもカプノグラフィに使用可能なCO_2サンプリングライン付きのタイプがあり，呼気終末二酸化炭素濃度（$ETCO_2$）のモニタリングが可能である。

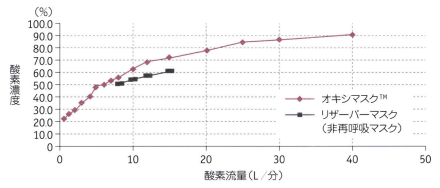

図11 ● オキシマスク™使用時の酸素濃度
シミュレーション条件（呼吸回数：16回／分，1回換気量：600mL，I：E比：1：1）

(文献17より引用)

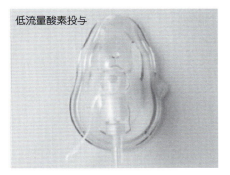

低流量酸素投与　　　　　　　　　　高流量酸素投与

酸素チューブ（付属）を接続し，オキシマス　　蛇管を接続することで，十分な加湿が可能
ク™同様に使用

図12 ● マルチパーパスマスク™
マルチパーパスマスク™は蛇管に接続することもできるようになっている

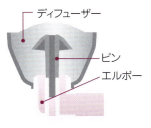
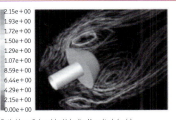

図13 ● 鼻と口の両方に酸素を拡散する，独自のディフューザー
（酸素吹き出し口）構造
(文献17より引用)

3．処方の実際　❷長期酸素療法に用いる供給デバイス（マスク，カニューレなど）

④ オキシチン™（コヴィディエンジャパン，図14，15）[17]

オープンタイプマスクよりもさらに開放的な仕組みで酸素を供給する。顔の皮膚にも粘膜にも直接触れないため，皮膚粘膜障害を心配する必要がない。口と鼻のどちらからも酸素投与でき，適切な位置を維持すれば，比較的高濃度までFiO_2を高くすることが可能である。

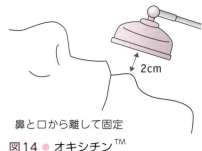

図14 ● オキシチン™
（文献17より引用）

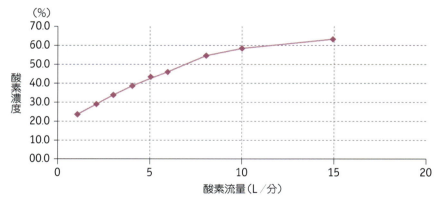

図15 ● オキシチン™使用時の酸素濃度
シミュレーション条件（呼吸回数：16回／分，1回換気量：600mL，I：E比：1：1）
（文献17より引用）

⑤ オキシアーム™（図16）[19]

頭部に固定するセットから口あるいは鼻に向けて酸素を送る装置である。オキシチン™と同一のディフューザーを口や鼻から2cm離したところに置く。マスクよりも少ない酸素でより高いFiO_2を得ることができる。会話への制限が少なくなり，オキシチン™と同様に流量を増やすことが可能である[19,20]。欠点としては，鼻カニューレと比べてディフューザーの位置がずれやすいことや，活動が制限されることが使用者に好まれないことが挙げられている[20]。

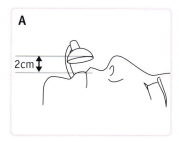
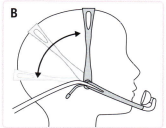
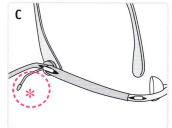
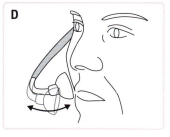

図16 ● オキシアーム™
A：適切な位置は，口と鼻の2cm前に置く
B：ヘッドセットの位置は様々なところに調整可能
C：二酸化炭素サンプリングのラインを内蔵（＊部分）したタイプがある
D：ディフューザーの位置は調整可能である

(文献19より改変)

6 リザーバー付きマスク（部分的再呼吸リザーバーマスク，非再呼吸リザーバーマスク，図17）[21]

　リザーバーとなるバッグがマスクに付いており，吸気時にはそこから酸素が吸入され，呼気相でバッグに酸素が補給されることで比較的高濃度の酸素を呼吸できる仕組みである。通常6L/分以上で使用される。リザーバーマスクの出口の簡便な一方向弁のある/なしが，部分的再呼吸リザーバーマスク/非再呼吸リザーバーマスクの大きな違いである。非再呼吸リザーバーマスクではマスクの片方の側面にも簡便な一方向弁が付けられている。安全性の点から両側面に弁を装着することは禁じられている。

　部分的再呼吸リザーバーマスクは，比較的低流量では，呼気の一部は再度バッグに戻ることで呼気の再呼吸が生じうる仕組みだが，非再呼吸リザーバーマスクでは，簡便な一方向弁がバッグに付いており，十分な流量では呼気のほとんどはマスクの両側面から外に排出される。いずれの場合もリザーバー付きバッグは，CO_2

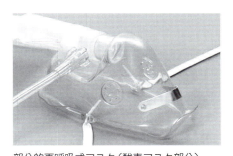
部分的再呼吸式マスク（酸素マスク部分）

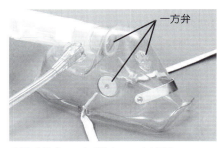
非再呼吸式マスク（酸素マスク部分）

図17 ● リザーバー付きマスク

(文献21より引用)

の貯留を防ぎ，高いFIO₂を維持するために，膨らんだ状態が維持できるように酸素流量を調整する必要がある。通常は呼吸不全が高度な場合に10～15L/分の流量で用いられる（表2）[22]。そのため，使用は医療施設が主となる。リザーバー付きマスクの供給酸素濃度，実際のFIO₂は40～60％台と考えられている[22]。

利点は，高濃度のFIO₂が期待でき，40％以上から最大90％とされる点である。ただし，呼吸困難があり分時換気量が増えると，90％の維持は不可能である[18]。欠点は，マスクの不快感があることと，装着中の食事はできず，吸引や長期使用における困難さ，炭酸ガス貯留のリスクがあるため，COPD急性増悪などでは用いにくいことが挙げられる（図18）[14]。

以上に述べた酸素供給デバイスで供給できるFIO₂の大まかな範囲は，図19[23]のようになる。

表2 ● リザーバー付きマスクの供給酸素濃度

酸素流量 （L/分）	供給される酸素濃度の参考値 （呼吸状態と装着状況でかなり変動する）
6	60％
7	70％
8	80％
9	90％
10～15	90％以上

（文献22より引用）

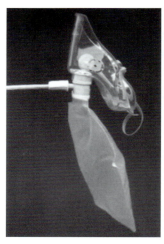

図18 ● 非再呼吸リザーバーマスク

（文献6より引用）

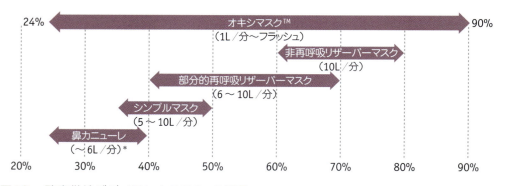

図19 ● 酸素供給デバイスによるFIO₂の範囲
＊：新生児は2L/分まで

（文献23より引用）

7 ベンチュリーマスク

　高流量（ハイフロー）供給システムに分類される。通常のマスクに短い蛇管を接続し，酸素供給装置側には一定の濃度で高流量の酸素を供給できるダイリューターが接続される。このダイリューターはベンチュリー効果を利用した仕組みになっており，酸素と空気を混ぜてマスク側では30L/分以上の流量を供給できる仕組みである。

　ベンチュリー効果により，ダイリューターを通った後の酸素濃度（P [%]）の際，供給する100%酸素流量（L [L/分]）であれば，空気中の酸素濃度A＝21 [%] として，目的のP%の酸素のトータル流量（F [L/分]）は次の式で求められる。

$$F = \frac{(100-P)}{(P-A)} \times L + L$$

　酸素の入口を狭くして出口でジェット流を作ると，ジェット流の周りが陰圧となり引き込まれる現象がベンチュリー効果である（図20）。たとえば，ベンチュリーマスク24%のダイリューターでは供給される100%酸素流量

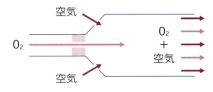

図20 ● ベンチュリー効果の説明

2L/分の際，周りの空気が引き込まれ，混合した24%酸素の流量は52L/分になっている。28%では，酸素流量が4/分であれば，混合した流量は45L/分がマスクに供給されている。

　ダイリューターは，目的とする酸素濃度と酸素流量の組み合わせが製品ごとに決められており，ダイリューターの色と濃度は統一されている（図21，表3）[17]。

　利点は，一定の酸素濃度を供給できることにある。呼吸状態にかかわらずF_IO_2が一定している。そのため，たとえばCOPD急性増悪において，鼻カニューレでは1回換気量が低下してF_IO_2が上昇し，そしてPaO_2が上昇しすぎて呼吸抑制が生じて，CO_2ナルコーシスを併発するようなことがベンチュリーマスクでは生じにくい。呼吸状態が変動してもF_IO_2は一定している。欠点として，マスクに共通する不快感はある。また，流量が多いので，漏れた酸素が眼に刺激を与える場合がある。ダイリューターの周りをふさぐと空気が吸い込まれなくなり，酸素濃度やトータルの流量も変わりうるので，布団の中に入れないよう，また，ネブライザー用フードを装着して閉塞を防ぐよう注意が必要である。

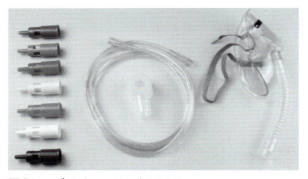

図21 ● ダイリューターとマスク
酸素濃度の違いにより，調節管の色が異なる　　（文献14より引用）

表3 ● ダイリューターの色と酸素濃度

色	酸素濃度（％）	酸素流量（L／分）＊
青色	24	2〜4
黄色	28	4〜6
白色	31	6〜8
緑色	35	8〜12
桃色	40	8〜15
橙色	50	10〜15

＊：製品により流量は決められているので，説明書の流量に従う

8　連続酸素供給マスク（Hi-Ox®，Viasys Healthcare）

　酸素濃度は，非再呼吸リザーバーマスクでも十分にFiO_2が高くならないという問題があった。Hi-Ox®は酸素流量を持続的に流しつつ，呼気は一方向弁で排出される仕組みのマスクである。8L／分以上でFiO_2 95％以上を維持できることが示されている（図22，23）。

　この酸素供給システムは，同じ酸素流量では，非再呼吸型より酸素供給を改善する効果が期待できる。特に高濃度を必要とする場合に利用が考慮される。一方で，流量を下げても空

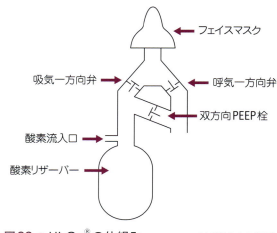

図22 ● Hi-Ox®の仕組み　　　　　（文献22より引用）

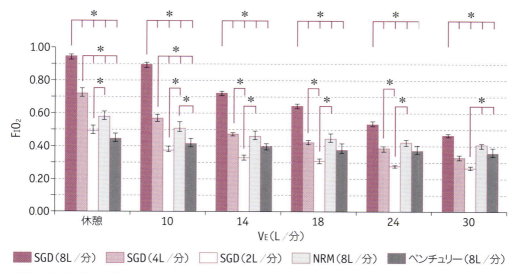

図23 ● 連続酸素供給マスクと他のデバイスによる効果の比較
連続酸素供給マスク (sequential gas delivery mask : SGD)
非再呼吸式マスク (nonrebreathing mask : NRM)
各エラーバーは標準偏差．比較は長い縦線の値に比較して，短い縦線のそれぞれが有意差を認めた ($p < 0.001$)

(文献22より引用)

気が吸入される仕組みであり，呼吸ができなくなるというリスクが回避されている．欠点は高価であることと，飲水や食事も困難なことで，比較的短時間の使用が望ましいと考えられる．

9 経気管カテーテル（輪状甲状膜カテーテル，図24）

自発呼吸では炭酸ガスの排出や排痰は可能で，気管切開や人工呼吸は不要であるが，低酸素血症で酸素療法が必要な場合に輪状甲状膜を穿刺する形で留置するデバイスである．ここでは簡単に紹介する．

トラヘルパー（トップ），ミニトラックⅡ（スミスメディカル・ジャパン），メルカー（クック・ジャパン）などの製品がある．緊急気道確保時に用いることもあるが，細径のため喉頭閉鎖のような場合に十分な換気流量が得られない恐れがある．酸素投与デバイスとしての使用方法は限定的であり，カテーテルを留置した状態での長期酸素療法は一般的ではないが，限定された条件ではありうると考えられる．たとえば，悪化した場合に気管切開や人工呼吸は行わない治療方針時の選択肢として考慮される．

酸素投与のみを目的として，9Frの紐いチューブを留置するテフロン製の製品（scoop，図25）[24]があり，第2輪状軟骨と第3輪状軟骨の間に外科的に留置する．流量は0.25～4L/分で使用され，米国などでは美容的な利点もあって，よく用い

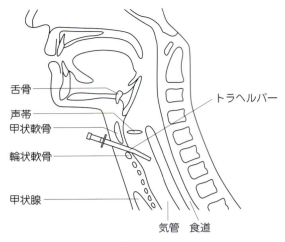

図24 ● トラヘルパー®の留置状態

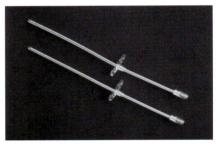

図25 ● scoopの外観と装着状態
第2輪状軟骨と第3輪状軟骨の間に外科的に留置する

（文献24より引用）

られている[25]。

　利点は，酸素流量が節約できること（☞Ⅱ-3-5，経気管酸素投与，p150参照），鼻や顔の皮膚損傷がないこと，運動時の酸素飽和度を維持できるなどである。

　下気道の乾燥を防ぐには酸素加湿が望ましいと考えられる。確実に下気道に酸素が投与されるが，挿入部の皮膚のケアや痰によるカテーテルの閉塞，気管損傷のリスクや自己抜去も生じうる欠点がある。そのため，自己管理の質の維持が問題になる。

10　気管切開マスク

　気管切開患者に対して使用できる形状のマスクが気管切開マスクである。マスクには単純に酸素チューブを接続し流量を調整するか，蛇管を接続しベンチュリーのダイリューターで濃度を調整して用いる。加湿機能のある上気道を介さず呼吸して

いるので，酸素には加湿が望ましいと考えられる。

気管切開チューブを挿入していれば，直接酸素を吸入できるアタッチメントを用いることもある。発声用バルブや人工鼻を用いているときに加湿は行わない。

●オキシトラック™

オキシマスク™のディフューザーが気管切開マスクと一体になった形で，1～15L/分の流量によりF$_IO_2$ 23～83％までの供給が可能である。

●文献

1) Schacter EN, et al:Monitoring of oxygen delivery systems in clinical practice. Crit Care Med. 1980;8(7):405-9.
2) チェスト株式会社:酸素吸入用メガネ　さわやかメガネ. [http://www.chest-mi.co.jp/product/]
3) 日本ルフト株式会社:リザーバ式カニューレ　オキシマイザー. [http://www.nihon-rufuto.com/]
4) Arlati S, et al:A reservoir nasal cannula improves protection given by oxygen during muscular exercise in COPD. Chest. 1988;93(6):1165-9.
5) Gloeckl R, et al:Benefits of an oxygen reservoir cannula versus a conventional nasal cannula during exercise in hypoxemic COPD patients:a crossover trial. Respiration. 2014;88(5):399-405.
6) Heinzelmann I, et al:Benefits of a reservoir nasal cannula (Oxymizer) versus a conventional nasal cannula during exercise in hypoxemic patients with interstitial lung diseases. Am J Respir Crit Care Med. 2015;191:A5302. (Abstract).
7) 日本ルフト株式会社. [http://www.nihon-rufuto.com/medical/pdf/f224cat.pdf]
8) Rea H, et al:The clinical utility of long-term humidification therapy in chronic airway disease. Respir Med. 2010;104(4):525-33.
9) Chatila W, et al:The effects of high-flow vs low-flow oxygen on exercise in advanced obstructive airways disease. Chest. 2004;126(4):1108-15.
10) Pisani L, et al:Change in pulmonary mechanics and the effect on breathing pattern of high flow oxygen therapy in stable hypercapnic COPD. Thorax. 2017;72(4):373-5.
11) Hasani A, et al:Domiciliary humidification improves lung mucociliary clearance in patients with bronchiectasis. Chron Respir Dis. 2008;5(2):81-6.
12) Parke RL, et al:Pressures delivered by nasal high flow oxygen during all phases of the respiratory cycle. Respir Care. 2013;58(10):1621-4.
13) Fraser JF, et al:Nasal high flow oxygen therapy in patients with COPD reduces respiratory rate and tissue carbon dioxide while increasing tidal and end-expiratory lung volumes:a randomised crossover trial. Thorax. 2016;71(8):759-61.

14）O'Driscoll BR, et al：BTS guideline for emergency oxygen use in adult patients. Thorax. 2008；63（Suppl）6：vi1-68.

15）アトムメディカル株式会社：オープンフェースマスク.［http://www.atomed.co.jp/product/cat_disposables/detail/175］

16）日本光電株式会社：CO_2センサキット　酸素マスクシリーズ　新発売.［http://www.nihonkohden.co.jp/news/15061101.html］

17）コヴィディエンジャパン株式会社：Medtronic OkyMask[TM] siries 開放型酸素吸入システム.［https://www.covidien.co.jp/product_service/respiratory_pdf/oxygen/ct-ot-oxym.pdf］

18）Paul JE, et al：The OxyMask[TM] development and performance in healthy volunteers. Med Devices（Auckl）. 2009；2：9-17.

19）Dinesen T, et al：A comparison of the OxyArm oxygen delivery device and standard nasal cannulae in chronic obstructive pulmonary disease patients. Respir Care. 2003；48(2)：120-3.

20）Paul J, et al：Comparison of nasal cannulas and the OxyArm in patients requiring chronic domiciliary oxygen therapy. Can Respir J. 2006；13(8)：421-6.

21）日本メディカルネクスト社：オキシジェンマスク（スリーインワン型）添付文書.［http://www.info.pmda.go.jp/downfiles/md/PDF/290348/290348_22000BZX01571000_B_10_01.pdf］

22）Slessarev M, et al：Efficiency of oxygen administration：sequential gas delivery versus "flow into a cone" methods. Crit Care Med. 2006；34(3)：824-34.

23）American Association for Respiratory Care（AARC）：AARC Clinical Practice Guideline：oxygen therapy in home or alternate site health care facility-2007 revision & update. Respir Care. 2007；52(1)：1063-8.

24）American Academy of Respiratory Care：Oxygen Therapy.［museum.aarc.org/gallery/o2therapy/］

25）Christopher KL, et al：A program for transtracheal oxygen delivery. Assessment of safety and efficacy. Ann Intern Med. 1987；107(6)：802-8.

（郷間　厳）

第Ⅱ章　在宅酸素療法の適応と処方

3 処方の実際
❸ 酸素供給装置

Ⅱ-3

　共通の注意点は，火を使うコンロなどからは2m以上を目安に離すことである。

装置は，日当たりの良いところは避けて設置するようにする。

　酸素供給装置の概要を示す（表1）。

表1 ● 酸素供給装置

	酸素濃縮器・ボンベシステム	液体酸素システム
システムの仕組み	室内気の酸素を濃縮するシステム。コンプレッサーを用いるので電気を必要とする。携帯時には別途携帯用酸素ボンベを併用するが，ポータブル型はそのまま外出に用いることができる。	液体酸素を少しずつ気化させて気体の酸素を供給する。液体酸素ボンベは高圧酸素ボンベよりも低圧である。携帯時には携帯装置に充塡して持ち運ぶ。親器は重く，基本的に移動はしない。
操　作	簡便である。デジタル表記が増えており，またリモコン装置も赤外線だけでなく，遮蔽物があっても操作可能なBluetoothのものも出てきている。	携帯時には移し替えが必要になる。移し替えの方法に少し手間が必要であるが，最新機器では改良されている。
携帯性	ボンベを用いる。ボンベの容量により使用可能時間が変わり，小型のボンベは軽い一方で持続時間が短くなる。ポータブル型はそのまま移動に使うことができる。アダプターは別に用意が必要だが，自動車内の電源からも供給可能。また，飛行機への持ち込みも可能。	携帯装置は小型で軽く（満充塡で1.6kg），長時間使用可能。カートを用いることも不要で，外出時のストレスが少ない。しかし，子機は飛行機内への持ち込みは不可。
メンテナンス	濃縮器はほとんど手間がかからない。ボンベの交換が必要なので，頻繁に外出する場合には交換回数も増える。	本体の液体酸素容器の交換が必要である。そばに消火器を用意する。自然蒸発があるので，まったく使用しなくても徐々に残量が減ることに注意。
ランニングコストと注意点	電気代がかかり，停電時には使用できない。装置と使用流量により異なるが，ある程度の熱を発生するため，設置場所の周囲は壁などに密着しないことが必要になる。	電気代が不要で，停電時も問題ない。熱は発生しない。
酸素供給能力	約90％以上の酸素を供給可能。高流量では酸素濃度は若干低下する。	ほぼ濃度100％の酸素を投与可能。最新機器では10L／分の高流量酸素の投与も可能。
静寂性	流量により異なるが，コンプレッサーの作動音は生じる。ボンベの音はほぼない。	携帯装置から気化する酸素の音がある程度聞こえ，その音が気になる方もいる。

（次頁に続く）

(表1続き)

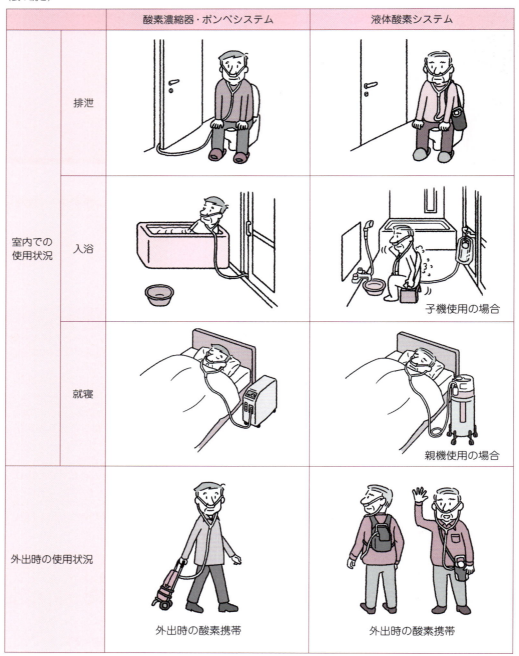

第Ⅱ章 在宅酸素療法の適応と処方

3 処方の実際
❹加湿装置と加湿方法

1 加湿の仕組みと問題点

　酸素供給装置からの酸素は湿度がほとんどない。酸素濃縮器も液体酸素も同様である。加湿装置は，プラスチックでできた容器に水を入れ，その水をボコボコとするように酸素を通し，加湿する仕組みである。高流量の場合には，特に乾燥を防ぐために加温が必要になる。気管支拡張症のように分泌物の多い場合は，加湿はより重要となる。長期酸素療法を行うときは，鼻粘膜の損傷を防ぐ目的で，よりケアが必要である。加湿器は清潔に保つために蒸留水を用いる必要がある。

　しかしながら，一般的な使用をしていても容器の水が病原性細菌で汚染される可能性が指摘されてきた[1]。また，比率的には，患者が換気するのはほとんどが周囲の室内気であることが多く，室温での加湿器の能力は低いことも指摘されている。乾燥感と鼻出血や頭痛などについて，低流量の酸素で加湿の有無をクロスオーバーにより，初日～3日目と4～7日目まで調べた研究でも，初日の乾燥感のみ加湿群で軽減できたが，その他の症状では差がなかったことが示されている（図1）[2]。

　そのような経過から，加湿が必要かどうかの検討がされてきた結果，簡便性・快適性と感染予防の面から，必ずしも酸素を加湿する必要はないと考えられている。

2 各種ガイドライン

　以上のようなエビデンスで，下記のように各種のガイドラインでも示されている。
①米国呼吸療法協会（AARC）ガイドライン（2007）[3]
　「成人への鼻カニューレで4L/分以下の場合，加湿は必ずしも必要ない」
②米国胸部学会（ATS）COPD（慢性閉塞性肺疾患）の診断・管理基準（1996）[4]
　「5L/分以下ではあえて加湿を行う根拠はない」
③英国胸部学会（BTS）成人の在宅酸素ガイドライン（2014）[5]
　「在宅酸素療法では，気管切開以外で加湿を行うことは勧めない」

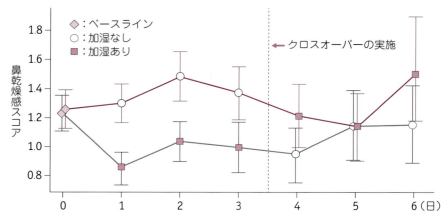

図1 ● 鼻乾燥感スコアの経過
【スコア】0：まったく不快ではない，1：やや不快，2：ある程度不快，3：十分不快，4：最大に不快
鼻カニューレの酸素を投与したとき，1週間の前半と後半で加湿の有無でクロスオーバーしたところ，初日の乾燥感のみ加湿群で軽減されたが，クロスオーバーで差がなかった

(文献2より引用)

④日本呼吸器学会・日本呼吸管理学会の酸素療法ガイドライン（2006）[6]

「鼻カニューレでは3L/分まで，ベンチュリーマスクでは酸素流量に関係なく酸素濃度40％まではあえて酸素を加湿する必要はない」

分泌物が多い場合でも生理食塩液によるネブライザーでの吸入を行うことが有用で，持続的に酸素を加湿する根拠はなく，患者の快適性が得られる効果は否定的である。

一方で，気管切開の患者では加湿が必要であり，気管切開チューブ内に分泌物が付着して生じる狭窄・閉塞を予防する必要がある。また，経気管カテーテル使用の場合も，低流量（1L/分）の投与でも加湿は十分に行うことが重要である[4]。

また，小児においては加湿をしなくて良いという根拠がなく，基本的に加湿を行うことを考慮しつつ，症例によって考えていく必要がある。

●文献

1) Pendleton N, et al：Bacterial colonisation of humidifier attachments on oxygen concentrators prescribed for long term oxygen therapy：a district review. Thorax. 1991；46(4)：257-8.
2) Andres D, et al：Randomized double-blind trial of the effects of humidified compared with nonhumidified low flow oxygen therapy on the symptoms of patients. Can Respir J. 1997；4(2)：76-80.
3) AARC：AARC clinical practice guideline. Oxygen therapy in the home or alternate site health care facility-2007 revision & update. Respir Care. 2007；52(8)：1063-8.

4） American Thoracic Society：Comprehensive Outpatient Management of COPD；Standards for the diagnosis and care of patients with chronic obstructive pulmonary disease. Am J Respir Crit Care Med. 1995；152(5 Pt 2)：S77-121.

5） Hardinge M, et al：British Thoracic Society guidelines for home oxygen use in adults. Thorax. 2015；70(Suppl 1)：i1-43.

6） 日本呼吸器学会肺生理専門委員会, 日本呼吸管理学会酸素療法ガイドライン作成委員会：酸素吸入に関する基礎知識. 酸素療法ガイドライン. メディカルレビュー社, 2006, p26-8.

（郷間　厳）

第Ⅱ章　在宅酸素療法の適応と処方

3 処方の実際
❺酸素節約デバイス

　酸素を節約するために吸気にのみ酸素を送るようにする仕組みは，長期酸素療法普及の比較的早期に開発された。これは酸素消費量を減らすことができ，特に酸素ボンベの節約は外出時間を延ばす効果が期待できる。そのため，外出が多い場合には非常に有用である。酸素ボンベの交換を減らせることは，医療システム全体の負担から考えてもメリットがある。

　一方で，労作時には連続投与の場合に比べて節約デバイスの使用は経皮的動脈血酸素飽和度（SpO_2）の低下が起こりやすい。また，患者の呼吸状態によっても変動があり，患者によっては吸気に切り替わるトリガーを起こせない場合もあることに注意が必要である。

1　酸素節約のメカニズム

　鼻カニューレからの低流量の酸素投与は，その一部しか有効に使われていないため，非効率的とも言える。呼吸サイクルの60～70％は呼気相であるが，その間も酸素は流れている上に，吸気相の終わりの30％は有効なガス交換に関係しない死腔に分布していることになる（図1）[1]。したがって，酸素節約デバイスは，吸気の早期に酸素を効果的に利用できるようにするものである。

　酸素節約デバイスには，①リザーバー付きカニューレ，②デマンド供給装置，③経気管的投与，の3つのデバイスが含まれる。いずれを用いても，この場合の目的は，酸素の使用量を節約することである。携帯酸素ボンベについては，より小さいものにしつつ，より長時間の外出がしやすくすることにある。

2　リザーバー付きカニューレ

　リザーバーシステムは，長期酸素療法に用いる供給デバイス（マスク，カニューレ）（☞Ⅱ-3-2，p119参照）にて詳述の通り，オキシマイザー®（日本ルフト）がこ

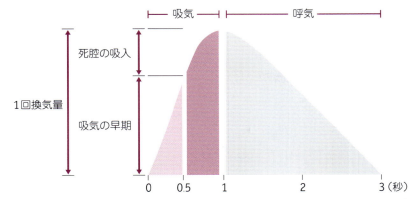

図1 ● 慢性閉塞性肺疾患（COPD）患者の1回の呼吸サイクルでの吸入の容量と時間の曲線
このモデルでは，1回の呼吸サイクル3秒間のうち，吸気が1秒間，呼気が2秒間とすると，吸気の1秒のうちのさらに初めの0.5秒間のみの酸素が呼吸に役立つことになる
（文献1より引用）

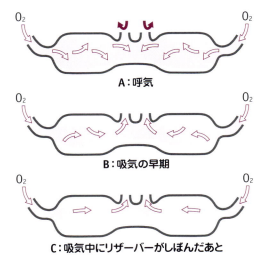

図2 ● リザーバー付き鼻カニューレ（口ひげ型）の仕組み
A：リザーバーが酸素で満たされていく
B：吸気の早期にリザーバーが空になり，酸素は患者へ吸入される
C：リザーバーがしぼみ，以降は，通常のカニューレのように作動する
（文献2より引用）

れにあたる。鼻カニューレ型は口ひげのような形状をしており，約18mLの酸素のリザーブがある。吸気時にはリザーバーの膜の部分がへこみ，吸気の早期に酸素が多く含まれた空気を吸うことができる（図2）[2]。ペンダント型は外観が少し目立ちにくくなっているが，リザーバーと鼻までは広径のチューブでつながっており，その部分の容量は18mLある。吸気相の早期にはチューブ内の酸素とリザーバー内の酸素がまとまって一気に吸入される形になる（図3）[3]。

オキシマイザー®の効果は閉塞性障害でも拘束性障害でも有意に認められ，かつ運動時にも節約効果が認められた。閉塞性障害の安静時には連続流2.0±0.8L/分の際に60±17％の節約効果があり，運動時には2.9±1.8L/分の時に51±29％の節約が得られた。拘束性障害でも，安静時1.6±1.3L/分に対して14±40％の

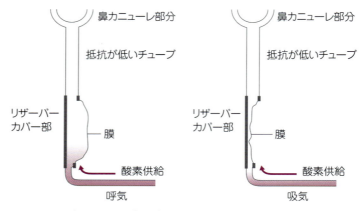

図3 ● ペンダント型リザーバーカニューレの原理　(文献3より引用)

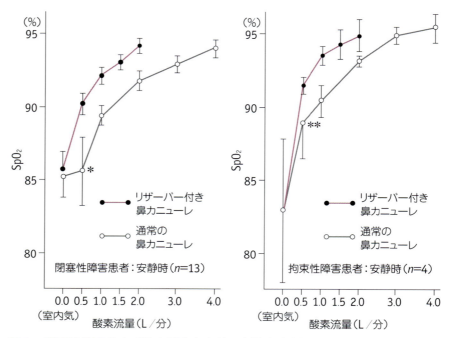

図4 ● 閉塞性障害および拘束性障害患者の安静時酸素投与の流量と，リザーバー付き鼻カニューレと通常の鼻カニューレの動脈血酸素飽和度の関係

＊：このデータのみ$n=4$
＊＊：このデータのみ$n=3$

(文献4より引用)

節約ができた．特に閉塞性障害時に有意に節約の効果が認められた（図4）[4]．同様にペンダント型オキシマイザー®でも，フローが大きくなると節約効果は低下したが，0.5L／分以上で非常に有効な結果を示した（図5）[5]．機能は同等と言えるが，鼻カニューレ型オキシマイザー®がペンダント型より優れている点として，リザーバー部分が皮膚に触れることによる加温効果があることが挙げられる．

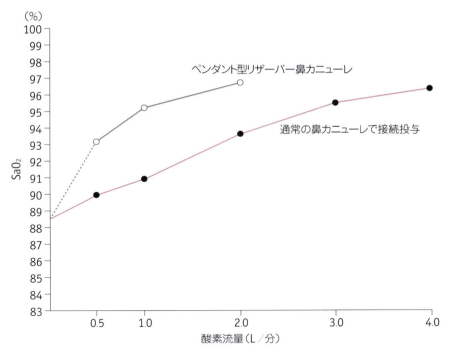

図5 ● ペンダント型リザーバーカニューレの酸素節約機能　　（文献5より引用）

3　デマンド供給装置

　デマンド供給装置とは，鼻カニューレを通じて吸気を検出し，そのあとに一定量の酸素をパルス状に供給することで，酸素の持続使用可能時間を2〜3倍に延ばすことができる仕組みである（図6）[6]。多くの研究が約50%の酸素節約効果があると示しているが，最新の製品では酸素ボンベの使用時間を約4倍に延長するものもある。酸素ボンベに用いられるものに加えて，携帯型液化酸素装置の子器に内蔵されるものもある。携帯型酸素濃縮装置にはデマンド相当の供給システムを持ち，小型かつバッテリー駆動における駆動時間延長を達成しているものもある。わが国で用いられているデマンド型装置には以下がある。

①酸素ボンベおよび液体酸素システムのデマンド供給装置

　サンソセーバー®Ⅱ（帝人ファーマ），サンソセーバー®5（帝人ファーマ），ライトテックDS22（ダイキン），スマートドーズ™（日本ルフト）などがあり，これらは電池を要する。
　ライトテックDS22は，内部に20mLのタンクがあり，同調とともに吸気の早

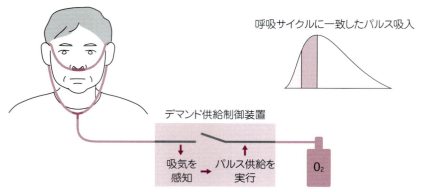

図6 ● デマンド酸素供給装置のモデル図　　　　　　　　　　（文献6より引用）

期にタンクからの酸素が多く吸入できる仕組みを持つ。スマートドーズ™は，設定流量を活動時に自動的に増量する仕組みがあり，たとえば安静時流量2L/分に設定すると，活動時の呼吸数増大に合わせて4L/分まで流量を自動的に増やし，呼吸数が減ると自動的に2L/分に戻り，最大では安静時5L/分の設定で運動時7L/分まで増大することで，流量をもとに戻すことを忘れないことで酸素をより節約することが期待される。

電池を用いないデバイスとして，タッチワンデュオ®（大陽日酸），フロージェントルプラスクアトロ（小池メディカル），SPセーブ（エア・ウォーター・メディカル），オキシキューブ®（神戸メディカル），酸歩自由（フリー）（小池メディカル）などがある。一般的に電池を用いるもののほうが応答性は良好で，弱い吸気でもトリガーがかかりやすい。

液体酸素システムのヘリオス™の子器ヘリオス™/H300（チャートジャパン）ではデマンドモードがあり，少量（0.12/0.25/0.5/0.75L/分）は連続流量のみとなるが，それ以上はデマンドモード（1.0/1.5/2.0/2.5/3.0/3.5/4.0L/分）での吸入となり，2L/分のデマンドモードで10時間の酸素吸入が可能となっている。新しい子器としてヘリオス™/Marathonは連続流量が多く必要な患者向けで，連続6L/分まで増やせ，デマンドモードの流量は5段階（1.5/2.0/2.5/3.0/4.0L/分）である。ヘリオス™と組み合わせられるもう1つの携帯の液体酸素装置，ほたる®（大陽日酸）にはタッチワンデュオ®が接続できることで，0.25〜6L/分でのデマンドモードでの使用が可能である。これらの液体酸素の節約デバイスはいずれも空圧式である。

②携帯型酸素濃縮装置におけるデマンド供給装置

携帯型酸素濃縮装置も，その多くは同調機能が内蔵されている。

- ハイサンソポータブル®α（帝人ファーマ）：1，2，3 L/分の同調相当の供給を達成しており，夜間では連続0.5L/分での使用が可能になっている。

- ハイサンソポータブル®αⅡ（帝人ファーマ）：同調で4L/分相当まで，連続は1L/分が使用可能であり，オプションでBluetooth接続する専用のパルスオキシメーターが対応している。

- エアウォークライトAW-L（フクダライフテック）：同調回数20回/分で1.0，1.5，2.0，2.5L/分の設定が可能であるが，連続モードはない。

- ケイエム－エックス3リットル（小池メディカル）：1.25，1.5，1.75，2.0，2.5，3.0L/分の同調モードを備えており，呼吸数が減少すると1回の酸素放出が増加する。また，連続モード（0.25，0.5，0.75，1.0L/分）も使用可能である。

- ケアサンソeclipse（エクリプス）5™：最大3L/分の連続流量を供給可能で，連続流量として6段階（0.5/1.0/1.5/2.0/2.5/3.0L/分）が供給できる。同調は特にオートSATTMという機構があり，トリガー感度も3段階に設定可能で，労作時は呼吸回数を常時モニターすることで，呼吸のタイミングに合わせて適切な条件となるよう9段階（16/32/48/64/80/96/128/160/192mL/回）の量を自動変動させて供給する機能がある。吸気トリガーが検知できない場合には自動的に連続供給モードに切り替わる。航空機に持ち込みが可能である。

- ケアサンソFreeStyle3™およびケアサンソFreeStyle5™（チャートジャパン）：パルス式で供給量は一定の量で供給され，前者は3段階（8.78/17.50/26.25mL），後者はそれに加えてさらに2段階（35.00/43.75mL）の設定が可能である。航空機に持ち込み可能である。

- オキシウェルポータブル（大陽日酸）：航空機への持ち込みが可能で，同調は0.5/1.0/1.5/2.0/2.5/3.0 L/分に相当するそれぞれ16/32/48/64/80/96mL/回のパルスでの供給が行える。

- 小夏3™SP（エア・ウォーター・メディカル）：デマンドモードがないが，0.25～3.00L/分の連続流量を供給できる。屋外や路上への直接の持ち出しは推奨されないものの，車での移動先の屋内で使う，というような使用方法は可能である。

- シンプリーゴー ミニ（フィリップス・レスピロニクス）：－0.2cmH$_2$Oでトリガーされる同調モードのみ。5段階に供給量が設定できる。1回当たりの酸素供給量は，設定値と呼吸回数によって変動する。呼吸回数が20～40回のとき，

設定1では0.7L/分，設定5では3.0L/分にそれぞれ相当する酸素量が供給される。

③デマンド供給装置の注意点

以上のような必要な酸素量を節約できる仕組みは有用であるが，運動時においてはその節約効果が減少することも多く報告されている。すなわち，同じ流量のデマンドモードでは，運動時のSpO_2が連続流量時よりも低下することが指摘されている[7]。6分間歩行試験において，連続流量のカニューレ，デマンド装置，およびペンダント型リザーバー付きカニューレの3つで慢性閉塞性肺疾患（chronic obstructive pulmonary disease：COPD）と間質性肺疾患の低酸素血症の発生を比較したところ，デマンド装置とリザーバー付きカニューレはともに有用であったものの，デマンド装置は特に間質性肺疾患において低酸素を生じる率が有意に増加していた（図7）[8]。口呼吸のある場合もデマンド装置のトリガーがかかりにくいことが不利を被る可能性が考えられる。また，この研究では間質性肺疾患について，デマンド装置よりもペンダント型オキシマイザー®が労作時に有用なことが示されている。また，夜間のデマンド装置使用における有用性の報告は限られており，今後の検討が必要と考えられる[9]。

デマンド供給装置を導入するに当たっては，労作時流量の設定を実際に呼吸リハビリ中や6分間歩行試験時に評価して決定することが重要である。口呼吸をしてしまい，うまくデマンドがかからない場合は，連続投与が必要な場合もある。デマンド装置の導入が適切かどうかは，高齢者では誤使用も心配されることから，使用方法が獲得できるように支援が必要であり，場合によっては家族や福祉サービスの協力も必要になる（表1）。

4　経気管酸素投与

米国ではScoop®システム，ヨーロッパではOxycath®という専用のカテーテルがよく用いられている。著明な合併症は非常に稀で，長期酸素療法へのアドヒアランス向上による生存率延長効果が得られている可能性がある[10]。カテーテルは毎日のケアが必要であるが，美容的にも優れており，嗅覚も向上する。

特筆すべきこととして，鼻カニューレに比べて安静時・運動時ともに酸素節約効果があるため，外出時間を延長させることで生活の質（quality of life：QOL）を改善することが利点として挙げられる（図8）[11]。また，限られた重症の低酸素血症の患者では，死腔をバイパスできることもあって低酸素改善効果に優れることも経

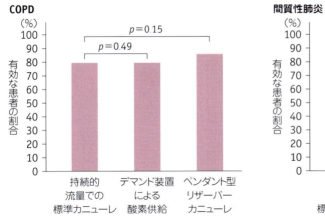
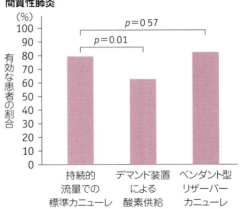

図7 ● 標準的な鼻カニューレとデマンド供給装置およびリザーバーカニューレによる運動中の低酸素血症の予防効果

左図COPDは，6分間歩行試験により平均$SpO_2 \geq 90\%$が得られた患者の比率を示す （文献8より引用）

表1 ● 酸素節約デバイス導入のステップ

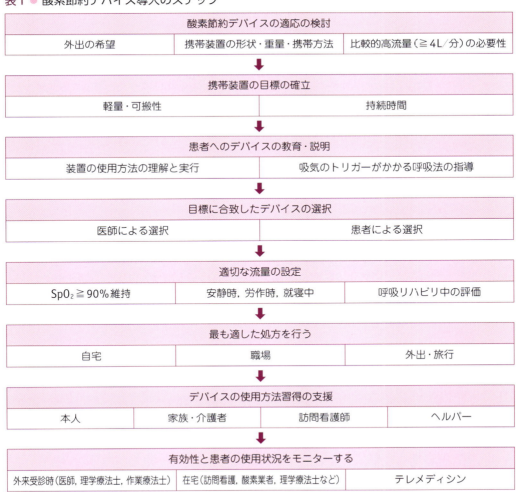

151

3．処方の実際　❺酸素節約デバイス

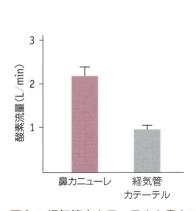
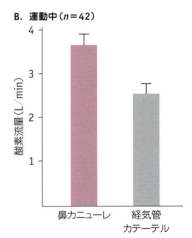

図8 ● 経気管支カテーテルと鼻カニューレによる必要酸素流量の比較
平均のSaO₂値が91％となるような，必要な酸素流量を2つの供給デバイスで比較した。Aは安静時の必要流量を示し，Bは運動中の必要流量を示す。エラーバーは＋標準誤差。いずれも酸素流量は経気管カテーテルで有意に低く，安静時で55％，運動中で30％少なかった（いずれも$p<0.01$）
（文献11より引用）

験されている。わが国では使用例は限られているが，美容面の利点も知られるようになれば，もう少し普及する余地があるとも考えられる。

携帯型酸素濃縮装置の登場で，患者の活動性に合わせた処方が可能になってきている。特に航空機内に持ち込める認可を取得している酸素濃縮装置は，より行動範囲が広がる点で有用であり，現在でも交換用バッテリーや充電器の携帯で外出時間を延ばすことができるが，今後バッテリーの持続時間がさらに延長すれば，さらに有力な治療になると思われる。

酸素装置の選択や処方の際は，安静時，労作時，日常生活動作や就寝中の必要酸素量を使用する酸素デバイスで実際に評価した上で，患者のアドヒアランスも含めて総合的に判断する必要がある。そのためには多職種の協働が必要と考えられる（表1）。一方で，進行性疾患の病状悪化により持続流量が必要になった場合には，適切なタイミングで，患者に合った投与方法に変更することも重要と考えられる。

●文献

1) Tiep BL, et al：Pulsed nasal and transtracheal oxygen delivery. Chest. 1990；97(2)：364-8.
2) Moore-Gillon JC, et al：An oxygen conserving nasal cannula. Thorax. 1985；40(11)：817-9.

3) Tiep BL:Reservoir cannula oxygen. Portable oxygen therapy:including oxygen conserving methodology. Tiep BL, ed. Futura Publishing, 1991, p289-311.

4) Soffer M, et al:Conservation of oxygen supply using a reservoir nasal cannula in hypoxemic patients at rest and during exercise. Chest. 1985;88(5):663-8.

5) Tiep BL, et al:A new pendant storage oxygen-conserving nasal cannula. Chest. 1985;87(3):381-3.

6) Tiep BL:Electronic demand pulsed oxygen. Portable oxygen therapy:including oxygen conserving methodology. Tiep BL, ed. Futura Publishing, 1991, p313-51.

7) Roberts CM, et al:Comparison of the efficacy of a demand oxygen delivery system with continuous low flow oxygen in subjects with stable COPD and severe oxygen desaturation on walking. Thorax. 1996;51(8):831-4.

8) Martí S, et al:Are oxygen-conserving devices effective for correcting exercise hypoxemia? Respir Care. 2013;58(10):1606-13.

9) Chatburn RL, et al:Nocturnal oxygenation using a pulsed-dose oxygen-conserving device compared to continuous flow. Respir Care. 2006;51(3):252-6.

10) Hoffman LA, et al:Transtracheal oxygen. Portable oxygen therapy:including oxygen conserving methodology. Tiep BL, ed. Futura publishing, 1991, p233-87.

11) Christopher KL, et al:A program for transtracheal oxygen delivery. Assessment of safety and efficacy. Ann Intern Med. 1987;107(6):802-8.

(郷間　巌)

第Ⅱ章　在宅酸素療法の適応と処方

4 導入時の患者への説明

1 はじめに

　在宅酸素療法（home oxygen therapy：HOT）導入時の患者・家族に対する教育と指導が重要であることは言うまでもない。HOT導入は，適応となる疾患の病態を評価することが可能な検査機器を有し，十分な教育指導ができる専門医療機関へ入院して行い，その後に在宅医療へ移行するという流れが望ましい。

　しかし，患者・家族の事情や意向により，入院でのHOT導入ができないケースもめずらしくない。その場合は，患者のかかりつけであるプライマリケア（primary care：PC）医や，在宅主治医の判断でHOT導入を行うことになるが，患者・家族に対する教育と指導についても，PCの外来診療や在宅医療という枠組みの中で進めていくことになる。

　本項では，呼吸器内科を専門としないPC医が，訪問看護師など在宅ケアのチームと連携しながら，HOTに関する教育と指導に取り組む場面を想定して，現場でそのまま使えるシナリオの形でポイントをまとめた。

2 在宅酸素療法開始前の説明

　HOTの導入に際しては，患者と家族が疾病とその病態についてよく理解した上で，HOTの必要性を認識する必要がある。

①シナリオ：診察室にて

医　師「以前からお話しておりますように，佐藤さんの肺は慢性閉塞性肺疾患（chronic obstructive pulmonary disease：COPD）というご病気のために，かなり機能が低下していて，血液中の酸素が足らない状態になって

　　　　います」

患　者「わたしの肺年齢は，95歳以上だってね」

医　師「それで，最近では，階段を昇ったときや坂道を歩いたときだけでなく，
　　　　座ってじっとしていても息が切れる状態になってこられましたね」

患　者「なに，それほど苦しいわけでもないけど…」

家　族「強がりを言っておりますが，近ごろは相当しんどいみたいです」

医　師「からだの中の酸素が足らなくなると，ガソリン切れの状態で走っている車
　　　　みたいなもので，他の臓器にも無理をさせることになります。その結果，
　　　　心臓がうまく働かなくなる心不全という病気になったり，胃腸から栄養が
　　　　吸収できないために食べているのにやせてしまったりと，いろいろな不都
　　　　合が起きるのです。また，二酸化炭素がからだにたまることもあり，そ
　　　　うなると頭がぼうっとして，意識の状態が悪くなることもあります。で
　　　　すから，足らない酸素を補ってあげることが必要になるわけです。
　　　　いまでは，よい器械がありますから，お家でも簡単に酸素を吸入するこ
　　　　とができるようになっています」

患　者「酸素なんかを吸い出したら，クセになってしまって，かえって病気によ
　　　　くないんじゃないかな」

看護師「佐藤さんは，以前から酸素に頼りたくないと言っておられたので，その
　　　　ようなご心配をお持ちなのですね」

患　者「酸素なんかを吸っていると，なんだか自分が重い病気にかかったみたい
　　　　で憂鬱な気分になりそうだ…（溜め息）」

家　族「この人は，酸素を付けた姿を友だちや近所の人たちにみられることが恥
　　　　だと思っているみたいで…」

看護師「でもね，佐藤さん，酸素を吸うと，息が楽になった，行動範囲が広がっ
　　　　たなど，よいことがいろいろとあるのですよ」

患　者「それなら，自分が息苦しいと感じたときだけ，酸素を吸えばいいじゃな
　　　　いか」

医　師「残念ながら，それはダメなのです。今は息苦しくないからと酸素を外し
　　　　てしまうと，肺や心臓に負担がかかるので，元のガス欠の車にすぐに戻
　　　　ってしまいます。酸素吸入を続けることで，肺や心臓の働きを常に助け
　　　　てあげることが大切なのです。自分が苦しいと感じていなくても，佐藤
　　　　さんが思っておられる以上に，からだの負担は大きくなっているのです
　　　　から，こちらの指示を守って酸素を吸い続けて頂くことをお願いします。

4．導入時の患者への説明

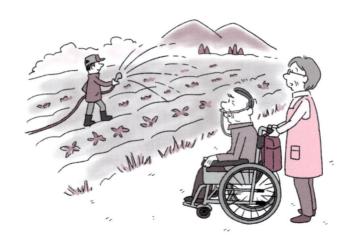

　　　　「佐藤さんは，ずっと農業をされていたのでおわかりだと思いますが，田畑の作物は常に水やりをしないと枯れてしまいます。田んぼに水を絶やさないように，からだに酸素を絶やさないことが大事だということです」
患　者「なるほど，田畑の作物に水をやるように，からだに酸素を補うということですか。やってみようかな」
看護師「酸素をつければ，また田んぼや畑の様子を見に行けますよ」
家　族「そうよ，お父さん。孫たちとも息切れしないで遊べるわ」

②指導のポイント

- 患者の酸素吸入に対する受け入れや感情に焦点を当てて面談する。
- 酸素吸入に対する否定的な感情（「クセになる」「自分は重病人ではない」など）に対しては，共感的な態度で傾聴する。
- 自覚症状がなくても継続的な酸素吸入が必要であることを，実感を持って理解してもらえるように説明する。
- 家族の理解と支援が得られるように働きかける。

3　機器の操作と管理についての説明

　　HOTの導入が決まったら，使用する酸素供給装置を自宅に設置し，訪問看護師や医療機関から委託を受けた酸素取扱業者から，患者・家族に機器の操作と管理について説明をしてもらう。患者・家族の理解や習熟度を確認しながら指導を進めるが，特に高齢患者の場合は，繰り返し丁寧に説明や練習を行うことが必要となる。

①シナリオ：患者宅にて

訪問看護師（訪看）「佐藤さん，酸素濃縮装置の取り扱いには慣れてきましたか？」

患　者「うーん，まだ自信がないなあ」

訪　看「それでは，おさらいしてみましょう。まず，一番大事なことから。先生が決めた酸素の量を守っていますか？」

患　者「苦しいときは，思わず酸素の量を勝手に上げたくなるけど，安静にしているときと，動いているときの酸素の量は，ちゃんと守っていますよ」

訪　看「息切れが強いからといって，勝手に酸素の量を変えるのだけは止めて下さいね。息切れが強くなって心配なときは，わたしたち訪問看護師へお電話下さい」

患　者「わかりました」

訪　看「では，次に大事なことは，何でしたか？」

患　者「酸素吸入中は，火気厳禁！」

訪　看「はい，ご名答です。酸素には物を燃やす働きがあるので，酸素吸入中は，機器の2m以内は火気がないようにして下さいね。液体酸素を入れ替える場合は，5m以内に火気がないように気をつけましょう。佐藤さんは，がんばって禁煙されましたから，タバコの火はありませんが，ストーブ，ガスコンロ，仏壇のロウソクやお線香にも注意ですよ」

家　族「お勝手のコンロは，ケアマネージャーさんからの指示で，電気のIH式に変えてもらいました」

訪　看「そうでしたね。酸素を吸うカニューレや延長チューブの折れ曲がり・押しつぶしや，つなぎ目のゆるみにもご注意下さい」

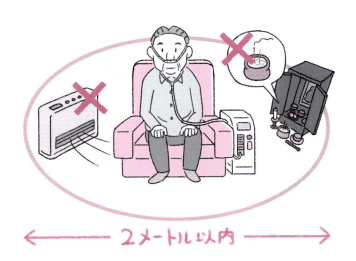

患　者「ときどき，酸素がちゃんと流れていないか不安になるけど…」

訪　看「そんなときは，カニューレの先をコップの水に入れて気泡がブクブク出
　　　　ているかどうか確認してみて下さい。
　　　　機器の故障や，停電・災害時などの対応についても，わかりますか？」

家　族「はい，業者の方から24時間対応して下さる連絡先の電話番号を教えて頂
　　　　きました。その電話番号は，目立つ場所に貼ってあります」

訪　看「佐藤さんも，ご家族のみなさんも，とても上手にお家での酸素吸入がで
　　　　きていると思いますよ。この調子で行きましょう。何かご心配なことが
　　　　あれば，先生や訪問看護師へ，いつでもご連絡下さいね」

②指導のポイント[1)] [2)]

- 息切れが強いからといって勝手に酸素の量を変えてはいけない。
- 酸素吸入中は火気厳禁である。
- カニューレの折れ曲がりに注意する。
- 機器の故障や停電・災害時の対応や連絡先がわかる。

4　日常生活動作，栄養，感染予防の指導

　　HOT導入後の療養生活において，息苦しさを軽減するために，日常生活動作の
工夫を行うことは重要である。また，慢性呼吸不全患者の多くは栄養障害の状態に
あるため，栄養状態の評価と栄養指導も不可欠となる。さらに，慢性呼吸不全の急
性増悪を引き起こす主因である感染の予防と，早期対応に関する教育も行う。

①シナリオ：患者宅にて

医　師「その後，息切れの具合はいかがですか？」

患　者「おかげさまで，酸素を吸うようになってから随分と動作が楽になりまし
　　　　た。でも，1日のうちで何回か息切れがひどくなるときもあって…」

訪　看「それは，どんなときでしょうか」

患　者「うーん，思い出してみると，上着を脱ぐとき，下に落ちた物を拾うとき，
　　　　トイレで便をするとき，風呂でからだを洗うときかなあ」

医　師「酸素を吸っていても息切れを感じる動作には，4つのパターンがあることをおぼえて下さい。

　1つ目は，腕を上げる動作。胸を取り巻く骨格の動きが制限されるためで，洗髪や上着の脱ぎ着，高いところの物を取るなどの動きが，これに相当します。

　2つ目は，お腹を圧迫する動作。横隔膜の動きが制限されるからで，靴下やズボンをはくとか，床にある物を拾うといった動きで起こります。

　3つ目は，息を止める動作。酸素を取り込めなくなり心臓への負担が増すからで，排便や洗顔などが問題になります。

　4つ目は，1つの動作を反復すること。休みなく速い動作を続けると酸素の消費が増えて苦しくなり，お風呂でからだを洗う，歯を磨くなどの連続した動作で発生します」

患　者「そうか，息切れを感じる動きは，すべてこの4つのパターンに関係しているわけか」

理学療法士「息切れを強くする4つの動作を避けることが大切です。動作は呼吸に合わせて慌てずにゆっくりと，連続して行わず，動作の途中に休憩を入れて下さい。無駄な動きは省いて，できるだけ椅子に腰掛けたまま動作を行うほうが楽ですよ」

訪　看「苦しいときは，以前から練習している口すぼめ呼吸や腹式呼吸をやってみて下さいね」

患　者「わかりました」

医　師「ところで，ごはんはおいしく食べられていますか」

患　者「ごはんはちゃんと食べているのですが，なんだか体重が減ってしまって変です」

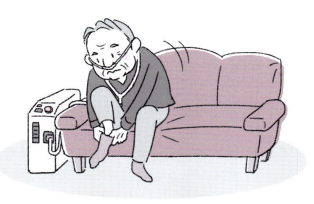

医　師「肺の機能が低下している方は，呼吸をするだけでエネルギーをたくさん使ってしまうので，十分な栄養を取らないと，やせていってしまうことが多いのです」

栄養士「バランスのとれた献立にする，食事の1回量を少なくして食事の回数を多くする，ゆっくり時間をかけて食べる，などがよいと思います。カロリーの高い栄養補助用の飲み物を利用することもあります。ガスが発生してお腹が張るような飲み物や食べ物はやめましょう。塩分の多い食事は，心臓に負担がかかるのでよくないです」

訪　看「食事は体力を使いますから，食後1時間程度は安静にしていて下さいね」

医　師「風邪の予防も大事ですよ。感染がかぶると，呼吸不全が急激に悪化して入院しなければならないこともあるからお気をつけ下さい。うがいと手洗いを心がけて，お口の中も清潔にしましょう。ご家族や外からの訪問者が風邪をひいているときは，近づいてはいけません。肺炎球菌のワクチンは接種されていますが，時期が来たらインフルエンザの予防接種も忘れないで下さいね」

訪　看「もしも，風邪症状の悪化や高い熱が出たときには，家でがまんをしていないで，すぐにわたしたち訪問看護師に連絡をお願いします」

患者・家族「はい，そうします」

---

②指導のポイント[1][2]

- 息切れを増強させる4つの動作（①上肢挙上，②腹部圧迫，③息を止める，④反復動作）を避ける。
- 口すぼめ呼吸や腹式呼吸を上手に使う。
- 食事は高カロリー・高タンパク食にして，時間をかけてゆっくり少しずつ食べる。
- 治療用特殊食品を利用することも考慮する。
- 感染による呼吸不全の急性増悪を予防するには，うがい，手洗い，口腔ケアやワクチン（肺炎球菌，インフルエンザ）を励行する。
- 高熱などの感染症状が発生したら，直ちに医療機関・訪問看護師に連絡する。

◎

　PCの現場でHOT導入後の患者・家族の指導や教育を行うには，各シナリオで示したように，医師だけでなく，外来看護師，訪問看護師，訪問リハビリテーションを担当する理学療法士，栄養士，薬剤師，ケアマネージャー，酸素取扱業者など，

多職種による連携プレーが必須である。

●文献

1) 大阪府立呼吸器・アレルギー医療センター, 編：在宅酸素療法ケアマニュアル. メディカ出版, 2012, p98-120.
2) 林 泰史, 他監：酸素吸入・人工呼吸器のホームケア. 中央法規出版, 2006, p8-24.

（宮崎 仁）

第Ⅲ章 各種疾患ごとの長期酸素療法の
エビデンス　理解と説明のために

第Ⅲ章 各種疾患ごとの長期酸素療法のエビデンス 理解と説明のために

1 慢性閉塞性肺疾患（COPD）

慢性閉塞性肺疾患（chronic obstructive pulmonary disease：COPD）は，治療しなければ疾患が進行し，全身併存症を引き起こす疾患である。日本呼吸器学会が編集した「COPD（慢性閉塞性肺疾患）診断と治療のためのガイドライン」（第4版）では，COPDに対する管理目標として，①症状および生活の質（quality of life：QOL）の改善，②運動耐容能と身体活動性の向上および維持，③増悪の予防，④疾患の進行抑制，⑤全身併存症および肺合併症の予防と治療，⑥生命予後の改善，が掲げられている[1]。これらの目標達成のためには，安定期の長期管理，急性増悪の予防，急性増悪への対応が必要であり，地域における病診連携が不可欠と考える（図1）。

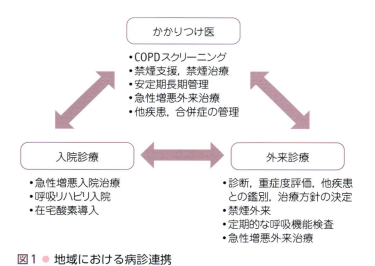

図1 ● 地域における病診連携

1 安定期の長期管理と増悪予防

　安定期COPDの長期管理では図2に示すように，患者の重症度について，呼吸機能に呼吸困難，運動能力，身体活動性，増悪頻度を加味して評価し，治療を加えていく。治療内容は禁煙指導，薬物療法，呼吸リハビリテーション，酸素療法，換気補助療法と多岐にわたる。適切な治療のためには，定期的な呼吸機能検査と，症状の程度についての評価が必要である。

　また，増悪はQOLや呼吸機能を低下させ，図3[2]に示すように生命予後を悪化させる大きな原因となる[2,3]ことから，安定期の長期管理と同時に増悪予防は必須である。

① 患者教育

　安定期の患者には，あらかじめ増悪予防と対処方法について教育しておく必要がある。安定期の体温，痰の量や性状，体重，脈拍数，経皮的動脈血酸素飽和度（SpO_2）などを把握しておくことで早期の体調変化をとらえることができる。手洗

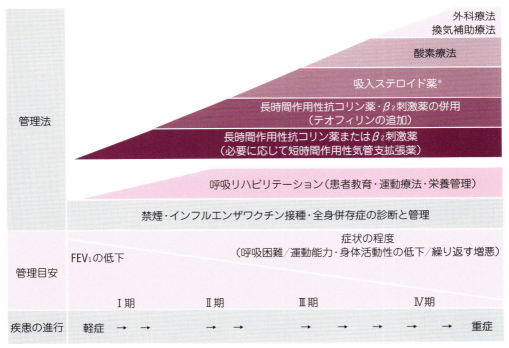

重症度はFEV_1の低下だけではなく，症状の程度や増悪の頻度を加味し，重症度を総合的に判断したうえで治療法を選択する
＊：増悪を繰り返す症例には，長時間作用性気管支拡張薬に加えて吸入用ステロイド薬や喀痰調整薬の追加を考慮する

図2 ● 安定期慢性閉塞性肺疾患（COPD）の長期管理　　　　　　　　　（文献1，p64より転載）

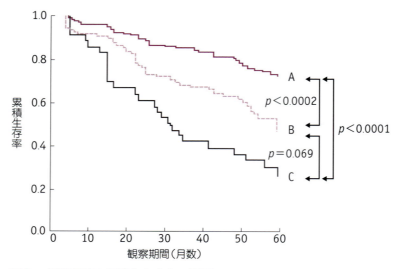

図3 ● 増悪頻度と累積生存率との関係
年間の増悪頻度が多いほど，累積生存率が低い
A：COPD増悪なし，B：1〜2回のCOPD増悪を経験した患者，C：3回以上のCOPD増悪を経験した患者 （文献2より引用）

いやうがいの励行とワクチン接種などの感染予防や，安定期の薬物療法による増悪予防効果，増悪の症状と対処法について教え，症状の改善がみられない場合には医療機関への連絡，または受診を指導しておく。増悪時の対処方法としては，呼吸困難悪化に対する短時間作用性気管支拡張薬の増量，痰の増加や膿性化がみられた場合の抗菌薬の内容などのアクションプランに沿った実施を指導する。

一方で，増悪時の対処法の指導のみでは医療資源の利用や健康関連QOLを改善させないことも報告されており，呼吸リハビリテーション，運動，栄養，吸入指導などの包括的な指導が必要である。

② 禁　煙

禁煙は，COPDの発症リスクを減らし，疾患進行を抑制する最も効果的・経済的な方法である。受動喫煙もCOPD発症や増悪の原因になる可能性がある。また，喫煙者は非喫煙者に比べて増悪頻度が高いが，禁煙すると増悪頻度が1/3に減少する。

③ ワクチン

COPDの増悪原因としては気道感染が最も重要であり，その予防策として，手洗いやうがいの励行とともにワクチン接種が有効である。インフルエンザワクチン

接種はCOPDの重篤な増悪を減少させ，死亡率も約50％低下させることから，COPD患者はもとより，家族，介護者にも積極的に接種すべきである。肺炎球菌ワクチンに関しては，高齢者の肺炎発症と死亡を低下させるという報告がある。肺炎球菌ワクチン接種がCOPD患者の増悪や死亡を低下させるという報告はないが，サブ解析データで65歳未満の患者で対標準1秒量（％FEV_1）が40％未満のCOPD患者の肺炎を減少したと報告されている。

また，COPD患者に対するインフルエンザワクチン接種と肺炎球菌ワクチン接種の併用は，インフルエンザワクチン単独接種に比べ，感染症の増悪を有意に抑制する。

④ 薬物療法

1）気管支拡張薬

COPD薬物療法の中心である。COPD患者の症状およびQOLの改善，運動耐容能と身体活動性の向上および維持，増悪予防に有用である。呼吸機能だけでなく，労作時息切れなどの症状の強さや増悪頻度などを加味した重症度に応じて段階的に治療薬を加えていく（図2）。気管支拡張薬には抗コリン薬，β_2刺激薬，メチルキサンチンの3種類があり，単剤使用で症状の改善が不十分な場合には，多剤併用により上乗せ効果が得られる。

メタ解析の成績では，長時間作用性β_2刺激薬，長時間作用性抗コリン薬，吸入ステロイド薬はCOPDの増悪頻度を20〜30％減少させることが明らかにされている。また吸入ステロイド薬と長時間作用性β_2刺激薬の配合薬は，それぞれの単剤使用よりも増悪に対する予防効果が大きい。しかし，吸入ステロイド薬の長期使用では肺炎リスクが増加する報告もあり，注意が必要である。徐放性テオフィリンについては，小規模なランダム化比較試験ではあるが，低用量（200mg／日）の内服によりCOPDの増悪が有意に抑制された成績が報告されている。

2）喀痰調整薬

カルボシステイン（1,500mg／日）の内服がCOPDの増悪頻度を25〜75％抑制し，QOLを改善することが明らかにされている。アンブロキソールについても同様なCOPDの増悪予防効果が報告されている。

3）その他

また，エリスロマイシンやクラリスロマイシン，アジスロマイシンなどのマクロライド系抗菌薬の少量長期内服による増悪頻度の減少，入院回数の減少，感冒罹患頻度の減少やQOLの改善効果も報告されている。

⑤ 酸素療法

わが国における在宅酸素療法（home oxygen therapy：HOT）実施例の45％はCOPDによる慢性呼吸不全患者である。COPDの慢性呼吸不全に対してHOTを行う目的は，生命予後の改善，QOL向上，運動耐容能の改善，入院回数と入院期間の減少などである。COPDで最もHOTの効果が検証されているのは生存期間の延長である。

長期酸素療法（long-term oxygen therapy：LTOT）は低酸素血症を呈するCOPD患者の生存期間を延長する。1日15時間以上の酸素療法は酸素療法を施行していない症例に比べ生命予後を改善すること[4]，また1日18時間以上の酸素療法は12〜15時間の酸素療法に比べ予後が良好であることが示されている[5]。これらの成績から，より長時間の酸素療法を施行したほうが予後をより改善することが推定されている。

一方で，動脈血酸素分圧（PaO_2）が安静時56〜65Torrの症例における，LTOTの有無による予後を検討した成績では，LTOTを実施しても予後が改善しなかったことが示されている[6]（☞ I-1-2，軽症から中等症の低酸素血症，p9参照）。

2 増悪への対応

起きてしまった増悪に対しては適切な対応が必要である。「COPD（慢性閉塞性肺疾患）診断と治療のためのガイドライン」（第4版）[1]では，「COPDの増悪とは，息切れの増加，咳や喀痰の増加，胸部不快感・違和感の出現あるいは増強などを認め，安定期の治療の変更あるいは追加が必要となる状態を言う。ただし，他疾患（心不全，気胸，肺血栓塞栓症など）の先行を除く。」と定義されている。

① 急性増悪の診断

増悪の診断は定義に基づくが，問題は，医師と患者が増悪と認識していない増悪があることである。患者からの報告と医師による診断の実態調査の報告では，医師に報告あるいは受診した増悪（reported exacerbation）が51％，医師に報告あるいは受診もしなかった増悪（unreported exacerbation）が49％であった[7]。医師側にとっても，息切れ・咳・痰などの症状の明らかな増悪や膿性痰の出現の場合には増悪と判断しやすいが，症状の程度によっては判断しにくいこともある。unreported exacerbationはreported exacerbationに比べて息切れ，喀痰量，痰の色調変化などの症状が同時に複数出現することが少なく，持続期間も比較的短い

ため増悪と認識されにくい[8]。このように，診断されず治療されない増悪は，診断
された増悪と同様にその後のQOLを低下させる[9]。このため増悪の的確な診断と
治療が要求される。

② 増悪の重症度判定・入院の適応

増悪の重症度の評価は，症状，病歴，徴候・身体所見，パルスオキシメータなど
の臨床検査に基づいて総合的に評価する（表1）[1]。増悪時の臨床検査は，治療方針
と入院適応の決定や他疾患の合併鑑別のため，表2[1]の検査が行われる。

増悪時における入院の適応を表3[1]に示す。COPDの気流閉塞の程度による重症
度に応じた入院適応基準では，安定期の病期がⅡ期以下の症例で増悪によりSpO_2

表1 ● COPDの増悪時の重症度を示す病歴と徴候・身体所見

重症度を示す病歴	重症度を示す徴候・身体所見
• 安定期に比し悪化した症状（呼吸困難，咳・痰の増加，痰の膿性化など）の強さやその期間 • 安定期の気流閉塞の程度 • 年間の増悪回数の既往歴 • 肺合併症や全身併存症 • 現在の治療内容 • 人工呼吸器の使用歴	• チアノーゼ • 呼吸補助筋の使用や奇異性呼吸 • 右心不全の徴候や血行動態の不安定などの心不全徴候 • 意識レベルの低下など，精神状態の徴候

（文献1，p106より転載）

表2 ● COPD増悪時に行われる検査

原則としてすべての患者に推奨される検査	必要に応じて行う検査
• パルスオキシメータと動脈血ガス分析 • 胸部単純X線 • 心電図 • 血液検査（血算，CRP，電解質濃度，肝腎機能など）	• 胸部CT • 血液培養，喀痰グラム染色と培養，肺炎球菌尿中抗原，プロカルシトニンなどの感染症検査 • 心臓超音波検査，血清BNP濃度検査，凝固能検査（D−ダイマーなど）

（文献1，p106より転載）

表3 ● COPD増悪時の入院の適応

• 低酸素血症の悪化や急性の呼吸アシドーシス
• 呼吸困難の増加，膿性痰，痰量の増加など，症状の著明な悪化
• 安定期の気流閉塞の重症度
• 初期治療に反応しない場合
• 重篤な併存症（左・右心不全，肺塞栓症，肺炎，気胸，胸水，治療を要する不整脈など）の存在
• 頻回の増悪
• 高齢者
• 不十分な在宅サポート

（文献1，p106より引用改変）

＜90％の低酸素血症が出現した場合，また安定期の病期がⅢ期以上の症例の増悪時には，原則として入院と考えられる。

③ 増悪期の薬物療法

COPD増悪時の薬物療法の基本はABCアプローチで，A（antibiotics）：抗菌薬，B（bronchodilators）：気管支拡張薬，C（corticosteroids）：ステロイド薬である。80％を超える増悪がABCアプローチなどによる薬物療法にて，外来で管理可能である。

1）抗菌薬

増悪の原因として多いのはウイルスや細菌感染などの呼吸器感染症と大気汚染である。喀痰の膿性化があれば細菌性感染の可能性が高く，抗菌薬の投与が推奨される。さらに，呼吸困難の悪化，喀痰量の増加，血中CRPの上昇などの細菌感染を疑う所見がある場合には，抗菌薬の適応である。増悪時には，インフルエンザ菌，肺炎球菌，モラクセラ・カタラーリスによる気道感染の頻度が高い。安定期の病期がⅢ期以上の症例や頻繁な増悪，人工呼吸器使用例では，グラム陰性桿菌や緑膿菌による感染の可能性も高くなる。外来ではエンピリックには，経口ペニシリン系薬やマクロライド系薬，症例によっては，経口ニューキノロン系薬が用いられる。投与期間としては，5～10日間の使用が推奨される。

2）気管支拡張薬

増悪時の第一選択薬は短時間作用性β_2刺激薬（short-acting beta 2 agonist：SABA）の吸入で，症状に応じて1～数時間ごとに反復投与する。気道攣縮が強く，心循環系などの問題がなければ，30～60分ごとの頻回投与も可能である。SABAの吸入で改善が得られるものの，SABAだけで十分な効果が得られなければ，短時間作用性抗コリン薬（short-acting muscarinic antagonist：SAMA）の併用が行われる。

3）ステロイド薬

増悪時における短期的なステロイド薬の全身投与は増悪の原因を問わず，症状・呼吸機能・低酸素血症などを改善して回復までの期間を短縮させる。さらに早期再発リスクを軽減し，治療失敗頻度も減少する。ことに，安定期のⅢ期以上の症例の増悪時には気管支拡張薬に加えてステロイド薬の投与が勧められる。かつてのガイドラインにおいては10～14日間の投与が示されていたが，2013年に発表された

REDUCE試験により，COPD急性増悪時のプレドニゾロン40mg／日の5日間内服が14日間治療に比べて180日以内のCOPDの再増悪を抑える効果が非劣性であると示された[10]。より適切なステロイドの投与期間にはなお議論があるものの，短期間で終えられることによる副作用減少のメリットも考慮される[11]。国際ガイドラインでは，5日間投与が推奨されている[12]。

4）気道分泌への対応

　　増悪時には気道感染の有無にかかわらず喀痰量が増加し，特に重症の気流閉塞を示す患者では痰の喀出能力が低下して，気道内に貯留した気道分泌物が気流閉塞の悪化や無気肺の原因になる恐れがある。気管支拡張薬（抗コリン薬，β_2刺激薬，メチルキサンチン），抗菌薬，ステロイド薬はいずれも気道分泌を減少させる方向に働く。また喀痰調整薬（去痰薬）の経口またはネブライザー投与は，痰の喀出困難感を改善する。

④ 増悪時の酸素療法

　　酸素療法の目的は生命を脅かす低酸素血症を是正し，組織の酸素化を維持することである。一般に，室内気吸入時でPaO_2が60Torr未満，あるいはSpO_2〔または動脈血酸素飽和度（SaO_2）〕が90％未満の場合には酸素投与の適応となり，酸素流量はPaO_2 60Torr以上，あるいはSpO_2（またはSaO_2）90％以上になるように設定する。増悪時には病状が安定するまで安全域を考えて，PaO_2が80Torr以上，SpO_2が95％以上を目標としてもよい。II型呼吸不全の場合には，酸素化のみならず換気状態を維持・改善する必要があるが，CO_2ナルコーシスを恐れて低酸素状態を放置してはならず，低酸素状態の是正を優先させるべきである。

　　酸素療法の実際を図4[13) 14)]に示す。通常は鼻カニューレで酸素投与を開始する。流量は0.5～6L／分で使用する。一般に酸素流量が1L／分増加すると吸入酸素濃度（FiO_2）は4％ずつ増加すると言われている。II型呼吸不全があり，FiO_2の正確な管理が必要な場合にはベンチュリマスクを用い，低濃度の酸素から開始する。

　　COPDの増悪時における酸素療法のポイントは，高二酸化炭素血症と，呼吸性アシドーシスの有無である。PaO_2が45Torrを超え，かつpH7.35未満の場合には，換気補助療法の適応を検討する。

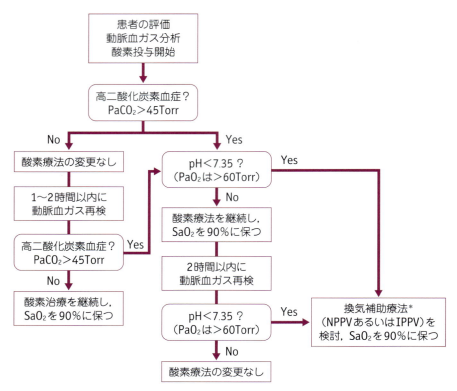

図4 ● COPDの増悪時における酸素療法
＊：換気補助療法の適応は呼吸補助筋の使用，奇異性呼吸，呼吸回数の増加も含めて判断する

(文献13，14，p14より引用)

● 文献

1) 日本呼吸器学会COPDガイドライン第4版作成委員会，編：COPD(慢性閉塞性肺疾患)診断と治療のためのガイドライン．第4版．メディカルレビュー社，2013, p57-88, 105-12, 118-23.

2) Donaldson GC, et al：Relationship between exacerbation frequency and lung function decline in chronic obstructive pulmonary disease. Thorax. 2002；57(10)：847-52.

3) Solar-Cataluña JJ, et al：Severe acute exacerbations and mortality in patients with chronic obstructive pulmonary disease. Throax. 2005；60(11)：925-31.

4) Medical Research Council Working Party：Long term domiciliary oxygen therapy in chronic hypoxic cor pulmonale complicating chronic bronchitis and emphysema. Report of the Medical Research Council Working Party. Lancet. 1981；1(8222)：681-6.

5) Nocturnal Oxygen Therapy Trial Group：Continuous or nocturnal oxygen therapy in hypoxemic in chronic obstructive lung disease：a clinical trial. Ann Intern Med. 1980；93(3)：391-8.

6) Górecka DD, et al: Effect of long-term oxygen therapy on survival in patients with chronic obstructive pulmonary disease with moderate hypoxaemia. Thorax. 1997; 52(8): 674-9.

7) Seemungal TA, et al: Effect of exacerbation on quality of life in patients with chronic obstructive pulmonary disease. Am J Respir Crit Care Med. 1998; 157(5 Pt 1): 1418-22.

8) Aaron SD, et al: Time course and pattern of COPD exacerbation onset. Thorax. 2012; 67(3): 238-43.

9) Langsetmo L, et al: Underreporting exacerbation of chronic obstructive pulmonary disease in a longitudinal cohort. Am J Respir Crit Care Med. 2008; 177(4): 396-401.

10) Leuppi JD, et al: Short-term vs conventional glucocorticoid therapy in acute exacerbations of chronic obstructive pulmonary disease: the REDUCE randomized clinical trial. JAMA. 2013; 309(21): 2223-31.

11) Walters JA, et al: Different durations of corticosteroid therapy for exacerbations of chronic obstructive pulmonary disease. Cochrane Database Syst Rev. 2011; (10): CD006897.

12) Global Initiative for Chronic Obstructive Lung Disease: Global strategy for the diagnosis, management, and prevention of chronic obstructive pulmonary disease (Updated 2016), 2016.

13) Celli BR, et al: Standards for the diagnosis and treatment of patients with COPD: a summary of the ATS/ERS position paper. Eur Respir J. 2004; 23(6): 932-46.

14) 日本呼吸器学会肺生理専門委員会, 他編: 酸素療法ガイドライン. メディカルレビュー社, 2006, p12-5.

（草間加与）

第Ⅲ章	各種疾患ごとの長期酸素療法のエビデンス　理解と説明のために

2 肺結核後遺症

　　肺結核後遺症とは，肺結核に対する治療後に種々の合併症を生じた状態である。種々の合併症には，広範な肺病変や肺切除による肺実質・肺血管床の減少，気道感染，気管・気管支の変形，胸郭変形，胸膜癒着・線維化などが含まれ，その結果として呼吸障害を生じる。治療法により，外科治療群と内科治療群にわけられる。

1　外科治療群

　　有効な抗結核薬が少なかった昭和30年代までは，人工気胸術，胸郭形成術，肺葉切除術といった外科療法が治療の主体であった。人工気胸術は胸腔内に空気を注入し，胸郭形成術は肋骨を切除することによって肺を虚脱させ，いずれも結核病巣の換気と血流を減らすことにより間接的に病勢を抑える治療法である。これら外科療法を受けた患者が，20～30年後に肺容量の減少および胸郭変形による肺コンプライアンスの低下により拘束性障害をきたす患者群である。内科治療の進歩に伴い，外科治療群の患者は減少した。

2　内科治療群

　　治療開始までに広範で重篤な肺病変を有するために，強力に抗結核薬治療を行ったものの数年後に肺の瘢痕化，容量減少，胸膜癒着などに伴い呼吸不全を生じてくる患者群である。気道系や肺実質の損傷により肺真菌症などの気道感染をしばしば合併し，合併した場合，拘束性障害に加えて閉塞性障害もきたす。外科治療群の患者の減少に伴い，肺結核後遺症による呼吸不全に対する内科治療群の患者の割合は相対的に増加している。

3 肺結核後遺症と呼吸不全

　肺結核後遺症における呼吸不全の特徴としては，慢性閉塞性肺疾患（chronic obstructive pulmonary disease：COPD）と比べて，高二酸化炭素血症の合併率が高い，肺高血圧の比率が高い，同程度の低酸素血症の場合ではより高度な肺高血圧を示す，睡眠時の低酸素血症が著しい，といった特徴がある[1]。COPDにおいて高二酸化炭素血症の有無は予後に影響しないとされているが，肺結核後遺症において高二酸化炭素血症はむしろ予後改善因子であると報告されている[2]。その理由として，在宅酸素療法（home oxygen therapy：HOT）を受けている肺結核後遺症患者では，高二酸化炭素血症（$PaCO_2 \geqq 45\,Torr$）がある者のほうが，ない者よりも栄養状態が良く，それが予後を改善させる因子ではないかと推測されている。

　肺高血圧に関しては，予後不良因子であるとする報告[3]と，予後に影響しない[4]という報告があり，見解は定まっていない。

4 肺結核後遺症と在宅酸素療法

　わが国でHOTが1985年に保険適用となった当初は，HOTにおける肺結核後遺症の割合は33％と，COPDに次ぐ第2位であった。しかし年々減少傾向を認め，最近のデータでは12％と，COPD，間質性肺炎など（間質性肺炎，肺線維症，塵肺，膠原病，農夫肺）に次ぐ第3位となった（図1）[5,6]。その理由は，治療が確立していなかった頃の肺結核後遺症（すなわち外科治療群）の患者が死亡し，自然減少したことに加えて，昭和40年代にリファンピシンが治療薬に加わって以降，短期多剤併用療法が確立され，結核後遺症をきたす患者そのものが減少したことが考えられる。しかし，HOT対象患者は約14万人と言われており，肺結核後遺症患者の絶対数はいまだ少ないとは言えない。

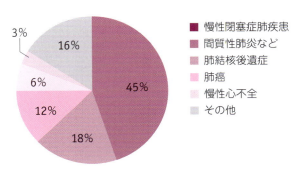

図1 ● わが国の在宅酸素療法（HOT）の患者数の割合
（文献6をもとに作成）

HOTが呼吸不全を伴う肺結核後遺症患者の予後を改善することは以前より報告されている(図2)[7)8)]。また，HOTに非侵襲的陽圧換気(noninvasive positive pressure ventilation：NPPV)療法を併用した患者はさらに予後を改善するとも言われており(図3)[8)9)]，実際，在宅NPPV患者の23%を占めている[6)]。

　HOTの流量設定に関しては，運動時・睡眠時の低酸素血症が著しいこと，高二酸化炭素血症が多いことに留意して，安静時・運動時・睡眠時それぞれにおける低酸素血症の程度に合わせて調節する必要がある。さらに昼間覚醒時低換気($PaCO_2 \geq$ 45Torr)，夜間睡眠時低換気〔室内気吸入下の睡眠で経皮的動脈血酸素飽和度(SpO_2)＜90%が5分間以上継続するか，あるいは全体の10%以上を占める〕などの

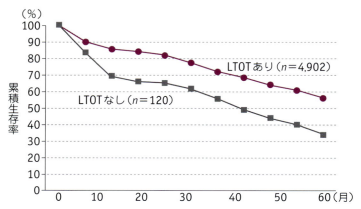

図2 ● 結核後遺症患者における長期酸素療法(LTOT)の生存率

Mantel-Haenszell検定($p = 0.000$)
Generalized Wilcoxon検定($p = 0.000$)
log-rank検定($p = 0.000$)
Cox-Mantel検定($p = 0.000$)
LTOT：長期酸素療法　　　　　　　　　　　　　　　　　(文献8をもとに作成)

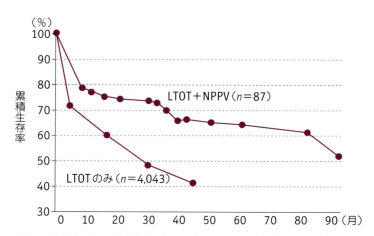

図3 ● LTOT中の肺結核後遺症患者における非侵襲的陽圧換気(NPPV)療法併用有無による生存率　　　　　　　　　(文献8をもとに作成)

NPPVの適応基準[10]を満たした場合は，積極的にNPPV導入を考慮すべきである。

●文献

1) 町田和子：結核後遺症．臨検．2008；52(10)：1119-21.
2) Aida A, et al：Prognostic value of hypercapnia in patients with chronic respiratory failure during long-term oxygen therapy. Am J Respir Crit Med. 1998；158(1)：188-93.
3) 川上義和：肺結核後遺症における呼吸不全．結核．1997；72(9)：519-22.
4) 佐々木結花，他：在宅酸素療法を施行した肺結核後遺症症例における予後および肺循環諸量の変化の検討．日胸疾患会誌．1997；35(5)：511-7.
5) 齋藤俊一，他：在宅酸素療法実施症例の（全国）調査結果について．厚生省特定疾患呼吸不全調査研究班平成7年度研究報告書．1996, p5-9.
6) 日本呼吸器学会肺生理専門委員会在宅呼吸ケア白書ワーキンググループ，編：在宅呼吸ケア白書2010．メディカルレビュー社，2010, p3-4.
7) 吉良枝郎，他：在宅酸素療法実施例（全国）の調査結果について．厚生省特定疾患呼吸不全調査研究班平成3年度研究報告書．1992, p11-7.
8) 川城丈夫：結核後遺症と呼吸機能障害評価．結核．2005；80(6)：491-7.
9) 坪井知正：NPPVの予後への影響のEvidence．呼吸と循環．2003；51(1)：47-56.
10) 日本呼吸器学会NPPVガイドライン作成委員会，編：NPPV（非侵襲的陽圧換気療法）ガイドライン．改訂第2版．南江堂，2015, p114-9.

（桝田　元）

第Ⅲ章 各種疾患ごとの長期酸素療法のエビデンス 理解と説明のために

3 肺MAC症

　肺非結核性抗酸菌（nontuberculous *mycobacteria*：NTM）症は伝染性疾患ではないため，正確な疫学データはない。束村らによる国立療養所非定型抗酸菌症共同研究班の年次調査[1]や，坂谷らによるアンケート調査[2]からわが国の罹患率を推定している。それによると1971年に10万対0.9であった推定罹患率は以後微増しており，2011年の佐藤らの調査[3]によると推定罹患率は10万対5.7とされる。

　森本らは厚生労働省の死亡統計を用いてNTM症の死亡状況を調査し，そのデータをもとに有病率を推定した。図1はNTM症の死亡数の推移を示している[4]。死亡統計では2005年のNTM症の死亡数は832人であり，人口10万当たり死亡率は33である。年間に *Mycobacterium avium* complex（MAC）菌陽性者の1～2％が死亡するとの仮定により，人口10万当たりの有病率は33～65と推定される[5]。

　近年のNTMの増加は，MAC症の増加によるものであり[6]，特に先進国を中心に既存肺疾患を持たない中高年女性の結節・気管支拡張型が増加している。

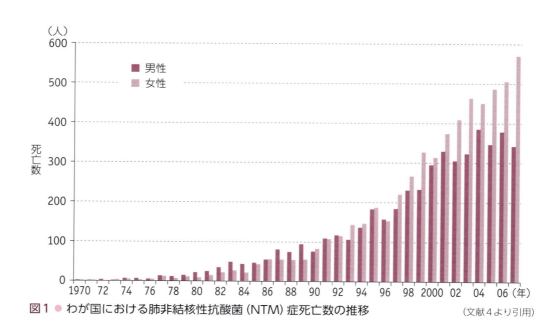

図1 ● わが国における肺非結核性抗酸菌（NTM）症死亡数の推移

（文献4より引用）

1　肺結核との違い

　肺結核とNTM症は，どちらも肺に小粒状影や空洞を呈することから鑑別を要する疾患であり，同じ抗酸菌感染症であるが臨床的特徴や自然経過は大きく異なっている。まず，MACは結核と異なりヒトからヒトへの伝染性はない。結核症には効果的な薬物治療が確立されているが，MAC症には決定的な治療薬は存在せず，治療期間についてもはっきりした根拠を持って示されているものはない。その一方で無治療でも進行は緩徐であるものがほとんどである。頻度的には結核は日和見的に発症することが多いが，MACは基礎疾患のない人でも発症することが多い。

2　肺MAC症の病型

　肺MAC症は画像上の特徴から，①結節・気管支拡張型，②線維空洞型，③孤立結節型，④過敏性肺炎型，⑤全身播種型，の5つの臨床病型に大別されることが多い。

① 結節・気管支拡張型（図2）

　既存肺疾患や基礎疾患を有さない中高年女性に発症することが多く，肺MAC症の大半はこのタイプである。後述の線維空洞型と比較して緩徐な経過をたどる。CT所見は末梢肺野の小結節と気管支拡張が混在しており，特に右中葉と左舌区に病変がみられることが多い。肺野末梢の小粒状影は癒合して結節影，空洞化を呈しながら，病勢とともに範囲が拡大していくことが多い。

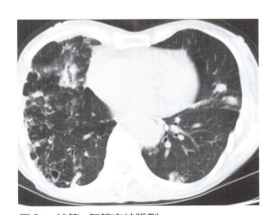

図2 ● 結節・気管支拡張型

② 線維空洞型（図3）

　上葉を中心とした空洞病変を形成する。陳旧性肺結核，慢性閉塞性肺疾患（chronic obstructive pulmonary disease：COPD），塵肺などの既存肺疾患を

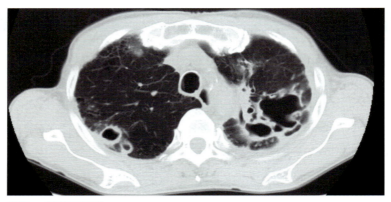

図3 ● 線維空洞型

有する症例に続発的に発症するものが多いとされてきたが，近年では基礎病変が明らかでない症例も増えてきている．本病型は肺結核や慢性アスペルギルス感染症との鑑別が重要である．病態は進行性で空洞の拡大により肺の破壊が進行する．予後不良傾向がある．

③ 孤立結節型

頻度は低いが，空洞を伴わない孤立結節陰影を呈することがある．肺癌との鑑別が必要となる．

④ 過敏性肺炎型

24時間循環型ジェットバスでエアロゾル化したMAC菌を大量に吸入して引き起こされる，過敏性肺炎（いわゆる"hot tub lung"）と考えられている．

⑤ 全身播種型

HIV感染症患者など，CD4陽性Tリンパ球が著しく減少した，高度な細胞性免疫不全を呈する場合に発症しやすいとされる．この病態では細胞性免疫の低下により肉芽腫形成などの増殖性変化が乏しくなるため，縦隔リンパ節の腫脹以外には異常所見に乏しい．

3 MAC症の経過・予後

　肺MAC症は慢性に進行する感染症であり，治療法は抗菌薬による薬物療法が中心となるが，いまだに治癒困難な疾患である．無治療でも進行が緩徐なこともあるため，症例によっては薬剤の副作用を考慮し，治療を行わずに経過観察する場合もある．

　図4はわが国の肺MAC症634例における病型別の生存率を表しており，結節・気管支拡張型に比較して線維空洞型の死亡率が高いことが示されている[7]．全体の死亡率は5年で23.9％，10年で46.5％であり，死因の内訳は肺MAC症21.9％，肺炎21.3％，肺癌10.6％，他の肺疾患11.3％，肺外疾患21.9％であった．

　肺MAC症の進展により，患者のBMIは減少し，肺機能所見も悪化する．細気管支領域の病変により，末梢気道の吸気流速が低下し，残気量が増加する[8]．さらに進行すると，無気肺，胸膜肥厚や気管支拡張，空洞影といった不可逆的病変の蓄積が拘束性換気障害を引き起こし，呼吸負荷に伴う基礎代謝量の増加により体重減少をきたすと考えられる．加えて，気管支拡張や空洞形成に伴い下気道の慢性感染が起こりやすくなり，さらに消耗が進み，BMIが減少し，呼吸機能の低下が進行する．また肺の構造破壊に伴う肺高血圧症を合併する例もある．

　これらの肺機能低下例や肺高血圧症合併例は長期酸素療法（long-term oxygen therapy：LTOT）の適応となると考えられる．

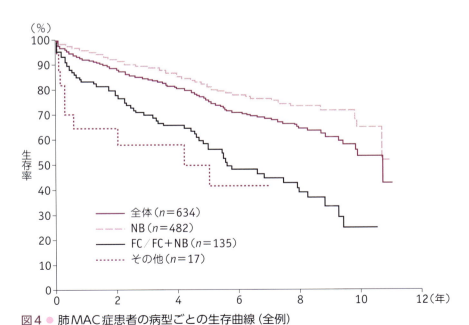

図4 ● 肺MAC症患者の病型ごとの生存曲線（全例）
NB：結節・気管支拡張型，FC／FC＋NB：線維空洞型／線維空洞型＋結節・気管支拡張型

（文献7より引用）

●文献

1) 国立療養所非定型抗酸菌症共同研究班：日本における非定型抗酸菌感染症の研究（国療非定型抗酸菌症共同研究班1984年度報告）*M. kansasii*症の比較的多発を含め，感染菌種の多様化の時代が続いている．結核．1986；61（5）：277-84.
2) 坂谷光則：*M.avium* complex症の疫学．結核．1993；68(1)：43-6.
3) 佐藤滋樹：非結核性抗酸菌症の地域差．結核．2011；86(2)：114-6.
4) 森本耕三：日本の非結核性抗酸菌症死亡に関する統計的分析．結核．2011；86(5)：547-52.
5) 森本耕三：非結核性抗酸菌症の日本と世界における疫学の現状．結核．2013；88(3)：356-9.
6) 倉島篤行：感染症の性差 MACを中心に．日胸臨．2011；70(11)：1127-35.
7) Hayashi M, et al：Prognostic factors of 634 HIV-negative patients with *Mycobacterium avium* complex lung disease. Am J Respir Crit Care Med. 2012；185(2)：575-83.
8) Kubo K, et al：Pulmonary infection with *Mycobacterium avium* − intracellulare leads to air trapping distal to the small airways. Am J Respir Crit Care Med. 1998；158(3)：979-84.

（草間加与）

第 Ⅲ 章　各種疾患ごとの長期酸素療法のエビデンス　理解と説明のために

4 肺線維症・間質性肺炎

1 間質性肺炎

間質性肺炎は，病理学的に肺胞隔壁など肺の間質を中心に炎症・線維化を認める疾患である。胸部X線や胸部CTなどの画像検査では両側肺にびまん性陰影を認めることが多い。間質性肺炎の原因は多岐にわたり，塵肺，過敏性肺臓炎など異物の吸入が原因となる場合や膠原病やサルコイドーシスなどの全身疾患の一病型として発症することがある。また薬剤が原因となる場合もある。

2 特発性間質性肺炎

特発性間質性肺炎（idiopathic interstitial pneumonias：IIPs）は，間質性肺炎の中で原因が特定できないものの総称である。画像（特に胸部高分解能CT）所見と病理所見から，6つの主要間質性肺炎と2つの稀少間質性肺炎に分類される（**表1**）[1]。

表1 ● 特発性間質性肺炎（IIPs）の改訂国際分類

1. 主要特発性間質性肺炎（major IIPs）
（1）慢性線維性IIPs 　　①特発性肺線維症（IPF） 　　②特発性非特異性間質性肺炎（INSIP） （2）喫煙関連IIPs 　　③呼吸細気管支炎を伴う間質性肺疾患（RB-ILD） 　　④剝離性間質性肺炎（DIP） （3）急性・亜急性IIPs 　　⑤特発性器質化肺炎（COP） 　　⑥急性間質性肺炎（AIP）
2. 稀少特発性間質性肺炎（rare IIPs）
⑦特発性リンパ球性間質性肺炎（ILIP） 　　⑧特発性 pleuroparenchymal fibroelastosis（IPPFE）
3. 分類不能特発性間質性肺炎（unclassifiable IIPs）

（文献1より改変）

また，主要特発性間質性肺炎は臨床経過や発症要因などから，以下のように分類される。なお，IIPsは国の指定難病である。

(1) 慢性線維性〔特発性肺線維症（idiopathic pulmonary fibrosis：IPF），特発性非特異性間質性肺炎（idiopathic non-specific interstitial pneumonia：INSIP）〕
(2) 喫煙関連（呼吸細気管支炎を伴う間質性肺疾患，剝離性間質性肺炎）
(3) 急性・亜急性（特発性器質化肺炎，急性間質性肺炎）

3　特発性肺線維症

IPFは慢性・進行性に線維化をきたす原因不明の間質性肺炎であり，高齢者に多く，病変は肺に限局する。臨床的には労作時息切れや乾性咳嗽を認め，胸部聴診で肺底部にfine cracklesを認めることが多い。また病理検査，画像検査では通常型間質性肺炎（usual interstitial pneumonia：UIP）パターンを認める。IPFはIIPsの中で頻度が高く，また難治性であるため正しく診断する必要がある。診断には，他のIIPs（特にINSIP）や，塵肺，過敏性肺臓炎，膠原病肺，サルコイドーシス，薬剤性肺障害などの除外が必要である。

IPFを診断する上で最も重要な検査は胸部高分解能CTであり，蜂巣肺（図1）などのUIPパターンを認めれば，病理学的評価なしでIPFと診断できる[2]。UIPパターンを認めない場合は，病理学的な評価を行った上で，集学的に診断することが推奨されている[2]。図2にIPFの診断フローチャートを示す。

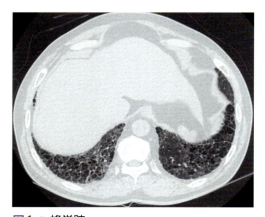

図1 ● 蜂巣肺
肺底部の胸膜直下に集簇した囊胞を認める。囊胞の直径は3〜10mmで壁は明瞭である

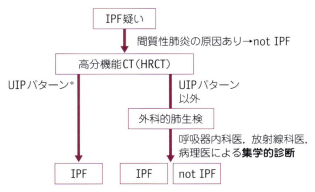

図2 ● 特発性肺線維症（IPF）の診断フローチャート

(文献2より改変)

4 特発性肺線維症と特発性非特異性間質性肺炎の比較

　慢性線維化性IIPsであるIPFとINSIPは、時に鑑別困難な場合がある。**表2**にIPFとINSIPの比較を示す[2,3]。IPFは高齢喫煙男性に多い傾向があるのに対し、INSIPは中高年の非喫煙女性に多い傾向がある。胸部高分解能CTでは、IPFでは蜂巣肺が特徴的であり、INSIPでは蜂巣肺は少なく、すりガラス陰影が多い。また病理学的にはIPFは時相の異なる線維化を認めるが、INSIPでは比較的時相のそろった炎症・線維化を認める。鑑別困難な場合は、臨床情報、画像、病理を併せて総合的に判断する。予後は、IPFよりもINSIPのほうが良好である。

5 間質性肺炎に対する長期酸素療法

　間質性肺炎の中でも頻度の高いIPFに対する長期酸素療法（long-term oxygen therapy：LTOT）について述べる。487例のIPFの予後因子を後ろ向きに検討した研究では、酸素療法の有無と生命予後は相関を認めなかった[4]。安静時低酸素血症を認めるIPF患者に対するLTOTの予後改善効果を示した研究は現在のところ

表2 ● IPFと特発性非特異性間質性肺炎 (INSIP) の比較

	IPF	INSIP
年齢	60～70歳代	60歳代
性別	男性に多い	女性に多い
喫煙歴	現喫煙，または喫煙歴あり	喫煙歴なし
経過	慢性	慢性
呼吸機能検査	拘束性障害	拘束性障害
高分解能CT	①胸膜直下に分布 ②肺底優位の分布 ③網状影 ④蜂巣肺	①胸膜よりわずかに内側に分布 ②下肺優位の分布 ③網状影，すりガラス陰影 ④牽引性（細）気管支拡張 ⑤蜂巣肺は稀
病理組織	不均一な線維化	均一な炎症・線維化
予後	平均生存は診断から2～3年	5年生存率：82.3% 10年生存率：73.2%

(文献2, 3より改変)

ない。 他方，慢性閉塞性肺疾患 (chronic obstructive pulmonary disease：COPD) においては，低酸素血症を認める患者に対するLTOTの予後改善効果は証明されており[5]，この結果を参考にIPF患者に対しても安静時低酸素血症を認める場合は，LTOTが推奨されている[2]。

IPFを含む間質性肺炎の病態生理は拡散障害が中心であるため，労作時に低酸素血症を認めることが多い。安静時同様，労作時低酸素血症を認めるIPF患者に対するLTOTの予後改善効果を示した研究もない。しかし，酸素療法を行うことで最大酸素摂取量，運動時間，運動量が増加し，運動能力の改善が期待できる[6]ため，実臨床では労作時のみ低酸素血症を認めるIPF患者に対してもLTOTを導入する場合が多いと考えられる。なお，間質性肺炎はCOPDと比較し，労作時の低酸素血症が高度であり，またかなり病状が進行しない限り，炭酸ガス貯留をきたすことはない。したがって，酸素投与のデバイスとして，リザーバー付カニューレ（オキシマイザー®，日本ルフト）などがしばしば用いられる。

●文献

1) Travis WD, et al：An official American Thoracic Society/European Respiratory Society statement：Update of the international multidisciplinary classification of the idiopathic interstitial pneumonias. Am J Respir Crit Care Med. 2013；188(6)：733-48.

2） Raghu G, et al：An official ATS/ESR/JRS/ALAT statement：idiopathic pulmonary fibrosis：evidence-based guidelines for diagnosis and management. Am J Respir Crit Care Med. 2011；183(6)：788-824.

3） Travis WD, et al：Idiopathic nonspecific international pneumonia：report of an American Thoracic Society project. Am J Respir Crit Care Med. 2008；177(12)：1338-47.

4） Douglas WW, et al：Idiopathic pulmonary fibrosis：Impact of oxygen and colchicine, prednisone, or no therapy on survival. Am J Respir Crit Care Med. 2000；161(4)：1172-8.

5） Nocturnal Oxygen Therapy Trial Group：Continuous or nocturnal oxygen therapy in hypoxemic chronic obstructive lung disease：a clinical trial. Ann Intern Med. 1980；93(3)：391-8.

6） Harris-Eze AO, et al：Oxygen improves maximal exercise performance in interstitial lung disease. Am J Respir Crit Care Med. 1994；150(6)：1616-22.

（西田幸司）

第Ⅲ章　各種疾患ごとの長期酸素療法のエビデンス　理解と説明のために

5 肺　癌

1 在宅酸素療法の適応と効果

　「在宅呼吸ケア白書2010」によると，在宅酸素療法（home oxygen therapy：HOT）導入の原因疾患において肺癌は全体の6％と，慢性閉塞性肺疾患（chronic obstructive pulmonary disease：COPD）（45％），肺線維症・間質性肺炎・塵肺・膠原病・農夫肺（18％），肺結核後遺症（12％）についで多い疾患となっている。肺癌患者にHOTを導入する理由の多くは，原疾患の進行に伴う低酸素血症および呼吸困難の出現である。低酸素血症は，病巣増大に伴う気道閉塞や無気肺，癌性リンパ管症，癌性胸膜炎による胸水貯留，また併存するCOPDや肺炎によるものなど様々な理由で生じ，肺癌終末期にはよくある病態のひとつである。

　酸素療法を導入する目安としては，HOTの保険適用基準に則り（☞Ⅱ-1，p88参照），動脈血酸素分圧（PaO_2）55Torr以下の者，および60Torr以下で睡眠時あるいは運動負荷時に著しい低酸素血症をきたす者である。適応条件の高度慢性呼吸不全の項目には「病状が安定した」との文言が含まれているが，癌の終末期であっても上記の低酸素血症の基準を満たせば保険収載されている。

　酸素療法の効果に関して，低酸素血症が高度の担癌患者については予後や生活の質（quality of life：QOL）に関するデータはないが，酸素を使用することに議論の余地はない。一方，低酸素血症が軽度あるいは伴わない症例でも呼吸困難は出現し，症状緩和目的に酸素療法が検討されることがある。ただ，その効果については限られた研究しかなく，十分なデータはない（表1）[1]～[4]。担癌患者の呼吸困難への対処法としては，他にオピオイド，リラクセーションなどがあり，現時点で有効性が示されているのはオピオイドのみである[5]。

　以下に，呼吸困難と酸素療法に関するいくつかの研究を示す。

表1 ● 担癌患者における酸素療法の効果に関する研究

	研究デザイン	n	ベースライン酸素濃度	介入方法	アウトカム	結果
Bruera, et al, 1993[1]	二重盲検クロスオーバー試験	14	$SaO_2 < 90\%$	圧縮空気 vs 酸素 5L/分	VAS変化	酸素投与で呼吸困難改善あり
Booth, et al, 1996[2]	単盲検クロスオーバー試験	38	SaO_2 80〜99%	圧縮空気 vs 酸素 4L/分	VAS変化	空気投与・酸素投与いずれも呼吸困難改善あり 両群に有意差なし
Philip, et al, 2006[3]	二重盲検クロスオーバー試験	51	SaO_2 中央値 93%	圧縮空気 vs 酸素 4L/分	VAS変化	空気投与・酸素投与いずれも呼吸困難改善あり 両群に有意差なし
Abernethy, et al, 2010[4]	二重盲検ランダム化比較試験	239	PaO_2 平均値 10.3kPa	圧縮空気 vs 酸素 2L/分	NRS変化	両群に有意差なし

VAS：visual analogue scale, NRS：numeric rating scale

2 担癌患者の呼吸困難に対する酸素療法

　　低酸素血症が軽度あるいは伴わない進行癌51症例に対して，鼻カニューレから15分間の酸素投与あるいは空気投与を行ったクロスオーバー試験では，酸素投与群，空気投与群いずれにおいても呼吸困難は改善されたが，両群間に有意差はみられなかった[3]。同様に，呼吸困難を呈する経皮的動脈血酸素飽和度（SpO_2）88%以上の担癌患者239例に対し，7日間にわたり2L/分の酸素投与あるいは空気投与を行い，呼吸困難の緩和，有害事象，QOLについて検討したランダム化比較試験では，いずれの項目においても両群間に有意差を認めなかった[4]。また呼吸困難に対する緩和的酸素療法の有効性を調べたシステマティックレビューおよびメタアナリシスでは，134例の担癌患者が対象となったが，その有効性は示されなかった[6]。酸素投与の有効性が示せなかった理由のひとつとして，いずれの研究でも，呼吸困難が低酸素血症だけでなく種々の機序が絡み合って生じることを挙げている。

　　以上のように，肺癌をはじめとする担癌患者の酸素療法に関するエビデンスは限られているが，HOTは低酸素血症を伴う担癌患者が在宅療養を行うにあたって，簡便かつ不可欠な治療法のひとつである。癌の終末期を在宅療養で診るケースが増える中，呼吸器科以外の医療従事者も適応や導入法について十分に理解しておく必要がある（☞Ⅲ-12, p228参照）。

●文献

1) Bruera E, et al:Effects of oxygen on dyspnoea in hypoxaemic terminal-cancer patients. Lancet. 1993;342(8862):13-4.

2) Booth S, et al:Does oxygen help dyspnea in patients with cancer? Am J Respir Crit Care Med. 1996;153(5):1515-8.

3) Philip J, et al:A randomized, double-blind, crossover trial of the effect of oxygen on dyspnea in patients with advanced cancer. J Pain Symptom Manage. 2006; 32(6):541-50.

4) Abernethy AP, et al:Effect of palliative oxygen versus room air in relief of breathlessness in patients with refractory dyspnoea:a double-blind, randomised controlled trial. Lancet. 2010;376(9743):784-93.

5) Jennings AL, et al:Opioids for the palliation of breathlessness in terminal illness. Cochrane Database Syst Rev. 2001;(4):CD002066.

6) Uronis HE, et al:Oxygen for relief of dyspnoea in people with chronic obstructive pulmonary disease who would not qualify for home oxygen:a systematic review and meta-analysis. Thorax. 2015;70(5):492-4.

（伊木れい佳）

第Ⅲ章 各種疾患ごとの長期酸素療法のエビデンス 理解と説明のために

6 慢性心不全

　慢性心不全とは，慢性の心筋障害により心臓のポンプ機能が低下し，末梢主要臓器の酸素需要量に見合うだけの血流量を絶対的にまた相対的に拍出できない状態，と定義される[1]。

　従来は，急性心不全と同様に血行動態的指標やうっ血の有無により管理が行われていたが，慢性心不全では交感神経系やレニン・アンジオテンシン・アルドステロン系に代表される神経内分泌因子が著しく亢進し，その病態に大きく関与していることが判明し，1つの症候群ととらえられるようになった（図1）。その治療においては，一般管理（社会活動や食事，安静や運動など）および薬物療法と併せて，特に重症例では酸素療法を中心とした呼吸管理が重要となってくる。

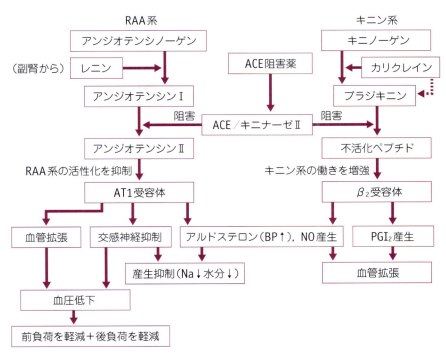

図1 ● 慢性心不全の神経内分泌因子機序

1 　慢性心不全患者における酸素療法の有効性

　　慢性心不全患者における酸素療法の有効性のエビデンスは，従来，周知されている[2]。機序として代表的なものは，①労作時に増悪する低酸素血症の改善により，代償性の過換気や亢進した交感神経活動の鎮静化が得られ，自覚症状や生活の質（quality of life：QOL）の改善が得られること，②夜間睡眠時にも心不全のため全身への灌流が充足されず動脈血酸素飽和度（SaO_2）が低下，そのような低酸素血症と代償性過換気に伴う慢性的低炭酸ガス血症の結果，中枢型呼吸障害を生じること，である。この病態に対して酸素療法を行うことで，この病態を改善する効果があるとされている。その他の因子も併せ，長期酸素療法（long-term oxygen therapy：LTOT）は慢性心不全の病態安定に大きく寄与すると考えられている[2]。

　　本項では，「慢性心不全治療ガイドライン」（2010年改訂版）[1] に取り上げられた慢性心不全患者に対する呼吸管理について，酸素療法，持続陽圧呼吸（continuous positive airway pressure：CPAP）療法，順応性自動制御換気（adaptive servo-ventilation：ASV）について，最近発表された海外からの研究報告や議論も加えて述べることにする。

2 　わが国での慢性心不全に対する在宅酸素療法の対象と適応

　　慢性心不全患者においては，高率に睡眠呼吸障害（sleep disordered breathing：SDB）を合併することがこれまでの研究で判明しており，相互に影響し合う関係にある。よって，慢性心不全患者に対しては労作時および安静時の低酸素血症のみならず，SDBのスクリーニングを行うことは実地臨床において重要である[1]。

① 慢性心不全の患者

　　ニューヨーク心臓協会（New York Heart Association：NYHA）の心機能分類Ⅲ度以上であると認められ，睡眠時の周期的な呼吸の変動であるチェーン・ストークス呼吸（cheyne-stokes respiration：CSR）がみられ，1時間当たりの無呼吸数および低呼吸数の合計回数〔無呼吸低呼吸指数（apnea hypopnea index：AHI）〕が20以上であることが睡眠ポリグラフ検査上で確認されている患者に対し，在宅酸素療法（home oxygen therapy：HOT）が保険適用となる。

② 高度慢性呼吸不全の患者

動脈血酸素分圧（PaO_2）が55Torr以下の患者，およびPaO$_2$ 60Torr以下で睡眠時または運動負荷時に著しい低酸素血症をきたす患者に保険適用がある。その判定に，パルスオキシメータによる酸素飽和度から推測し，経皮的動脈血酸素飽和度（SpO_2）を用いることは差し支えないとされている。

3 「慢性心不全治療ガイドライン」（2010年改訂版）をめぐって

慢性心不全の病態の解析が進んだことで，①詳細な問診と身体所見の把握，重症度判定［NYHA分類，米国心臓協会（AHA）／米国心臓病学会（ACC）Stage分類］，②他臓器の評価（貧血や腎機能障害，肝機能障害など），③画像検査（胸部X線写真，安静時心電図，24時間連続心電図解析，心臓超音波検査など），さらに，④血清中ナトリウム利尿ペプチド，エンドセリン，バゾプレシンなどの神経体液性因子に代表されるバイオマーカーも併せて評価に用いられるようになり，実地臨床での患者管理が飛躍的に向上してきたのは明らかである。慢性心不全治療では，一般管理に加え，最近特に薬物療法の進歩が目覚ましい。ジギタリス製剤，利尿薬，アンジオテンシン変換酵素阻害薬，アンジオテンシンⅡ受容体拮抗薬，β遮断薬などがその中心であり，重症度が進むにつれ，個々の患者の病態に応じた併用療法が推奨されている[1]。

① 呼吸管理の種類と特徴

呼吸管理は，非薬物療法の中で重要な位置を占める。従来，HOTおよび中枢性睡眠時無呼吸（central sleep apnea：CSA）症候群，閉塞性睡眠時無呼吸（obstructive sleep apnea：OSA）症候群の治療の中心として，CPAP[3]が，呼吸不全を伴う急性心不全の入院時管理として非侵襲的陽圧換気（noninvasive positive pressure ventilation：NPPV）療法が普及しているが，慢性心不全の呼吸管理にも応用されるようになってきた。

また，睡眠中に発生する呼吸障害にはCSA，OSA，あるいはCSAのうち，10分以上持続する漸増漸減の呼吸パターンを伴ったものを，チェーン・ストークス呼吸を伴う中枢性睡眠時無呼吸（central sleep apnea with cheyne-stokes respiration：CSA-CSR）が代表的であるが，その他の呼吸障害も合わせて上述のようにSDBで広く定義されている。この病態は様々な心血管疾患が合併し，特に慢性心不全患者の重症度や病態の進展に重要な役割を果たすことが明らかになった[4]。

心不全の側面から考えた場合，OSAは血行力学的心負荷や交感神経活動の亢進のほかに，肥満，内皮障害，酸化ストレス，インスリン抵抗性などの代謝機能障害を伴うことが実証されている[5]。CSA-CSRは特に重症心不全患者に認められることからも，心不全の結果生じた呼吸障害とみなされている。

② 慢性心不全と睡眠呼吸障害

慢性心不全の重症例ほどSDBを高率に合併していることが報告され[4]，その適切な治療を薬物療法と併用することで，慢性心不全の病態改善を試みる様々な報告やエビデンスが積み重ねられてきた。呼吸管理として，酸素療法，CPAPのほかに，最近様々な研究結果が蓄積されてきたASVがある。ASVとは患者の呼吸に同調して陽圧をかけ，患者の換気量により自動的に適正サポート圧を選択する呼吸管理法である[2,5,6]。

③ 酸素療法の導入適応

酸素療法については，わが国において慢性心不全患者に対するHOTの効果を検証した多施設共同研究があり[7]，実地臨床ではその適応を検討することが有用である。

前述のような保険適用に留意しつつ導入を行うが，慢性肺疾患や高度肥満例では動脈血二酸化炭素分圧（$PaCO_2$）が上昇し，意識障害をきたすことが稀にあるため，その流量調節について慎重な判断と病態の理解が必要なのは言うまでもない。

OSAを合併する心不全では，AHI 20以上にはCPAPを行うことが勧められる。OSAとCSA-CSRの混在を認める場合には，酸素療法やCPAP，ASVなどが選択肢として考えられる[8]。

4 最近の研究結果

上述のASVについては，世界中でSDB患者，慢性心不全患者を対象に多くの研究結果が報告されてきた。慢性心不全患者のQOL，NYHA重症度などを改善するとの研究結果がわが国で報告されているが[6,9]，Cowieらは大規模試験においてコントロール群と比較して，長期予後や心臓関連死などの項目ではむしろASV群が劣るとの結果を報告した[10]。患者背景，個々の詳細な病態ごとに異なることも考慮される余地があり，SDBと慢性心不全に関してさらなる研究結果が蓄積され，さらに実臨床に応用される治療法が開発されることを期待する[11]。

●文献

1) 日本循環器学会, 他 : 慢性心不全治療ガイドライン (2010年改訂版). 2010, p3-17.
2) Kojima R, et al : Effects of home oxygen therapy on patients with chronic heart failure. J Cardiol. 2001 ; 38(2) : 81-6.
3) Shamsuzzaman AS, et al : Obstructive sleep apnea : implications for cardiac and vascular disease. JAMA. 2003 ; 290(14) : 1906-14.
4) Oldenburg O : Cheyne-stokes respiration in chronic heart failure. Treatment with adaptive servoventilation therapy. Circ J. 2012 ; 76(10) : 2305-17.
5) Shamsuzzaman AS, et al : Obstructive sleep apnea : implications for cardiac and vascular disease. JAMA. 2003 ; 290(14) : 1906-14.
6) Imamura T, et al : Long-term adaptive servo-ventilatcr treatment prevents cardiac death and improves clinical outcome. Int Heart J. 2015 ; 57(1) : 47-52.
7) Sasayama S, et al : Effects of nocturnal oxygen therapy on outcome measures in patients with chronic heart failure and cheyne-stokes respiration. Circ J. 2006 ; 70(1) : 1-7.
8) Muza RT : Central sleep apnoea-a clinical review. J Thorac Dis. 2015 ; 7(5) : 930-7.
9) Momomura S, et al : Adaptive servo-ventilation therapy for patients with chronic heart failure in a confirmatory, multicenter, randomized, controlled study. Circ J. 2015 ; 79(5) : 981-90.
10) Cowie MR, et al : Adaptive servo-ventilation for central sleep apnea in systoric heart failure. N Engl J Med. 2015 ; 373(12) : 1095-105.
11) Pearse SG, et al : Sleep-disorderd breathing in heart failure. Eur J Heart Fail. 2016 ; 18(4) : 353-61.

（馬庭　厚, 松本賢芳, 持田泰行, 力石　彩, 古川冴子, 長井かおり）

第Ⅲ章　各種疾患ごとの長期酸素療法のエビデンス　理解と説明のために

7 肺高血圧症

1 肺高血圧症の定義

　2008年に米国のダナポイントで開催された第4回肺高血圧症ワールドシンポジウムにて，右心カテーテル検査を用いて実測した安静時肺動脈平均圧（mean pulmonary arterial pressure：mean PAP）25mmHg以上が肺高血圧症（pulmonary hypertension：PH）と定義された。さらにPHの中で特に肺動脈楔入圧（pulmonary artery wedge pressure：PAWP）が15mmHg以下の場合を肺動脈性肺高血圧症（pulmonary arterial hypertension：PAH）とした。この定義は2013年にフランスのニースで開催された第5回肺高血圧症ワールドシンポジウム[1]でも踏襲されている。

2 肺高血圧症の分類

　PHの分類は，1998年フランスのエビアンで開催されたワールドシンポジウムで5つの群に分類整理され，その後改訂を重ねた結果，現在では2013年のニース分類が用いられている（**表1**）[1]。ニース分類の2群は左心疾患に伴うPHであり，主に肺静脈性肺高血圧症（pulmonary venous hypertension：PVH）である。
　本項では主に，PAHに対する酸素療法に関して述べる。

3 肺高血圧症に対する酸素療法

　PAHでは器質的な肺血管床の減少（肺血管リモデリング）と肺血管床の機能的攣縮の双方が関与していると考えられる。初期では，治療による可逆性が期待できる機能的攣縮の割合が大きいと考えられるが，病気の進行とともに器質的変化の割合が増え，肺血管抵抗が上昇し，右心不全をまねく。PHに対する酸素療法は機能的な肺血管攣縮に対して効果があると思われる。しかし，PHに対する長期の酸素投

表1 ● 肺高血圧症の最新分類 (ニース, 2013)

1. 肺動脈性肺高血圧症 (PAH)
1. 1. 特発性肺動脈性肺高血圧症 (IPAH) 1. 2. 遺伝性肺動脈性肺高血圧症 (HPAH) 　1. 2. 1. BMPR2 　1. 2. 2. ALK1, ENG, SMAD9, CAV1, KCNK3 　1. 2. 3. unknown 1. 3. 薬物および毒物誘発性 1. 4. 他の疾患に関連するもの 　1. 4. 1. 結合組織病 　1. 4. 2. HIV感染症 　1. 4. 3. 門脈圧亢進症 　1. 4. 4. 先天性心疾患 　1. 4. 5. 住血吸虫症
1'. 肺静脈閉塞性疾患 (PVOD) および/または肺毛細血管腫症 (PCH)
1'. 新生児遷延性肺高血圧症 (PPHN)
2. 左心疾患に伴う肺高血圧症
2. 1. 左室収縮不全 2. 2. 左室拡張不全 2. 3. 弁膜疾患 2. 4. 先天性/後天性の左心流入路/流出路閉塞および先天性心筋症
3. 肺疾患および/または低酸素に伴う肺高血圧症
3. 1. 慢性閉塞性肺疾患 3. 2. 間質性肺疾患 3. 3. 拘束性と閉塞性の混合型を示す他の肺疾患 3. 4. 睡眠呼吸障害 3. 5. 肺胞低換気障害 3. 6. 高所における慢性曝露 3. 7. 肺の発育障害
4. 慢性血栓塞栓性肺高血圧症 (CTEPH)
5. 原因不明の多因子のメカニズムに伴う肺高血圧症
5. 1. 血液疾患：慢性溶血性貧血, 骨髄増殖性疾患, 脾摘出 5. 2. 全身疾患：サルコイドーシス, 肺組織球増殖症, リンパ脈管筋腫症 5. 3. 代謝疾患：糖原病, ゴーシェ病, 甲状腺疾患 5. 4. その他：腫瘍塞栓, 線維性縦隔炎, 慢性腎不全, 区域性肺高血圧

(文献1より引用)

与が有用であったとのランダム化比較試験は現在まで認められない。

　一方で, 慢性閉塞性肺疾患 (chronic obstructive pulmonary disease：COPD) を基礎疾患とする慢性呼吸不全症例に対しては, 酸素療法が生命予後改善につながる治療法のひとつであるとの確固たるエビデンスがある[2]~[4]。COPDに対してなぜ酸素療法が生命予後を改善するのか, 明確な機序はわかっていないが, 低酸素血症の改善に伴う組織酸素化の改善が生命予後の改善につながるものと推察される[4]。COPDでは組織酸素化の指標である混合静脈血酸素飽和度 (PvO_2) が正常下限値 (35Torr) のとき, 動脈血酸素分圧 (PaO_2) 値が60Torrであるため, 酸素療法の

適応基準を60Torrとしている。実際，COPD患者におけるPvO₂が35より高い場合と35以下で生命予後に差がみられる（図1）[4)5)]。また，ニース分類の3群に示されているように，COPDを含む肺疾患はPHを合併する場合があり，1990年に厚生省特定疾患呼吸不全調査研究班が慢性肺疾患の生命予後をPHの有無で区別して分析した結果では，PH群で有意に生存率が低下していた（図2）[6)]。

これらの事実に基づき，PHに対する酸素療法はCOPDに準じてPaO₂≧8kP2a（60Torr）を維持するものとして，2013年の日本循環器学会[7)]，2013年のニース[1)]，2015年のヨーロッパ（ESC/ERA）のガイドライン[8)]で，それぞれ支持療法の項目に，ClassⅠ，エビデンスレベルCとして記載されている。

ただし，PHでは肺血管抵抗の増大により，右心不全が生じ，右室心拍出量が低下すると，その影響を受けてPvO₂が低下し，PaO₂が60TorrであってもPvO₂が35Torr以下の場合もあり，PaO₂，60Torrを一律に目標値として酸素療法を行うのが妥当であるかどうか，若干の疑問が残る。現時点では，PHを対象とした酸素療法の前向き試験がないため，上記3つのガイドラインに基づいて酸素療法を行う。

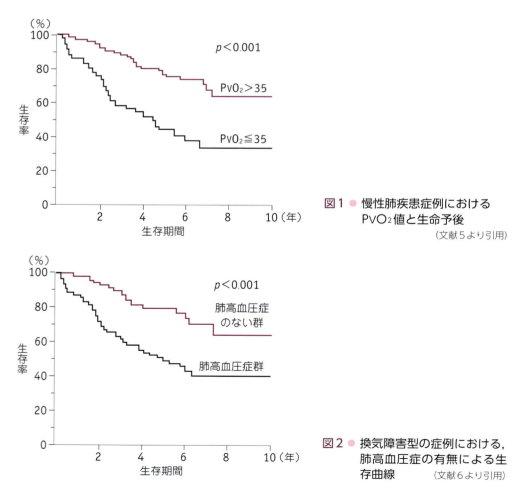

図1 ● 慢性肺疾患症例におけるPvO₂値と生命予後
（文献5より引用）

図2 ● 換気障害型の症例における，肺高血圧症の有無による生存曲線
（文献6より引用）

●文献

1) Galiè N, et al：The fifth world symposium on pulmonary hypertension. J Am Coll Cardiol. 2013；62(25 Suppl)：D1-3.
2) Medial Research Council Working Party：Long term domiciliary oxygen therapy in chronic hypoxic cor pulmonale complicating chronic bronchitis and emphysema. Lancet. 1981；1(8222)：681-6.
3) Nocturnal Oxygen Therapy Trial Group：Continuous or nocturnal oxygen therapy in hypoxemic chronic obstructive lung disease. Ann Intern Med. 1980；93(3)：391-8.
4) 巽　浩一郎：各種疾患におけるHOTの適応と臨床効果　肺高血圧症．日胸臨．2005；64(増刊)：S64-S71.
5) Timms RM, et al：Hemodynamic response to oxygen therapy in chronic obstructive pulmonary disease. Ann Intern Med. 1985；102：29-36.
6) 平賀俊尚，他：慢性肺疾患患者の生存率と準呼吸不全の呼吸機能・肺循環動態の検討−右心カテーテル検査が施行された全国205例の追跡調査(1990年)−．厚生省特定疾患呼吸不全調査研究班平成2年度研究報告書．1991，p75-80.
7) 循環器病の診断と治療に関するガイドライン(2011年合同研究班報告)：肺高血圧症治療ガイドライン(2012年改訂版)．2012.
[http://www.j-circ.or.jp/guideline/pdf/JCS2012_nakanishi_h.pdf]
8) Galiè N, et al：2015 ESC／ERS Guidelines for the diagnosis and treatment of pulmonary hypertension：The Joint Task Force for the Diagnosis and Treatment of Pulmonary Hypertension of the European Society of Cardiology (ESC) and the European Respiratory Society (ERS)：Endorsed by：Association for European Paediatric and Congenital Cardiology (AEPC), International Society for Heart and Lung Transplantation (ISHLT). Eur Heart J. 2016；37(1)：67-119.

(谷口　貢)

第 Ⅲ 章　各種疾患ごとの長期酸素療法のエビデンス　理解と説明のために

8 睡眠呼吸障害／睡眠時無呼吸症候群

1 呼吸障害と睡眠時無呼吸症候群

睡眠呼吸障害（sleep disordered breathing：SDB）は自覚症状の有無にかかわらず，睡眠時無呼吸低呼吸指数（apnea-hypopnea index：AHI）が5以上であることを指す。睡眠時無呼吸症候群（sleep apnea syndrome：SAS）はAHI 5以上のSDBに日中の眠気，中途覚醒，倦怠感などの自覚症状を伴う病態を指す。米国睡眠医学会（American Academy of Sleep Medicine：AASM）はSDBを以下の4つに分類している（ICSD-2）。

①閉塞性睡眠時無呼吸症候群（obstructive sleep apnea syndrome：OSAS）

②中枢性睡眠時無呼吸症候群（central sleep apnea syndrome：CSAS）

③チェーン・ストークス呼吸症候群（cheyne-stokes breathing syndrome：CSBS）

④睡眠低換気症候群（sleep hypoventilation syndrome：SHVS）

この項では，SDBの診断の流れとSASの治療について概説する。

2 睡眠関連呼吸障害の診断

SASを診断するためのゴールドスタンダードは終夜睡眠ポリグラフ検査（polysomnography：PSG）である。SDB関連症状（日中過眠，睡眠中の窒息感やあえぎ，繰り返す覚醒，起床時の爽快感欠如，日中の疲労感，集中力欠如）のうち，2つ以上を認める場合はSDBを疑い，診断を進める（図1）[1]。自覚的な日中の眠気評価にはエプワース眠気尺度（Epworth sleepiness scale：ESS）を用いる。SDBを疑う場合には，最初からPSGを行い診断確定してもよいが，PSGはモニターの装着やデータの解析のために熟練した技師と膨大な時間を必要とする。そのためSAS疑い症例のすべてに最初からPSGを適用するのは非効率的であり，スクリーニング検査として簡易モニターと併用されることが多い。しかし，症状が重度でSAS

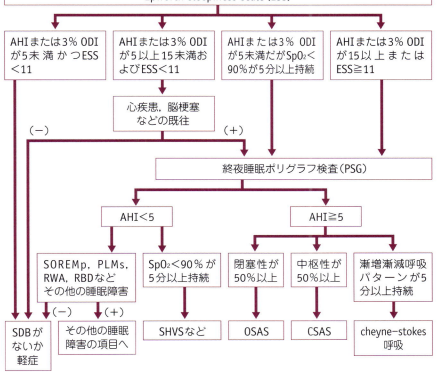

図1 ● 睡眠関連呼吸障害の診断ガイドライン　　　　（文献1より引用）

の疑いが強い場合には簡易モニターを省略してPSG検査を行うべきと考える。

AASMではモニター装置を以下の4種類に分類している（**表1**）[2]。

① type 1：スリープラボで行うアテンド付きのPSG

② type 2：脳波のチャネル数を減らして在宅で用いることを目的とした簡易モニター

③ type 3：呼吸運動あるいは呼吸気流を含む4チャネル以上の記録をとる

④ type 4：呼吸気流あるいは酸素飽和度を中心にした1～2チャネル

わが国ではアテンド付きのPSG検査が行える施設は限られており，アテンドなしのPSGを行っている施設が多い。日中の過眠，睡眠中のいびきや無呼吸などの症状がある人に対してtype 3またはtype 4でスクリーニング検査を行い，SASの疑いが高まった場合にPSGを行うのが一般的である。

表1 ● 睡眠検査の分類

type 1	・標準PSG，検査室，終夜，睡眠技師のアテンドあり
type 2	・最低7chのモニター ・EEG，EOG，顎EMG，心電図／心拍数，気流，呼吸努力，酸素飽和度を含む ・アテンドなし
type 3	・最低4chのモニター ・換気量／気流（最低2chの呼吸運動 or 呼吸運動と気流），心電図／心拍数，酸素飽和度を含む ・アテンドなし
type 4	・1〜2ch記録 ・典型的には酸素飽和度 or 気流 ・アテンドなし

EEG：脳波，EOG：眼球運動，EMG：筋電図 （文献2より引用）

3　簡易モニター検査を用いる場合の注意点

　簡易モニターとして汎用されているものはtype 3とtype 4であるが，チャネル数の多いtype 3の使用が望ましい。わが国では簡易モニターもOSASの診断に使用されているが，閉塞性無呼吸の呼吸部分だけの判定しかできず，睡眠脳波をとらないので睡眠効率が悪いと睡眠時の呼吸障害を過小評価することになる。またCSASやCSBSなどを簡易モニターで診断することは推奨されず，他の睡眠障害併存の判別ができない。中等症〜重症のOSASが強く疑われる場合で，肺疾患や神経疾患，うっ血性心不全などの併存症がない場合のみ，PSGの代替として許容されることを念頭に置く必要がある。

4　治　療

① 持続気道陽圧療法

　持続気道陽圧（continuous positive airway pressure：CPAP）療法はOSASに対し，最も奏効率が高く，第一選択の治療法である[3]。CPAP治療により，日中の眠気，呼吸イベント，睡眠構築の改善などが得られることに加え，交感神経の抑制，炎症マーカーの低下，血管内皮機能改善，降圧効果，血小板凝集の抑制，インスリン抵抗性の改善などが得られ，心血管イベントの軽減，生命予後改善なども長期観察のデータから示されている。PSGや簡易モニターにてCPAP療法の適応であると判断した場合には，CPAPタイトレーションを行い，在宅での治療を開始する。

　わが国では，気流の変化や振動などから上気道の状況を検知し，それに合わせて自動的にCPAP圧を調節するauto CPAPが広く普及している。CPAP治療の際

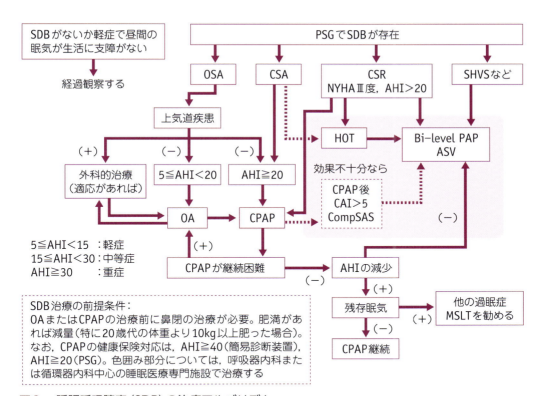

図2 ● 睡眠呼吸障害（SDB）の治療アルゴリズム
SDB：睡眠呼吸障害, PSG：終夜睡眠ポリグラフ検査, OSA：閉塞性睡眠時無呼吸, CSA：中枢性睡眠時無呼吸, CSR：チェーン・ストークス呼吸, SHVS：睡眠低換気症候群, Bi-level PAP：二層性気道陽圧, AHI：睡眠時無呼吸低呼吸指数, OA：口腔内装置, CPAP：持続気道陽圧, CAI：中枢性無呼吸指数, CompSAS：混合型睡眠時無呼吸症候群, MSLT：睡眠潜時反復測定法
(文献1より引用)

は，医療機関から器械をレンタルし，その使用料が健康保険組合から支払われる仕組みになっており，月1回の外来受診が必須である．陽圧換気療法の副作用は，陽圧呼吸による呼吸困難感，鼻閉・鼻汁，口渇などがある．

慢性心不全に合併することが多いCSASやCSBS，SHVSの場合には，吸気圧と呼気圧を独立して設定する二相性気道陽圧が必要な場合もある．SDBの治療アルゴリズムを図2[1)]に示す．

② 側臥位睡眠

OSAS患者では仰臥位のときに最も無呼吸イベントや覚醒反応が多いのが一般的である．CPAP療法の適応とならない軽症のOSAS症例では，睡眠時に側臥位を保つことである程度の治療効果を得ることができる[4)]．

③ 減量療法

肥満者の体重変化とAHIの関連について，Peppardら[5]は10％の体重減少がAHIを約28％減少させ，10％の体重増加はAHIを約32％増加させると報告している。食事療法，運動療法を含む生活習慣への介入による減量効果について，メタ解析では，コントロール群に比べて介入群でAHI値の改善が6.0大きく，統計的有意差がみられた[6]。

④ 口腔内装置

口腔内装置（oral appliance：OA）は下顎を前方に移動して固定する装置である。主として軽症〜中等症OSASやCPAPを導入・継続できない重症OSASの治療に用いられている。複数の無作為化比較試験（randomized controlled trial：RCT）により，OAが有効であることが示されている。無治療群と比較してAHI，ESS，経皮的動脈血酸素飽和度（SpO_2）最低値のいずれも有意な改善がみられた。しかし，CPAP治療との比較では，AHI，覚醒指数，SpO_2最低値のいずれもCPAPのほうが有意に優れていた。ただし5年以上の長期効果や生命予後に関してはデータがない。

OAの効果が期待できる因子として，若年者，AHI低値（軽症〜中等症），体容量指数（body mass index：BMI）低値，頸が太くない，体位依存性OSASなどがある[7]。副作用としては，口腔内乾燥，歯痛，唾液分泌過多，咬筋緊張，顎関節痛，咬合変化などがあるが，いずれも軽微であると報告されている[8]。

⑤ 手術療法

鼻中隔彎曲症，肥厚性鼻炎，鼻茸などによる鼻呼吸障害は，CPAP治療のアドヒアランスを下げる大きな要因になる。CPAP治療中の患者の鼻閉に対しては鼻手術の適応を検討すべき症例は少なくない。

OSASに対する手術療法には，上気道を広げることを目的とした口蓋垂軟口蓋咽頭形成術，口蓋扁桃摘出術，ラジオ波による軟口蓋形成，レーザーによる口蓋垂軟口蓋形成術などの手術がある。これらは重篤な合併症も多く，適応について慎重に判断すべきである。

5 睡眠時無呼吸症候群と酸素療法

酸素療法のみによる睡眠時無呼吸に対しての治療は，CPAP療法や非侵襲的陽圧換気（noninvasive positive pressure ventilation：NPPV）療法に比べて比較的容易に実施でき，患者の忍容性も高いことがあるが，低換気の問題がある閉塞性無呼吸では高二酸化炭素血症が問題となる。

① 閉塞性無呼吸と酸素療法

前述のように，OSASではCPAP療法が適切な治療法であるが，CPAP療法に適応できない患者への選択肢として酸素療法を検討している文献がいくつかある。そのようなCPAP療法不耐の患者における酸素療法の安全性と効果についてのシステマティックレビューがあり，参照する[9]。

酸素療法について8つの研究と，CPAPとの比較で6つの研究が選ばれている。AHIについては5つの研究の統合解析により，統計学的に明らかにCPAP療法でAHIが減少しており，改善効果が認められた（図3）[9]。しかし，夜間酸素療法はプラセボ対照群に比べ，有意なAHIの減少効果を認めなかった（標準化平均差－0.32，95％信頼区間：－0.74～0.08）。一方，4つの研究の統合解析では，CPAP療法も酸素療法もプラセボ対照群に対して，睡眠中の酸素飽和度低値を有意に改善していたが，酸素飽和度の改善効果では，CPAP療法は夜間酸素療法との間に有意差がなかった（図4）[9]。さらに，6つの研究の統合解析を用いて睡眠呼吸障害イベントの影響を評価したところ，酸素療法は室内気に比して有意なイベントの減少が認められ（図5）[9]，夜間の平均酸素飽和度についても夜間酸素療法は室内気に比べて有効であったことが示された（図6）[9]。

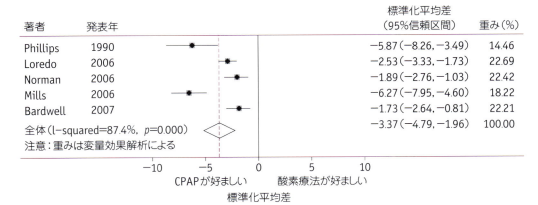

図3 ● 睡眠時無呼吸低呼吸指数（AHI）に対する効果：持続気道陽圧（CPAP）療法 vs 酸素療法
（文献9より引用）

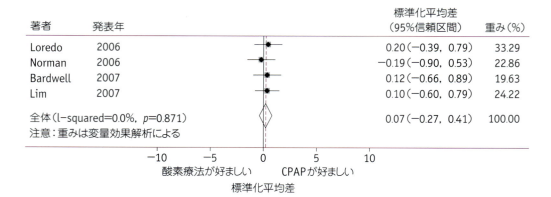

図4 ● 夜間平均経皮的動脈血酸素飽和度(SpO$_2$)への効果：CPAP vs 酸素療法　　（文献9より引用）

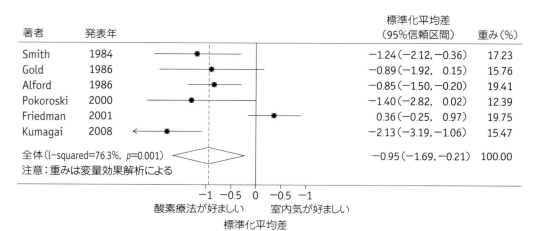

図5 ● 睡眠呼吸障害イベントへの効果：酸素療法 vs 室内気　　（文献9より引用）

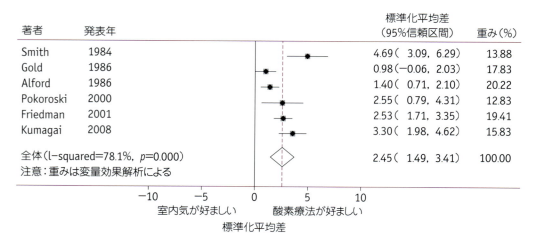

図6 ● 夜間平均酸素飽和度(SpO$_2$)への効果：酸素療法 vs 室内気　　（文献9より引用）

酸素化に関しては，夜間酸素療法の有効性が認められたが，酸素投与による睡眠呼吸障害イベントの持続時間の延長が心配される．これに関するデータは不足しているが，延長を記録している研究がある．AHIの減少が明確に酸素よりも優れているCPAP療法が第一選択であることが確認できる．酸素療法には，イベントの持続時間が延長し，高二酸化炭素血症を助長する恐れがあることから，高血圧や眠気への効果も少ない，もしくはないことが推測される．

したがって，CPAP療法不耐の患者に酸素療法を代替療法として勧めることは，現時点では難しいと考えられる．

② 中枢性無呼吸と酸素療法

CSASの治療への酸素療法も無呼吸を減らす治療法とはならないことが考えられるが，慢性心不全に伴うCSASの治療法として勧められる[10]．AHIおよび左室駆出率（left ventricular ejection fraction：LVEF）への酸素投与の有効性が報告されている．これは，適切な薬物療法を実施してもNYHAクラスⅡ～Ⅳの収縮期心不全のあるCSAS患者に対し，有用性が期待される．メタアナリシスでは平均で5%（95%信頼区間：0.3～9.8%）のLVEFの改善が長期的効果として認められた（図7）[10]．AHIについても酸素療法の有用性が認められており，RCTでは平均してAHIが15（95%信頼区間：－7～－23）も減少が認められ（図8）[10]，投与前後でもベースラインに比較して平均18（95%信頼区間：－10～－26）のAHIの低下が認められている．

したがって，CPAP治療を上回る効果のエビデンスは得られていないが，CPAP療法に不耐である患者への代替療法としては推奨される．

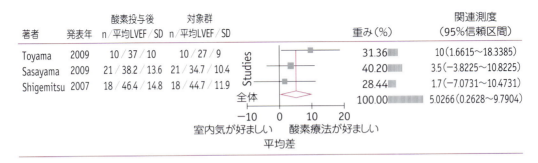

図7 ● 左室駆出率（LVEF）への効果：酸素療法 vs 室内気 （文献10より引用）

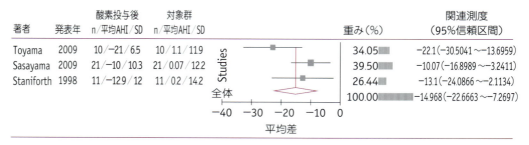

図8 ● 中枢性無呼吸を伴う心不全への夜間酸素療法のAHIへの効果：RCTのメタアナリシス
（文献10より引用）

● 文献

1) 篠邉龍二郎, 他：睡眠呼吸障害の診断, 治療, 連携のガイドライン. 睡眠医療. 2008；2：271-8.
2) Kushida CA, et al：Practice parameters for the indications for polysomnography and related procedures：an update for 2005. Sleep. 2005；28(4)：499-521.
3) Loube DI, et al：Indications for positive airway pressure treatment of adult obstructive sleep apnea patients：a consensus statement. Chest. 1999；115(3)：863-6.
4) Jokic R, et al：Positional treatment vs continuous positive airway pressure in patients with obstructive sleep apnea syndrome. Chest. 1999；115(3)：771-81.
5) Peppard PE, et al：Longitudinal study of moderate weigh change and sleep-disordered breathing. JAMA. 2000；284(23)：3015-21.
6) Araghi MH, et al：Effectiveness of lifestyle interventions on obstructive sleep apenea(OSA)：systematic review and meta-analysis. Sleep. 2013；36(10)：1553-62.
7) Cartwright RD, et al：The effects of a nonsurgical treatment for obstructive sleep apnea：The tongue-retaining-device. JAMA. 1982；248(6)：705-9.
8) Fritsch KM, et al：Side effects of mandibular advancement devices for sleep apnea treatment. Am J Respir Crit Care Med. 2001；164(5)：813-8.
9) Mehta V, et al：Obstructive sleep apnea and oxygen therapy：a systematic review of the literature and meta-analysis. J Clin Sleep Med. 2013；9(3)：271-9.
10) Aurora RN, et al：The treatment of central sleep apnea syndromes in adults：practice parameters with an evidence-based literature review and meta-analyses. Sleep. 2012；35(1)：17-40.

（草間加与, 郷間　厳）

第Ⅲ章 各種疾患ごとの長期酸素療法のエビデンス　理解と説明のために

9 CPFE
（combined pulmonary fibrosis and emphysema）

1 CPFE

　2005年，フランスのCottinらは，胸部CTで上葉の気腫性病変と下葉の線維化病変を認める61例を後ろ向きに検討し，CPFE（combined pulmonary fibrosis and emphysema）という新たな疾患概念を提唱した[1]。CPFEには，通常の慢性閉塞性肺疾患（chronic obstructive pulmonary disease：COPD）や間質性肺炎とは異なる臨床的特徴を認める。わが国では気腫合併間質性肺炎と呼ばれることが多い。なお，Cottinらの症例には膠原病肺や塵肺，過敏性肺臓炎，サルコイドーシス，薬剤性肺障害など，原因がはっきりしている症例は含まれていない。

2 CPFEの特徴

　Cottinらが報告したCPFEの特徴を以下に示す。

① 喫煙歴のある男性に多く，平均年齢65歳

　61例中，全例で喫煙歴を認める。男性60例，女性1例であり，男性が多く，平均年齢は65歳である。ほぼ全例に息切れを認め，87％で肺底部にcracklesを，43％にばち指を認める。

② 高分解能CTで上葉優位の気腫性病変，下葉優位の線維化病変

　高分解能CT（HRCT）では，上葉に小葉中心性または傍隔壁性の肺気腫を認める。また下葉には蜂巣肺，網状影，牽引性気管支拡張，すりガラス陰影，構造改変などの線維化病変を認める。画像パターンは典型的な通常型間質性肺炎（usual interstitial pneumonia：UIP）パターンが51％，UIPパターン疑いあるいは線

9．CPFE（combined pulmonary fibrosis and emphysema）

維化病変中心の非特異性間質性肺炎（fibrosing NSIP）パターンが34％である。

③ 呼吸機能検査では肺活量はほぼ正常

肺気腫による上葉の過膨張が線維化による下葉の容量減少に相殺される。％肺活量（％VC）の平均は90％，1秒率（FEV_1/FVC）の平均は69％であり，スパイロメトリーはほぼ正常である。

④ 拡散能が低下しており，運動時の低酸素血症が顕著

拡散能（％D_{LCO}）の平均は37％と低値であり，6分間歩行試験にて経皮的動脈血酸素飽和度（SpO_2）は平均で8.9％低下する。

⑤ 約半数に肺高血圧症を合併

症例の47％はCPFE診断時に肺高血圧症を合併する。またフォローアップ中の合併を含めると55％に肺高血圧症を認める。ただし，肺高血圧症の診断は主に心エコーを用いて行われており，右心カテーテル検査を受けた症例は少ない。

⑥ 5年生存率は約50％

2年生存率は87.5％，5年生存率は54.6％であり，生存期間の中央値は6.1年である。なお死因の半数は呼吸不全死であり，肺高血圧症の合併があると予後が悪い。

3　症　例

● 症例：60歳，男性。
● ゴルフコースをまわるのが辛くなってきたため受診した。喫煙歴は30本／日。膠原病の既往・併存はなく，粉塵曝露歴もない。安静時の呼吸数14／分，SpO_2は98％と低酸素血症は認めない。胸部の聴診では両下肺に捻髪音（fine crackles）を聴取し，ばち指を認める。胸部X線では両下肺野にすりガラス陰影を認める。

　胸部CTを図1に示す。上葉に気腫を，下葉には網状影，すりガラス陰影を認め，CPFEと考えられる。呼吸機能検査（表1）では，肺活量（％VC），1秒率（FEV_1/FVC）とも正常であるが，拡散能（％D_{LCO}）は63.8％と低下している。また6分間歩行試験（表2）では，SpO_2が98％から88％まで低下しており，Cottinらの報告

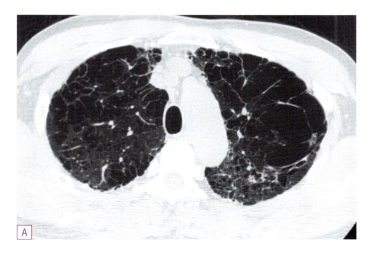
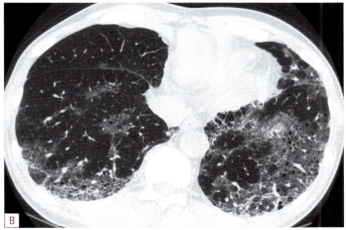

図1 ● 胸部CT
A：上葉。気腫を認める
B：下葉。網状影を認める

表1 ● 呼吸機能検査

	測定値	%予測値
SVC	4.45L	115.6%
FVC	4.48L	118.8%
FEV_1	3.31L	105.1%
FEV_1/FVC	73.88%	
TLC	6.34L	117.2%
D_{LCO}	12.02 mL/min/Torr	63.8%

肺活量，1秒率とも正常範囲で，拡散能のみ低下を認める

表2 ● 6分間歩行試験

	開始時	終了時
心拍数（／分）	66	98
息切れ（修正Borgスケール）	0	3
疲労感（修正Borgスケール）	0	4
SpO_2（%）	98	88
歩行距離（m）	405	

運動時にSpO_2低下を認める

9. CPFE（combined pulmonary fibrosis and emphysema）

と合致する。なお本例は心エコー上，肺高血圧症は認めていない。

4　CPFEに対する在宅酸素療法

　安静時低酸素血症を認めるCPFEに対する長期酸素療法（long-term oxygen therapy：LTOT）の有用性を検討した研究はない。そこでCOPDと間質性肺炎，それとCPFEの約半数に合併する肺高血圧症におけるエビデンスを参考に，CPFEに対するLTOTの意義について考える。

　まずCOPDに関しては，Nocturnal Oxygen Therapy Trial（NOTT）Group[2]とThe Medical Research Council（MRC）Working Party[3]による2つの研究により，安静時低酸素血症を伴うCOPDに対して睡眠時間を含む1日15時間以上のLTOTは予後を改善することが示された。間質性肺炎に関しては，安静時低酸素血症を認める間質性肺炎に対するLTOTの予後改善を示した研究はないが，特発性肺線維症の国際ガイドライン[4]では，安静時低酸素血症を認める患者へのLTOTを推奨している。肺高血圧症に関しても，LTOTによる肺高血圧症の予後改善を示した研究はない。しかし，酸素療法は肺動脈性肺高血圧症の肺血管抵抗を低下させ，その結果，肺動脈圧を低下させる[5]。また，肺高血圧症を合併した安静時低酸素血症を伴うCOPDに対してLTOTを行うと，肺高血圧症の進行が抑制される[6]。以上のことからCOPD，間質性肺炎，肺高血圧症と様々な病態を合併するCPFEにおいても，安静時低酸素血症を認める患者ではLTOTの導入が望ましいと考える。

　なお，労作時のみ低酸素血症を認めるCPFEに対するLTOTの有用性についても，検討した研究はない。間質性肺炎においては運動時のみ低酸素血症を認める症例に酸素療法を行うことで，最大酸素摂取量が増加し，運動能力が改善することが示されている[7]。CPFEは間質性肺炎と同様に労作時の低酸素血症が顕著であり，低酸素血症による日常生活動作（activities of daily living：ADL），生活の質（quality of life：QOL）の低下を認めることが多い。したがって臨床の現場では，労作時のみ低酸素血症を認める患者に対してもLTOTを導入することが多いと考えられる。

●文献

1)　Cottin V, et al：Combined pulmonary fibrosis and emphysema：a distinct under-recognised entity. Eur Respir J. 2005；26(4)：586-93.

2) Nocturnal Oxygen Therapy Trial Group:Continuous or nocturnal oxygen therapy in hypoxemic chronic obstructive lung disease:a clinical trial. Ann Intern Med. 1980;93(3):391-8.

3) The Medical Research Council Working Party:Long term domiciliary oxygen therapy in chronic hypoxic cor pulmonale complicating chronic bronchitis and emphysema. Lancet. 1981;1(8222):681-6.

4) An Official ATS/ESR/JRS/ALAT statement:Idiopathic pulmonary fibrosis:evidence-based guidelines for diagnosis and management. Am J Respir Crit Care Med. 2011;183(6):788-824.

5) Roberts DH, et al:Oxygen therapy improves cardiac index and pulmonary vascular resistance in patients with pulmonary hypertension. Chest. 2001;120(5):1547-55.

6) Weitzenblum E, et al:Long-term oxygen therapy can reverse the progression of pulmonary hypertension in patients with chronic obstructive pulmonary diseases. Am Rev Respir Dis. 1985;131(4):493-8.

7) Harris-Eze AO, et al:Oxygen improves maximal exercise performance in interstitial lung disease. Am J Respir Crit Care Med. 1994;150(6):1616-22.

(西田幸司)

| 第Ⅲ章 | 各種疾患ごとの長期酸素療法のエビデンス　理解と説明のために |

10 オーバーラップ症候群：COPDと閉塞性睡眠時無呼吸症候群

慢性閉塞性肺疾患（chronic obstructive pulmonary disease：COPD）に閉塞性睡眠時無呼吸症候群（obstructive sleep apnea syndrome：OSAS）が合併することが知られている。この2つの疾患がオーバーラップするメカニズムとその予後について概説する。

1 睡眠と呼吸

まず，睡眠が呼吸に及ぼす作用について概説する。呼吸調節は，化学受容器や肺の受容器からの情報が中枢調節器に入力されると，情報が出力され，呼吸筋に送られて換気を実行する。この換気により受容体にフィードバックがかかり，換気が調節される（図1）[1]。

睡眠は，これらの反応を全般的に低下させる。換気応答の低下に加え，上気道抵抗の上昇，機能的残気量の低下，換気血流比のミスマッチなどにより，換気量が低下し，酸素濃度の低下，二酸化炭素の貯留を引き起こす（図2）[2]。これらの変化はnon-REM睡眠時よりも，抗重力筋が完全に弛緩するREM睡眠期でさらに強くなる。健常者ではこれらの変化は生理的変動の範囲内で，臨床的に問題になることはないが，心肺機能に異常がある場合には正常の範囲を逸脱する。

2 慢性閉塞性肺疾患患者の睡眠時呼吸障害

COPD患者においては，睡眠により低酸素血症，高二酸化炭素血症を伴いやすくなることが指摘されている。日中に低酸素血症がみられる患者では，睡眠中の低酸素血症をきたしやすく，また日中の活動時に比べて睡眠中の低酸素血症がより重度であることが報告されている。

GOLD（Global Initiative for Chronic Obstructive Lung Disease）分類でⅢ期の閉塞性障害［$30\% \leqq \%1$秒量（$\%FEV_1$）$< 50\%$］のあるCOPD患者を対象

第Ⅲ章　各種疾患ごとの長期酸素療法のエビデンス　理解と説明のために

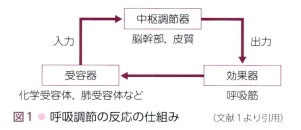

図1 ● 呼吸調節の反応の仕組み　　(文献1より引用)

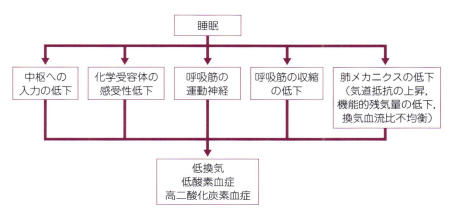

図2 ● 睡眠が呼吸反応に及ぼす影響　　(文献2より引用)

とした研究で，日中の労作時の動脈血酸素飽和度(SaO_2)の最低値が85.2%（ベースラインより6.0%低下）であったのに対し，睡眠中のSaO_2の最低値は79%（ベースラインより13.1%低下）であった[3]。これら，夜間の低酸素血症の重症度と閉塞性換気障害の重症度に相関はみられていない。

3　慢性閉塞性肺疾患患者の睡眠障害

　COPD患者では，上記の原因により引き起こされる睡眠中の低酸素血症と関連して，覚醒反応が増加し，その結果睡眠の分断が生じ，睡眠効率が低下する。

　16名のCOPD患者に睡眠ポリグラフ検査（polysomnography：PSG）を実施した研究によると，入眠から最終覚醒時刻までの睡眠期間は316分，睡眠期間から中途覚醒を除いた総睡眠時間は208分，睡眠の内訳はnon-REM睡眠52%，REM睡眠13%，中途覚醒35%であった[4]。成人ではREM睡眠は睡眠全体の20%を占めることから，COPD患者はREM睡眠が減少していることと，中途覚醒が多く睡眠効率が低下していることが特徴と言える。REM睡眠中は呼吸障害がより顕著に出現するため，REM睡眠が減少していることは生体には有利な変化であるとも言えるが，REM睡眠が減少する機序はわかっていない。

4 慢性閉塞性肺疾患と閉塞性睡眠時無呼吸症候群の合併

これまでの疫学調査で，一般人口に比してCOPD患者でOSASを合併しやすいことがわかっており[5]，最近ではCOPD患者の50%に合併するという報告もある[6]。

COPDがOSASに及ぼす病態生理学的な影響を図3[5]に示した。臥位になると体液の移動で上気道の軟部組織に浮腫をきたしやすいことが示されている[7]。COPDによる肺性心で体液の貯留をきたしているような場合に，臥床時の上気道狭窄の促進因子になりうる。また喫煙による粘膜の炎症，ステロイド薬の使用などが悪化因子になることが挙げられる。その一方で，COPDにより体容量指数（body mass index：BMI）の減少，REM睡眠の減少，テオフィリン製剤の使用など閉塞性無呼吸・低呼吸の軽減に働く因子もある（図3）。

COPD単独群と，COPDにOSASを合併している（オーバーラップ）群の予後を比較した研究によると，持続陽圧呼吸（continuous positive airway pressure：CPAP）療法を受けているオーバーラップ群は死亡および急性増悪ともに相対リスクの上昇はみられなかったが，CPAP治療を受けていないオーバーラップ群の死亡相対リスクは1.79，急性増悪の相対リスクは1.70と予後が悪かった（図4）[8]。いずれもエントリー時には心不全・心筋梗塞や脳梗塞のない症例であった。

OSASの患者で死亡リスクに関連する合併症や因子を調べた症例対照研究によると，死亡のオッズ比はそれぞれCOPD 7.07，慢性心不全5.47，糖尿病3.30であり，OSASにCOPDを合併していると死亡リスクが7倍になることが報告されている[9]。

COPDとOSASは両者とも低酸素血症による酸化ストレスの亢進や，炎症性サイトカイン，炎症性メディエーターの産生が亢進しており，さらにCOPDが進行するほか，心・血管疾患や代謝性疾患のリスクと関連する（図5）。低酸素状態は

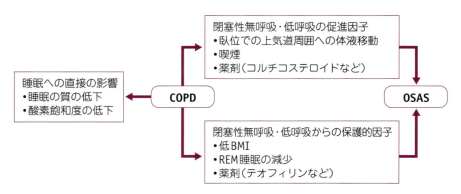

図3 ● 慢性閉塞性肺疾患（COPD）と睡眠および閉塞性睡眠時無呼吸症候群（OSAS）の病態生理学的な相互作用

（文献5より引用）

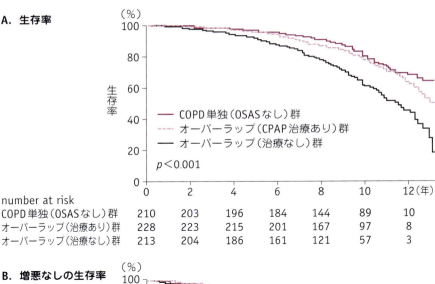
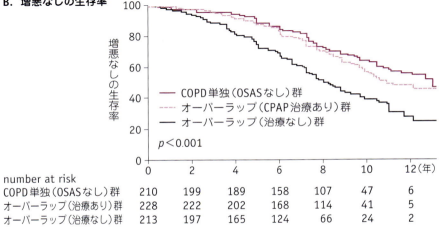

図4 ● 慢性閉塞性肺疾患（COPD）単独群とCOPD＋OSAS合併群の予後比較
COPD単独およびCPAP治療を行ったオーバーラップ群と比べて，CPAP治療を行わなかったオーバーラップ群の生存率は有意に悪かった（$p<0.001$）
（文献8より引用）

TNF-αの産生亢進の主要な要因であり，これがオーバーラップの病態に特に関連している[5]。このため両疾患のオーバーラップはより不良な転帰をもたらすと考えられる。

　COPD患者では睡眠中に低酸素血症に陥り，睡眠効率の低下を招いている場合がある。また夜間の低酸素血症の重症度と閉塞性換気障害の重症度に相関関係はみられておらず，肺機能のみでは夜間の低酸素血症を予測することはできない。改めて，このことが重要であると考えられる。COPDとOSASがオーバーラップしている場合には，OSASに対して適切な治療介入がなされないと死亡リスク，急性増悪のリスクが増加する。

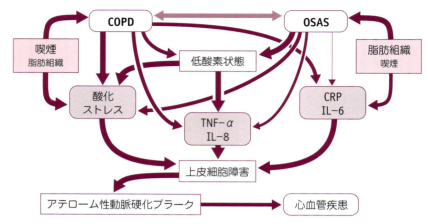

図5 ● COPDとOSASにおける重複する全身性炎症の分子レベルのメカニズム
(文献5より引用)

● 文献

1) West JB : Pulmonary physiology and pathophysiology. an integrated, case-based approach. 2nd ed. 2007, p21.
2) McNicholas WT : Impact of sleep in COPD. Chest. 2000 ; 117(2 Suppl) : 48S-53S.
3) Mulloy E, et al : Ventilation and gas exchange during sleep and exercise in severe COPD. Chest. 1996 ; 109(2) : 387-94.
4) Cormick W, et al : Nocturnal hypoxaemia and quality of sleep in patients with chronic obstructive lung disease. Thorax. 1986 ; 41(11) : 846-54.
5) McNicholas WT : Chronic obstructive pulmonary disease and obstructive sleep apnea : overlaps in pathophysiology, systemic inflammation, and cardiovascular disease. Am J Respir Crit Care Med. 2009 ; 180(8) : 692-700.
6) Soler X, et al : High prevalence of obstructive sleep apnea in patients with moderate to severe chronic obstructive pulmonary disease. Ann Am Thorac Soc. 2015 ; 12(8) : 1219-25.
7) Redolfi S, et al : Relationship between overnight rostal fluid shift and obstructive sleep apnea in nonobese men. Am J Respir Crit Care Med. 2009 ; 179(3) : 241-6.
8) Marin JM, et al : Outcomes in patients with chronic obstructive pulmonary disease and obstructive sleep apnea : the overlap syndrome. Am J Respir Crit Care Med. 2010 ; 182(3) : 325-31.
9) Lavie P, et al : Mortality risk factors in sleep apnoea : a matched case-control study. J Sleep Res. 2007 ; 16(1) : 128-34.

(草間加与)

第Ⅲ章　各種疾患ごとの長期酸素療法のエビデンス　理解と説明のために

11 肺内シャント疾患

　肺内のシャントは，重症慢性呼吸不全の原因のひとつとして重要である。その症状の特徴からplatypnea-orthodeoxia症候群としてとらえることができる。すなわち，坐位で呼吸困難，低酸素血症が増悪し，臥位で改善するという特徴がある。右左シャント血流の増加が原因である。右左シャントの増加は，心内シャントと肺内シャントに分類される。

　心内シャントには心房中隔欠損症などが含まれ，最も多い原因は卵円孔開存とされる[1]（表1）。

表1 ● 心原性のplatypnea-orthodeoxia症候群を生じうる機能的な障害の原因

グループA：心房間交通を介する血流の方向の異常	
上大静脈欠損	肝嚢胞による右房圧迫
大動脈弁置換術	心房中隔の脂肪種性肥大
上行大動脈修復術	傍食道ヘルニアの修復
上行大動脈瘤	部分肺静脈還流異常
心房中隔瘤	左大静脈遺残
心房スイッチ術	ユースタキオ弁遺残
心膜嚢胞/腫瘤	蛇行上行大動脈
冠状動脈洞拡張	大血管転位症
エプスタイン奇形	三尖弁逆流
好酸球性心内膜心筋疾患	三尖弁狭窄
フォンタン手術	冠静脈洞左房交通症
グループB：左→右圧較差の一過性の逆転	
慢性閉塞性肺疾患（COPD）	肺全摘術
収縮性心膜炎	肺塞栓症
心周囲の脂肪組織沈着による右室流入路圧迫	肺高血圧症
心膜液	右室虚血

（文献1より引用）

一方，肺内シャントでは間質性肺炎や重症慢性閉塞性肺疾患（chronic obstruc-tive pulmonary disease：COPD），肺癌術後にも換気血流比不均衡などが稀に原因となる[1]（**表2**）。さらにこの中で，肝硬変などに伴う肝肺症候群（hepatopul-monary syndrome：HPS）は特徴的な病態をきたす。

本項では肺内シャントを生じる病態の中でも，特にHPSを取り上げる。なぜなら，薬物療法において確立したものはなく，酸素療法がその低酸素血症に有効な治療法として確立しているためである。

1　肝肺症候群の概要と症状

HPSは，①肝疾患，②肺内血管拡張（基礎に心肺疾患を伴わない），③動脈血低酸素血症，を3徴とし，あらゆる年代の肝疾患患者が罹患しうるもので，1977年に初めて報告された。欧米では，HPSの頻度は移植の適応でない肝硬変で5％，移植待機進行肝硬変患者で25〜65％と報告されている[2]。わが国では移植前のスクリーニングで，坐位での低酸素血症を生じた症例は6.5％，坐位もしくは臥位で動脈血酸素分圧（PaO_2）＜80Torrかつ肺胞気—動脈血酸素分圧較差（$A-aDO_2$）≧

表2 ● platypnea-orthodeoxia症候群に関連する心性以外の原因

肺由来	胸部由来
ARDS	腸管閉塞・イレウス
COPD	肝肺症例群
特発性肺線維症	アルコール性肝硬変
脂肪塞栓	自己免疫性肝炎
片側横隔膜不全	A型肝炎
胸水	非肝硬変性門脈圧亢進症
ニューモシスチス肺炎／サイトメガロウイルス肺炎	住血吸虫症
肺全摘術	その他
肺動静脈奇形	胸壁の外傷
肺塞栓	糖尿病性自律神経障害
放射線治療後気管支狭窄症	脊柱後彎症
外傷性気管支破裂	有機リン酸中毒
換気・血流不均衡	傍食道ヘルニア修復
	パーキンソン病
	塩酸プロパフェノン過剰摂取
	脊椎骨折

（文献1より引用）

15mmHgを呈した疑診症例は44％と高かったとする報告がある[3]。

症状においては，労作時呼吸困難とともに，特に坐位・立位で低酸素症状が増悪することが特徴である（platypnea：扁平呼吸，もしくは起坐位呼吸困難）。また，臥位より坐位で動脈血酸素飽和度（SaO_2）の5％以上の低下，もしくはPaO_2の4Torr以上の低下がみられるとされている（orthodeoxia）。また，しばしば，ばち指やチアノーゼを呈する。慢性肝疾患患者においてPaO_2が空気呼吸下で70Torrを下回れば本症を疑い，精査を行うことが勧められる。他にクモ状血管腫もHPSを示唆する身体所見として感度が高い。

2 シャントの機序

低酸素血症の機序は，肺内血管の拡張による右左シャントの増大である。肺内血管拡張は以下のように2つの形があり，両者が混在することも多いと考えられている。

①著しい肺毛細管の拡張がびまん性に起こり，個々の肺胞レベルでの換気血流比不均衡が増大する形

②肺動脈と肺静脈をシャントする血管が新生される形

肺血管が拡張すると，混合静脈血が直接的にまたは肺内シャントを経由して肺静脈へ流入しやすくなる。肺胞換気は増加しないのに肺血流が増えるため換気血流比不均衡が起こり，酸素化不良となる。

肝硬変患者の30％では低酸素性肺血管収縮が抑制または消失するため，さらに肺血流が増大する。肺内シャント増大や換気血流不均衡の程度は低酸素血症の程度に反映される。それに対し，門脈肺血管交通の低酸素血症における関与はわずかである。換気血流比不均衡とシャントの増悪が，HPSにおけるorthodeoxia発生メカニズムの本態である。下側肺肺胞の肺血管トーンが変化に乏しいため，換気に呼応した重力性の血流変化が起こりにくいことがorthodeoxiaの原因と考えられる。

HPSの重症度が進むにしたがって酸素拡散障害は悪化する。病期が進行し拡散障害が生じると，心拍出量が増大するほど赤血球が通過する時間が短くなるのでかえって酸素化が悪化する。この現象は肝疾患一般と一部のHPSにおいて認められる。拡散能低下のもう1つの原因は，肺胞毛細血管間隙が広すぎてヘモグロビンと一酸化炭素が完全な平衡に達することができないことであると考えられている[4]（図1）。

シャントの発症には，肺におけるeNOS（endotherial nitric oxide synthase）の増加[5]，胆管細胞によるET-1産生増加[6]，肺動脈内皮細胞のET-B受容体の増加[4)7]が指摘されている。最近では，血管拡張因子としての一酸化窒素の関与が，肺内の細菌由来であるエンドトキシンの貪食増加がiNOS（inducible nitric oxide synthase）の亢進を生じるだけでなく，肺内の単球の集積に関連して内皮増殖

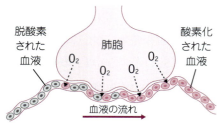

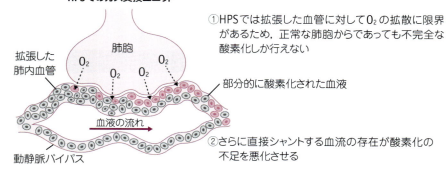

図1 肝肺症候群（HPS）におけるガス交換障害の病態生理

（文献4より引用）

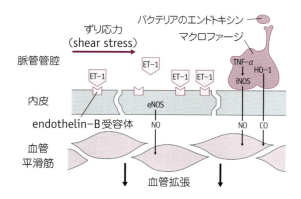

図2 HPSの肺血管拡張に関係するメディエーター

NOがHPSにおける肺血管拡張の鍵となっていると考えられる
ET-1：endothelin-1, eNOS：endothelial NO synthase, TNF-α：tumor necrosis factor-α, iNOS：inducible NO synthase, HO-1：heme oxygenase-1

（文献4より引用）

因子の経路を介した血管新生を促進することが指摘されている[4]（図2）。

3 診断基準と検査

　肝疾患を有する場合に低酸素血症や労作時呼吸困難を認めたときには，動脈血液ガスと肺血管拡張の評価が必須である。併存する他の肺疾患を除外するための評価は重要である。胸部X線は一般的に正常である。血管拡張に伴う間質陰影がCTで肺底部に認められることがある[8]が，肝疾患ではHPSでなくても拡張所見が認め

られるため鑑別できないとする報告もある[9]。肺機能検査では，肺拡散能が低下していることが認められる。夜間の低酸素血症もHPSの70％に観察されることも報告されており[10]，睡眠中のパルスオキシメトリーの実施は意味があると考える。一方で，パルスオキシメトリーだけでは，HPSの確定診断には不正確となる可能性が高いため注意が必要であり，特に喫煙者で高めに測定されることや酸素解離曲線の問題で経皮的動脈血酸素飽和度（SpO_2）ではPaO_2の小さな変化を反映しないことに留意する[11]。ただし，$SpO_2 \geqq 95\%$であることは，$PaO_2 > 70 Torr$である可能性が高い[11]。診断基準は動脈血液ガスによる$A-aDO_2$とPaO_2の値により診断および重症度分類がなされ，幾つかの基準があるが，代表的なものを表3に示す[2]。

① コントラスト経胸壁心エコー

　肺内シャントの確定診断には，コントラスト経胸壁心エコーが有用であり，最も一般的になっている。市販の造影エコー用の製剤ではなく，用手的に空気撹拌した生理食塩液によるマイクロバブル（$10 < 直径 \leqq 90\mu m$）を用いて行う。正常では肺の毛細血管により遮断されるマイクロバブルが，HPSでは右房から4～7心拍動までに左房に到達することが観察される。経食道エコーは検出感度を上げるが，滅多に必要とはされない。

② ^{99m}Tc標識アルブミンによるシンチグラフィー

　同様に，^{99m}Tc標識アルブミンによるシンチグラフィー（macro-aggregated albumin scan：MAA scan）では，通常は肺で捕捉されるものが，シャントにより脳や腎臓に集積を認める。6％を超える肺外への集積は，感度84％，特異度100％であった[12]。しかし，感度は造影エコーのほうがより高いと考えられている[4]。肺動脈造影はほとんど必要としないが，HPSのシャントにおけるタイプⅠとタイ

表3 ● HPSの診断基準と病期分類

	$A-aDO_2$ [*1] (Torr)	PaO_2 [*2] (Torr)
軽　症	$\geqq 15$	$\geqq 80$
中等症	$\geqq 15$	$\geqq 60 \sim < 80$
重　症	$\geqq 15$	$\geqq 50 \sim < 60$
最重症	$\geqq 15$	< 50

＊1：$AaDO_2$の他のカットオフ値の提案として$\geqq 20 Torr$という値がある
＊2：$PaO_2 < 70 Torr$の基準がいくつかの移植センターでは用いられている
（文献2より引用）

プⅡを区別することには役立つ（**表4**）。

HPSの診断と治療方針のアルゴリズムを**図3**に示す[2]。

4　治療法と予後

酸素療法が低酸素血症に対して有効である。そのため，慢性経過において長期酸素療法の適応となる場合が少なくない。PaO_2が60Torrを下回った際に酸素療法を開始し，運動時や夜間の低酸素血症も回避できるように調整することが目標になると考えられる。しかし，長期酸素療法による生命予後延長効果は明確になっていない。HPSをきたした場合の2.5年生存率は40〜60％とされている[2]（**図4**）[13]。

肝移植のみが確立した治療法とされ，酸素化の改善や生命予後延長が得られるも

表4 ● HPSのシャントにおける2つのタイプ

タイプⅠ	血管造影は正常かびまん性の血管拡張を示し，進行するとスポンジ状になる。肺毛細血管の拡張がびまん性に著しく生じて，換気血流不均衡が増大する
タイプⅡ	明確な動静脈の交通が造影される。肺動脈と肺静脈あるいは左房を直接つなぐ血管が新生されている。解剖学的に安定なシャントのために肝移植後も改善しない可能性がある。

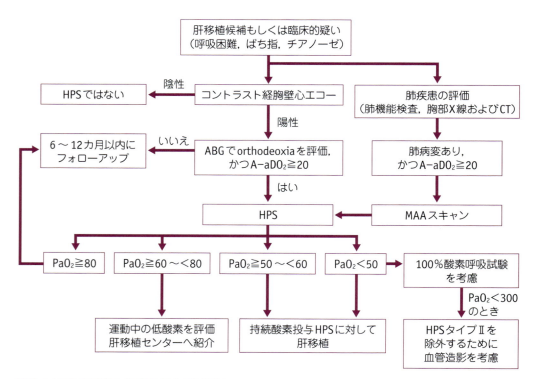

図3 ● HPSの診断と治療のアルゴリズム

（文献2より引用）

のの，術前のシャント率20%以上やPaO₂ 50Torr未満の低酸素血症が，肝移植術の予後不良因子になっている。肝移植待機中のHPS患者は1年ごとに安静時PaO₂が5Torrずつ低下するとも報告されており，HPS診断初期のPaO₂の値と肝移植の有無による生存率を図5に示す[14]。

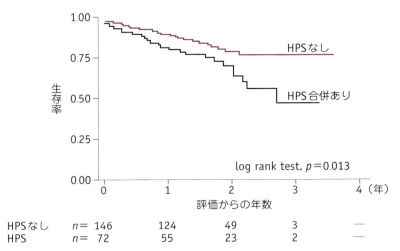

図4 ● 肝移植候補患者のHPSの有無と生存率（$n=218$）
肝機能などには2群間で差がなかったが，HPSが合併した群の死亡率は合併していない群の2倍であり，年齢，性別，人種，移植の有無で調整しても変わりなかった（文献13より引用）

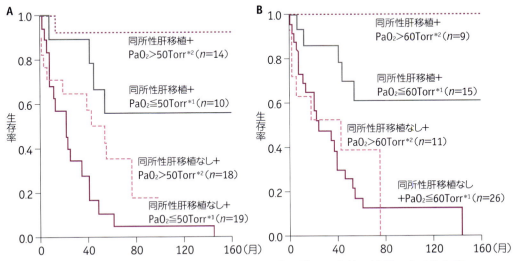

図5 ● HPS診断時点における動脈血酸素分圧（PaO₂）の値と肝移植の状態による生存率
A：同所性肝移植の有無による生存率
＊1：$p=0.001$，＊2：$p=0.002$
B：PaO₂値による生存率
＊1：$p=0.002$，＊2：$p=0.002$

（文献14より引用）

一般的には予後不良である。しかしながら，幾つかの報告では，低酸素血症が軽減した非アルコール性脂肪性肝疾患[15]やアルコール性肝硬変[16]などの報告があり，自験例としても幾つかの改善例を認めている。これらは，肝臓の基礎疾患の軽減により改善している可能性があり，長期酸素療法の実施と平行して原因である肝疾患の療養を続けることも重要と考えられる。なお，療養の注意として，進行した肝疾患はインフルエンザウイルスワクチンと肺炎球菌ワクチン［23価肺炎球菌莢膜多糖体ワクチン（PPSV23）および高リスクには13価肺炎球菌結合型ワクチン（PCV13）も含めて］の積極的な接種推奨の対象でもある[17]。

●文献

1) Knapper JT, et al：Cardiac platypnea-orthodeoxia syndrome：an often unrecognized malady. Clin Cardiol. 2014；37(10)：645-9.

2) Porres-Aguilar M, et al：Portopulmonary hypertension and hepatopulmonary syndrome：a clinician-oriented overview. Eur Respir Rev. 2012；21(125)：223-33.

3) 岡田早未, 他：日本人肝硬変患者における肝肺症候群─移植前血液ガススクリーニングの結果より─. 肝臓. 2014；55(3)：143-54.

4) Grace JA, et al：Hepatopulmonary syndrome：update on recent advances in pathophysiology, investigation, and treatment. J Gastroenterol Hepatol. 2013；28(2)：213-9.

5) Fallon MB, et al：The role of endothelial nitric oxide synthase in the pathogenesis of a rat model of hepatopulmonary syndrome. Gastroenterology. 1997；113(2)：606-14.

6) Luo B, et al：Cholangiocyte endothelin 1 and transforming growth factor beta1 production in rat experimental hepatopulmonary syndrome. Gastroenterology. 2005；129(2)：682-95.

7) Fallon MB：Mechanisms of pulmonary vascular complications of liver disease：hepatopulmonary syndrome. J Clin Gastroenterol. 2005；39(4 Suppl 2)：S138-42.

8) Köksal D, et al：Evaluation of intrapulmonary vascular dilatations with high-resolution computed thorax tomography in patients with hepatopulmonary syndrome. J Clin Gastroenterol. 2006；40(1)：77-83.

9) Chen YA, et al：CT scan does not differentiate patients with hepatopulmonary syndrome from other patients with liver disease. PLoS One. 2016；11(7)：e0158637.

10) Palma DT, et al：Oxygen desaturation during sleep in hepatopulmonary syndrome. Hepatology. 2008；47(4)：1257-63.

11) Krowka MJ：Hepatopulmonary syndrome：monitoring at your fingertip. Dig Dis Sci. 2011；56(6)：1599-600.

12) Abrams GA, et al：Use of macroaggregated albumin lung perfusion scan to diagnose hepatopulmonary syndrome：a new approach. Gastroenterology. 1998；114(2)：305-10.

13）Fallon MB, et al:Impact of hepatopulmonary syndrome on quality of life and survival in liver transplant candidates. Gastroenterology. 2008;135(4):1168-75.

14）Swanson KL, et al:Natural history of hepatopulmonary syndrome:Impact of liver transplantation. Hepatology. 2005;41(5):1122-9.

15）宮田　央, 他:肝機能の改善に伴い呼吸機能が改善した, 高度線維化を伴った非アルコール性脂肪性肝疾患由来の肝肺症候群の1例. 肝臓. 2014;55(8):479-87.

16）松本修一, 他:断酒と長期酸素療法にて肝機能と低酸素血症の改善を得た肝肺症候群を伴うアルコール性肝硬変の1症例. 肝臓. 2014;55(4):235-9.

17）Kim DK, et al:Advisory Committee on Immunization Practices recommended immunization schedule for adults aged 19 years or older:United States, 2016. Ann Intern Med. 2016;164(3):184-94.

（郷間　厳）

第Ⅲ章　各種疾患ごとの長期酸素療法のエビデンス　理解と説明のために

12 エンド・オブ・ライフケア

　病状の進行に伴い呼吸不全を呈する疾患に長期酸素療法の適応はあり，他項においても述べられているように，慢性閉塞性肺疾患（chronic obstructive pulmonary disease：COPD）や間質性肺炎においては，エンド・オブ・ライフケアにつながるものであった。慢性期のケアから，エンド・オブ・ライフケアへの移行をどこに置くかは難しいところである。本項では，進行性で予後の限られた肺癌での酸素療法を中心に言及する。

1　疾患によるエンド・オブ・ライフケアの考え方の違い

①慢性閉塞性肺疾患

　慢性疾患の経過として呼吸不全の進行により日常生活動作（activities of daily living：ADL）が低下して臥床が主になってくる状態が想定される。また，閉塞性換気障害により高二酸化炭素血症の合併が加わることがあり，非侵襲的陽圧換気（noninvasive positive pressure ventilation：NPPV）療法の導入も検討される。

②間質性肺炎

　急性増悪や急性進行性のものを除けば，慢性ではあるもののCOPDよりやや早い経過で呼吸不全によるADLが低下し，身の回りのことができなくなってくる状態が想定される。さらに，拘束性換気障害に加えて肺拡散能低下が進行し，高二酸化炭素血症が合併することで，NPPVや気管切開人工呼吸の適応となることがある。

③悪性腫瘍

　一方で，悪性腫瘍については，その治療の進歩が昨今著しいが，治療抵抗性とな

ってくると終末期の病態として呼吸不全がしばしば合併し，直接の死因になること
が多い。肺癌は特にそうだが，他の部位の癌でも多発肺転移や縦隔転移が関与する
呼吸不全が終末期に合併してくる。この場合，数カ月の経過で死亡まで進行する中
で，酸素療法が必要となってくる。

2 悪性腫瘍患者のエンド・オブ・ライフケアと呼吸困難

① 悪性腫瘍における酸素療法導入の理由

　悪性腫瘍の進行に伴う呼吸不全や呼吸困難は様々である。主な病態を示す（**表1**）。
在宅酸素療法（home oxygen therapy：HOT）実施例に占める肺癌症例の比率
は，2010年度の日本呼吸器学会の質問紙調査では，全体の約6％を占めていた[1]。
一方で単施設の報告では38％と，非常に高率のところもみられる[2]。外国の報告
では，たとえばイタリアにおいては，癌の占める割合は2.4％であった[3]。

　長期酸素療法が必要となる病態は様々であると考えられるが，おそらく低酸素血
症が導入理由と推測される。先の報告では，開始時の動脈血酸素分圧（PaO_2）の平
均値は59Torrであった[2]。また，肺癌の長期酸素療法導入158例の報告では，4分
の1の症例が，$PaO_2 > 60$Torr，ないし経皮的動脈血酸素飽和度（SpO_2）> 90％
であったとされている[4]。このことは一方で，呼吸困難の自覚症状が酸素療法の適
応となった可能性や，導入時には低酸素血症に至っていなくても，在宅療養におけ
る病状進行時に必要になると予測されたことが導入理由であろうと推測される。

② 悪性腫瘍における呼吸不全

　悪性腫瘍の進行に伴う呼吸不全の病態を**表1**にまとめた。さらに他の基礎疾患が
合併していることが影響している場合が考えられる。特に肺癌では，基礎疾患とし
てCOPD，間質性肺炎，肺結核後遺症などの合併比率が高いと考えられる。

　肺癌における呼吸不全の特徴として，基礎疾患の存在はCOPDや間質性肺炎，
特に特発性肺線維症が肺癌を合併しやすいが，呼吸機能が低下していることから手
術ができない場合や，増悪のリスクが高いために放射線治療を選択しにくいことが
ある。抗腫瘍薬についても，間質性肺炎が基礎にある場合は薬剤性肺傷害の高リス
クとなるために選択を避ける可能性など，治療の制限があることも多い。そのため，
肺癌の進行が比較的早期の段階から治療が限られ，サポーティブケアの比重が大き
くなり，可能なかぎり在宅での療養ができるようにという意味で長期酸素療法を行
う期間が長めになる場合もあると推測される。

表1 ● 悪性腫瘍の部位と進行および治療関連による呼吸不全と呼吸困難の病態

呼吸不全・呼吸困難の原因	病態	悪性腫瘍に伴う変化	治療に関連した原因
上気道狭窄	（吸気優位の）呼吸仕事量増加	口腔内・咽頭・喉頭の悪性腫瘍の増大	
閉塞性換気障害	下気道の狭窄	気管および中枢側気管支の腫瘍，縦隔の腫瘍，縦隔リンパ節腫大	
拘束性換気障害	肺容量の減少	肺内腫瘍の増大，腫瘍による無気肺	肺切除術後，特に片肺全摘など
	胸郭・胸膜のコンプライアンスの低下	悪性胸膜中皮腫，胸膜腫瘍，胸水貯留，胸膜浸潤	胸膜癒着術後
	横隔神経麻痺	横隔神経への腫瘍の浸潤	
	腹部膨満による肺活量の減少	癌性腹水貯留，巨大な肝腫瘍や腹部腫瘍，肝不全による腹水	
肺コンプライアンスの低下	吸気時の呼吸仕事量の増加	癌性リンパ管症	放射線性肺炎
肺胞低換気	呼吸中枢からの換気ドライブの減少	腫瘍随伴症候群による神経筋障害，重症筋無力症，電解質異常，癌悪液質症候群	抗不安薬や麻薬性鎮痛薬の投与，ステロイドミオパチー
シャント	酸素化されず右室から左房に戻る血流の増加	多発性肺血栓塞栓症，PTTM，肺内の腫瘍による無気肺・閉塞性肺炎，肝肺症候群，肺実質内の腫瘍浸潤の増加	
拡散能低下	肺胞気から毛細血管内の血液へのガス拡散に障害	癌性リンパ管症，ARDSの合併	薬剤性肺障害，放射線性肺臓炎
上大静脈症候群	上大静脈の外部からの圧迫や塞栓による閉塞	主に肺癌や縦隔腫瘍の悪化。腫瘍塞栓，血栓性塞栓，両者の合併	
うっ血性心不全	左心機能の低下		化学療法薬の心毒性
	心タンポナーデ	癌性心膜液	
	収縮性心膜炎	癌の心膜，心筋への浸潤	心膜癒着術

PTTM：pulmonary tumor thrombotic microangiopathy
ARDS：acute respiratory distress syndrome

　エンド・オブ・ライフケアにおいて，呼吸困難への対応のコアはオピオイドである[5]。しかし，息切れを訴える患者からは酸素を希望されることも非常に多い[6]。実際の臨床では，低酸素血症をきたしていなくても，酸素療法が実施されている例も少なくないと考えられる。

3　エンド・オブ・ライフケアにおける酸素療法の意義

①低酸素血症が明確でない癌患者への酸素療法

　　Cranstonらによるレビューでは，8つの研究の評価において，癌や心不全の終末期に対して，酸素投与は室内気との比較で有意な差がなかったとされている[7]。しかし，対象症例数も少なく，十分なレビューになっていない可能性もある。

　　メタアナリシスによれば，低酸素血症がないか，軽度の低酸素血症で通常の長期酸素療法の適応がない癌の患者では，酸素投与の効果は優位性がなかったとされた[8]。これは無作為化比較試験（randomized controlled trial：RCT）であり，軽度の低酸素血症もしくは低酸素血症ではない症例を対象とした5つの研究から，合計134名の患者が含まれた解析が行われた。対象は平均$PaO_2 < 55 Torr$ではない呼吸状態であった。息切れの評価方法は，修正Borg，0-10のNRS，VAS（100mm，ないし300mm）　で記録されていたものをstandardized mean differences（SMDs）に変換して評価された。その結果，HOT群でSMD＝−0.08（95% CI：−0.21〜0.05，$p = 0.24$）となり，酸素投与の効果は統計学的に有意差は認められなかった（図1）。

　　これまでの研究では，低酸素血症をきたしていない癌患者への酸素投与による症状軽減効果は，空気の投与に比べて優位性を示せていないことに注意が必要と考える。

　　一方で，実際の臨床では，低酸素血症がなくとも症状に対する酸素の処方は，世

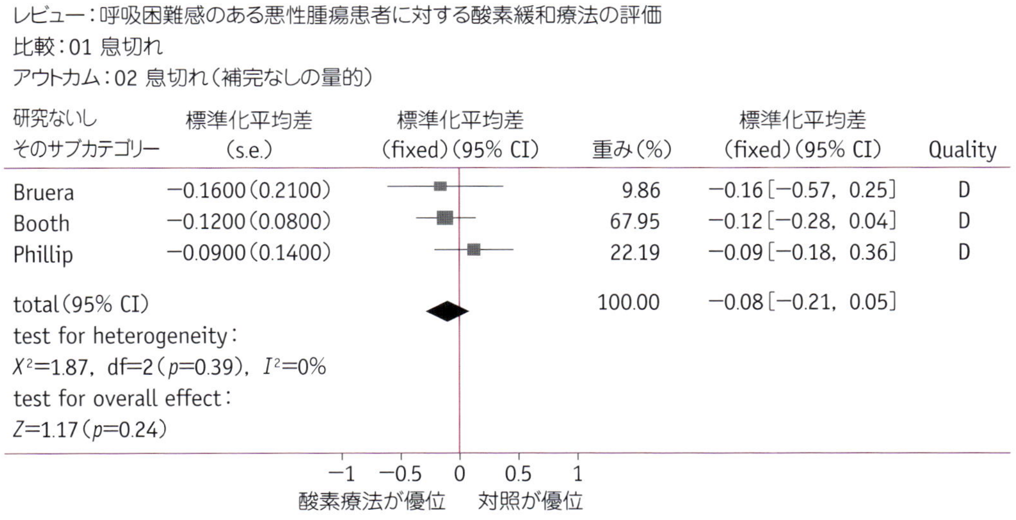

レビュー：呼吸困難感のある悪性腫瘍患者に対する酸素緩和療法の評価
比較：01 息切れ
アウトカム：02 息切れ（補完なしの量的）

研究ないし そのサブカテゴリー	標準化平均差 （s.e.）	標準化平均差 （fixed）（95% CI）	重み（%）	標準化平均差 （fixed）（95% CI）	Quality
Bruera	−0.1600（0.2100）		9.86	−0.16［−0.57, 0.25］	D
Booth	−0.1200（0.0800）		67.95	−0.12［−0.28, 0.04］	D
Phillip	−0.0900（0.1400）		22.19	−0.09［−0.18, 0.36］	D
total（95% CI）			100.00	−0.08［−0.21, 0.05］	

test for heterogeneity：
$X^2 = 1.87$, df=2（$p = 0.39$）, $I^2 = 0\%$
test for overall effect：
$Z = 1.17$（$p = 0.24$）

−1　−0.5　0　0.5　1
酸素療法が優位　　対照が優位

図1 ● 酸素療法の適応ではない癌患者の呼吸困難に対する，酸素療法による症状軽減効果のメタアナリシス

（文献8より引用）

界的にみても許容されると考えられる[9]。実際，酸素療法による有害事象は報告されていない[8]。よって，個々の症例に対して個別に対応していく必要があると考える。すなわち，不快感や，酸素携帯の煩わしさがなく，患者ごとの状態の変化を慎重に評価しつつ酸素を投与することは問題ないと考えられる一方で，漫然と処方するのではなく，中止することも考慮しつつ酸素療法を適用していくことが適切と考えられる。

② 低酸素血症が明らかな呼吸困難を有する癌患者への酸素療法のエビデンス

　低酸素血症（$SpO_2 < 90\%$）がみられ，進行癌患者14名の呼吸困難の改善に酸素吸入と空気吸入（それぞれ5L/分）を無作為に割り付けて，クロスオーバーでVAS（0〜100）により息切れを評価した[10]。酸素と空気の平均差は20.5（95% CI, 13.5〜27.6）であり，統計学的に有意に酸素吸入時に息切れが軽減した。酸素吸入時はSpO_2が9.1%上昇し，空気吸入時でも0.5%の上昇があったが，有意に酸素吸入時に上昇した。12名の患者は一定して酸素吸入を好み，同一の12名の患者への酸素吸入が有用であると研究者も評価していた。

　また，ダブルブラインドでクロスオーバーによる別の研究では，呼吸困難のある51名の癌患者を酸素吸入と空気吸入（それぞれ4L/分）に割り付けて，VASで息切れの変化を評価した[11]。このうち17名の低酸素血症を有するサブグループでは，酸素吸入時は15分後の酸素飽和度は統計学的有意に上昇したが，VAS（0〜100）の変化量は酸素吸入時が13.3mmの低下に対して，空気吸入時は15.4mmの低下であり，統計学的に有意差がなかった。この試験では，呼吸困難の成因は低酸素血症だけではなく，複雑であることがわかる。

　エビデンスとしては，低酸素血症がある場合には酸素療法が推奨されるが，同時にオピオイドの投与を行うことが強く勧められる。

　また，最近は高流量鼻カニューレ療法（high flow nasal cannula oxygen）の使用を試みた報告が出ており，通常酸素投与との比較研究はまだ多く行われていないが，症例を選んで実施することも考慮される。メモリアル・スローン・ケタリングがんセンターで高流量鼻カニューレ療法を実施した183名の患者の後ろ向き研究では，実施期間は中央値3日間（1〜27日）で，101名（55%）がDNR指示（治療開始前22名，開始後79名）であった[12]。治療効果は，酸素飽和度，患者の快適さや他のデバイスへの変更などで判断されたが，41%に改善が認められたと評価された。癌患者7名を含む$PaCO_2$ 65Torr以下でpH7.28以上のDNI（気管挿管人工呼吸を行わない方針）状態の呼吸不全患者50名への高流量鼻カニューレ療法の検討では，呼吸回数が前後で30.6/分から24.7/分へと低下し，SpO_2が89.1%

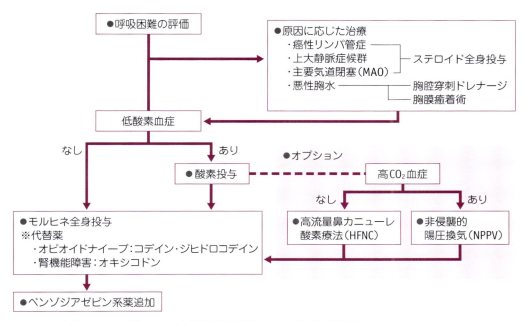

図2 ● 癌患者の呼吸困難への日本緩和医療学会による推奨の概要 (文献15, p56より引用改変)

から94.7%へと有意に改善していた($p < 0.001$)[13]。長期的な使用や在宅使用の難しさはあるが, 選択肢として考慮される[14]。

③高二酸化炭素血症合併の低酸素血症の癌患者への対応

緩和目的でのNPPVの使用が考慮されるが, 条件としては, 適切なモニタリングを行うことができ, 機器管理に習熟している体制が必要であると提案されている[14] (**図2**)[15]。

●文献

1) 日本呼吸器学会肺生理専門委員会在宅呼吸ケア白書ワーキンググループ, 編:在宅酸素療法の疾患別患者数. 在宅呼吸ケア白書2010. メディカルレビュー社, 2010, p3.
2) 西田有紀, 他:肺癌末期患者に対する在宅酸素療法(HOT)の検討. 肺癌. 1999;39(1):13-6.
3) Dal Negro RW, Hodder R:The patient candidate for long-term oxygen therapy. Long-term oxygen therapy. Dal Negro RW,et al, eds. Springer, 2012, p1-32.
4) 鈴木 勉, 他:肺悪性腫瘍. 在宅酸素療法. 谷本晋一, 編. 克誠堂出版, 1991, p214-30.
5) Thomas JR, et al:Clinical management of dyspnoea. Lancet Oncol. 2002;3(4):223-8.
6) Roberts CM:Short burst oxygen therapy for relief of breathlessness in COPD. Thorax. 2004;59(8):638-40.

7) Cranston JM, et al：Oxygen therapy for dyspnoea in adults. Cochrane Database Syst Rev. 2008；(3)：CD004769.

8) Uronis HE, et al：Oxygen for relief of dyspnoea in mildly- or non-hypoxaemic patients with cancer：a systematic review and meta-analysis. Br J Cancer. 2008；98(2)：294-9.

9) Abernethy AP, et al：Prescribing palliative oxygen：a clinician survey of expected benefit and patterns of use. Palliat Med. 2005；19(2)：168-70.

10) Bruera, et al：Effects of oxygen on dyspnoea in hypoxaemic terminal-cancer patients. Lancet. 1993；342(8862)：13-4.

11) Philip J, et al：A randomized, double-blind, crossover trial of the effect of oxygen on dyspnea in patients with advanced cancer. J Pain Symptom Manage. 2006；32(6)：541-50.

12) Epstein AS, et al：Humidified high-flow nasal oxygen utilization in patients with cancer at Memorial Sloan-Kettering Cancer Center. J Palliat Med. 2011；14(7)：835-9.

13) Peters SG, et al：High-flow nasal cannula therapy in do-not-intubate patients with hypoxemic respiratory distress. Respir Care. 2013；58(4)：597-600.

14) 合屋　将，他：呼吸困難に対する酸素療法．がん患者の呼吸器症状の緩和に関するガイドライン．第2版．日本緩和医療学会 緩和医療ガイドライン委員会，編．金原出版，2016，p59-65.

15) 日本緩和医療学会 緩和医療ガイドライン委員会：推奨の概要．がん患者の呼吸器症状の緩和に関するガイドライン．第2版．金原出版，2016，p56-8.

（郷間　厳）

第 Ⅳ 章 　長期酸素療法と併用したい治療

第IV章　長期酸素療法と併用したい治療

1 呼吸リハビリテーション
❶運動療法

1　運動療法の意義

　運動療法は，呼吸器疾患を有する患者の治療手段として，薬物療法や酸素療法，栄養療法などと並び，その重要性が示されている。また，運動療法を実施することにより呼吸困難を改善し，日常生活動作（ADL）を向上し，生活の質（QOL）改善につなげることができる。運動療法の目的を以下に挙げる。

　①呼吸困難の改善

　②運動耐用能の改善

　③ADLの改善

　④健康関連QOLの改善

　また，そのために適切な評価を実施し，適切な目標設定を行い，訓練計画を作成・実施し，再評価を行う必要性がある（図1）[1]。

　呼吸器疾患に主に用いられる運動療法は大きく，①コンディショニング，②筋力（レジスタンス）トレーニング，③全身持久力トレーニング，の3つにわけられる（表1）。これらは薬物療法や酸素療法を既に実施して，ある程度症状が改善している患者においても，さらに症状を改善させる効果が期待できる（図2）[2]。

　ただし，効果を上げ，維持するには，継続して実施していく必要がある。トレーニングの原則である過負荷，特異性，可逆性の原則に従う必要がある。

2　運動療法の処方

　運動療法を処方する際には，患者個人に合った適切なプランを立案する。そのために，まず患者の運動機能を評価し，患者に合った適切な運動内容（frequency, intensity, time, type：FITT）を立案・実施するとよい。なお，FITTとは，以下に挙げるものである。

　・frequency：運動の頻度

236　第IV章　長期酸素療法と併用したい治療

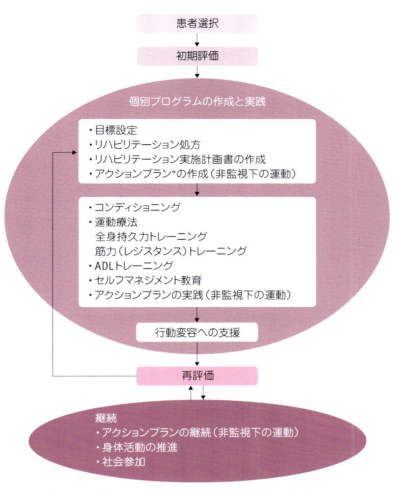

図1 ● 呼吸リハビリテーションにおける運動療法のプロセス
＊：アクションプラン＝行動計画　　　　　　　　　　（文献1, p1より一部改変引用）

表1 ● 運動療法の種類

1. コンディショニング
   呼吸訓練（腹式呼吸，口すぼめ呼吸），リラクセーション，胸郭可動域訓練，ストレッチングなど
2. 筋力トレーニング
   重錘バンド，鉄アレイ，チューブトレーニングなど
3. 全身持久力トレーニング
   ①上肢：上肢エルゴメーター，上肢の挙上運動（鉄アレイや重錘バンドによる）
   ②下肢：平地歩行，階段昇降，自転車エルゴメーター，トレッドミル

（文献1, p42-52をもとに作成）

・intensity：運動の強度

・time：運動の時間

・type：運動の種類

また，運動療法の処方を行う際に，長期に臥床していた患者や運動耐用能の低い

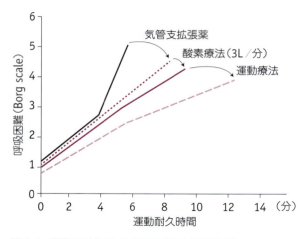

図2 ● 運動療法による呼吸困難の改善効果
（文献2，p72より引用改変）

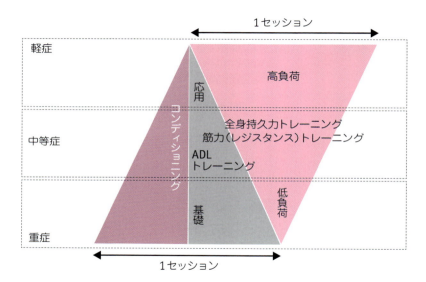

図3 ● 患者疾患・身体機能に合わせた運動療法 （文献1，p4より一部改変引用）

　患者に，いきなり高負荷の訓練を実施することで運動意欲を減退させてしまい，運動療法実施を拒否され，その導入が困難になることがある。そのため，患者の疾患や身体機能に合わせた内容で実施していく必要がある（図3）。

　重症患者の訓練ではコンディショニングを中心に，低負荷での筋力訓練や全身持久力訓練を実施し，身体機能に合わせて筋力トレーニング，レジスタンストレーニングや全身持久力トレーニングの負荷量を増やしていくとよい。またインターバルトレーニングも有用である。

　呼吸器疾患における運動療法の介入推奨レベルが示されている（表2）。これらの方法を組み合わせて実施することで，より効果的な運動療法が実施できる。

表2 ● 呼吸器関連疾患における各介入の推奨レベル

症　状	コンディショニング	全身持久力トレーニング	筋力(レジスタンス)トレーニング	ADLトレーニング
COPD	＋＋	＋＋＋	＋＋＋	＋＋
気管支喘息	＋	＋＋＋		＋
気管支拡張症	＋＋	＋＋	＋＋	＋
肺結核後遺症	＋＋	＋＋	＋＋	＋＋
神経筋疾患	＋＋			＋
間質性肺炎＊	＋＋	＋＋	＋	＋＋
術前・術後の患者	＋＋＋	＋＋＋	＋＋	＋
気管切開下の患者	＋	＋	＋	＋

空欄：現段階で評価できず，＋：適応が考慮される，＋＋：適応である，＋＋＋：適応であり有用性を示すエビデンスが示されている

＊：病型や重症度を考慮し介入する必要がある

(文献1, p7より引用)

3 運動療法施行中の酸素吸入

運動により低酸素をきたす呼吸器疾患患者の運動療法施行の際は，動脈血酸素飽和度(SpO_2)が90％未満にならないように酸素吸入下で実施することが望ましいとされる[1]。このため，患者個々の状態に合わせ，必要な場合は適宜必要量の酸素吸入を行いながら実施するほうが，運動療法時の呼吸困難を軽減させ，運動療法が円滑に実施できる。

4 運動療法の実際

① コンディショニング訓練

1) 口すぼめ呼吸と腹式呼吸

慢性閉塞性肺疾患(chronic obstructive pulmonary disease：COPD)の呼吸練習として両者を併用し実施する。また，各動作時にも2つの呼吸法を意識しながら行うことにより呼吸困難を減少させる。ただし，中等度から重症のCOPDでは横隔膜の平定化がみられる場合，腹式呼吸を強調することが，逆に呼吸困難を増大させることもあり，注意を要する(図4)。

2) リラクセーション

マッサージ，ダイレクトストレッチ，ストレッチ，呼吸介助手技，呼吸筋ストレッチなどがある。

1. 呼吸リハビリテーション　❶運動療法

呼吸器疾患の患者は常に努力様呼吸を呈しており，呼吸補助筋が常に緊張した状態であり，これらの呼吸補助筋の状態を調整することにより呼吸困難の軽減を図ることができる（図5〜8）[3)〜6)]。

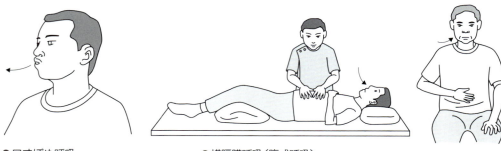

● 口すぼめ呼吸
口をすぼめさせて息を吐き，吸気と呼気の比は1：3〜5程度で息を吐かせる

● 横隔膜呼吸（腹式呼吸）
腹部を持ち上げるようにゆっくり鼻から息を吸う。椅子に座って行う場合は，患者自身が腹に軽く手を乗せ，動きを確認しながら行う

図4 ● 口すぼめ呼吸と腹式呼吸（横隔膜呼吸）　　　　　　　　　　　　　（文献1，p145をもとに作成）

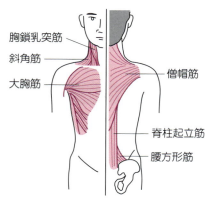

● マッサージの方法
軽擦法や圧迫法などを用いて各筋肉をマッサージする。母指球などを用いながら実施することが多い。強さの程度は患者があくまでも気持ちよいと感じる程度の強さで行う

● ダイレクトストレッチ
呼吸補助筋に対して，筋線維の横断方向へ圧迫を加えてダイレクトストレッチを行う

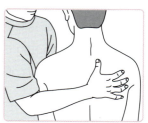 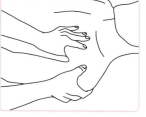 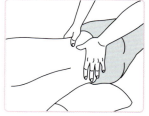

大・小菱形筋に対する
ダイレクトストレッチ

小胸筋に対する
ダイレクトストレッチ

腰方形筋に対する
ダイレクトストレッチ

図5 ● マッサージ・ダイレクトストレッチ
対象とする筋肉：頸部や体幹にある呼吸補助筋　　　（文献3，p166，文献4，p183，184をもとに作成）

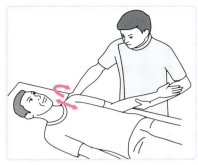
肩甲帯のリラクセーション

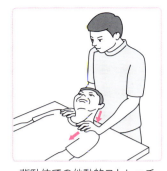
背臥位での他動的ストレッチ
（僧帽筋，胸鎖乳突筋）

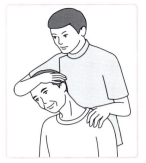
坐位での他動的ストレッチ
（僧帽筋，胸鎖乳突筋）

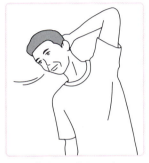
セルフストレッチ
（僧帽筋，胸鎖乳突筋）

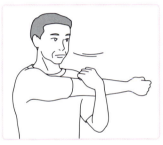
セルフストレッチ
（肩甲帯周囲筋）

> ストレッチは目的とする筋肉を他動的に伸張する。実施の際には呼息時に合わせて行い，吸気時に緩める

図6 ● ストレッチ

（文献3，p167をもとに作成）

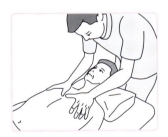
上部胸郭への呼吸介助手技

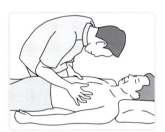
下部胸郭への呼吸介助手技

> 方法：①手掌全体で胸郭へ接触する
> ②体重をかけないように，重心移動をうまく行い，胸郭の動きに合わせて呼気時に胸郭を圧迫し，吸気時に速やかに力を緩める
> 目的：呼吸筋や呼吸補助筋の緊張を和らげ，リラクセーション目的に行う

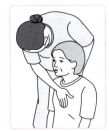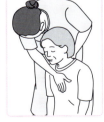
坐位での呼吸介助手技

図7 ● 呼吸介助手技

（文献5，p201，204をもとに作成）

1．呼吸リハビリテーション　❶運動療法

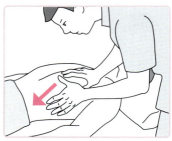
●徒手的な胸郭可動域訓練
胸郭を他動的に矢印の方向へ圧迫し，胸郭の可動域の改善を図る

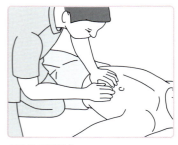
●肋骨の可動化
両手の8本の指尖を胸郭のカーブに合わせて肋骨に置き，肋骨1本1本を呼気時に押し下げて行う

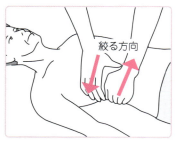
●胸郭捻転
呼気に合わせて下位部位の肋骨を前方に絞り上げる

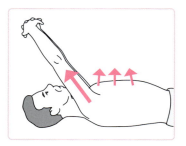
●シルベスター法
胸郭の前後上下方向の可動性を拡大する目的で，患者に手を組んでもらい，吸気に合わせて腕を持ち上げる

図8 ● 胸郭可動域訓練 （文献3, p175, 文献4, p186, 187をもとに作成）

3）胸郭可動域訓練

呼吸不全患者の胸郭は硬く，可動性が乏しくなっている。この状態では換気量を増やせず，必要な換気量を維持するために常に努力様の呼吸を呈することになる。このため胸郭の可動性を増加させる運動が必要になる[4]（図9）。

② 筋力トレーニング

筋力トレーニングは，四肢や体幹の筋力低下や持久力低下により日常生活に支障をきたしている場合や，上肢を用いた動作で呼吸困難を増大させている時などが適応となる[7]。その場合，どの筋を鍛えるか評価し，目的に合った筋を最も効果的にトレーニングできる方法でトレーニングを行う必要がある（図10，表3）。

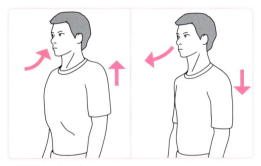

●肩の上げ下げ
息を鼻から吸いながら、両方の肩をゆっくり上げていく。息を吸いきったら口から息を吐きながら、肩の力を抜いて下ろしていく

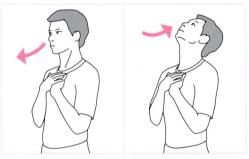

●息を吸う上前胸部のストレッチ
両手を胸の上部に当てて息を吐く。次に息を吸いながら顎を上前方に挙げ、両手で軽く胸を押さえる。息を吸いきったら、息を吐きながら元の状態に戻す

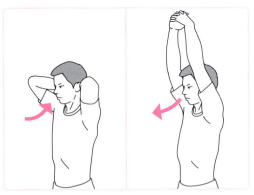

●息を吐く体側と下胸部のストレッチ
頭の後ろで両手を組んで息を吸い、息を吐きながら両手を上方に伸ばしていく。息を吐ききったら、息を吸いながら両手を元の姿勢に戻す

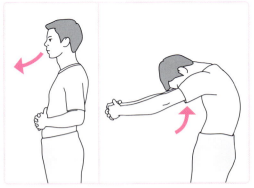

●息を吸う上背部と上胸部のストレッチ
鳩尾の前で両手を組み、深く息を吐く。次に息を吸いながら腕を前下方に伸ばし、臍をのぞき込むように上背部を丸めていく。息を吸いきったら、息を吐きながら元の姿勢に戻る

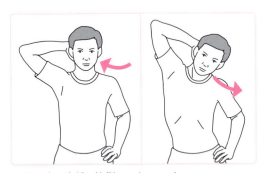

●息を吐く腹部、体側のストレッチ
片方の手を後頭部へ、もう片方の手を骨盤に当て鼻から息を吸う。息を吸ったら、次は息を吐きながら、頭に当てた側の肘を上に持ち上げていく。息を吐ききったら、息を吸いながら元の姿勢に戻る。対側も同様に行う

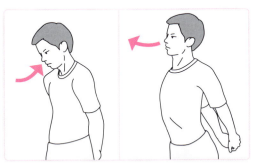

●息を吐く胸壁のストレッチ
両手を後ろで腰の高さで組み息を吸う。ゆっくりと息を吐きながら組んだ両手を腰から離し、下胸部と腹部を前に張り出すように伸ばす。息を吐ききったら元の姿勢に戻る

図9 ● 呼吸筋ストレッチ体操
呼吸筋ストレッチ体操は呼吸筋を呼吸相に合わせて適切なタイミングでストレッチする体操である。吸気筋を吸気時に、呼気筋を呼気時にストレッチすることにより脳と呼吸筋のミスマッチの改善をはかる　　　（文献6, p216より引用改変）

重錘ベルトによるトレーニング（下肢）

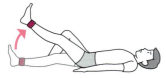

下肢挙上運動
膝を伸ばしたまま下肢の挙上を行う

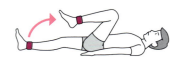

股関節屈曲運動
膝を曲げ股関節の屈曲を行う

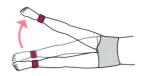

股関節外転運動
股関節の外転運動

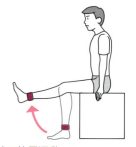

膝の伸展運動
坐位で膝を伸展する

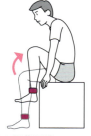

股関節の屈曲運動
坐位で股関節を屈曲する

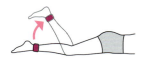

膝の屈曲運動
腹臥位で膝を屈曲する

ゴムバンドによる下肢筋力トレーニング

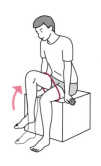

股関節の屈曲運動
両大腿部をチューブで固定し股関節を屈曲する

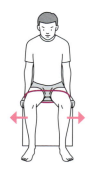

股関節の外転運動
両大腿部をチューブで固定し股関節を外転する

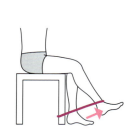

膝の伸展運動
椅子と下肢にチューブを固定し膝を伸展する

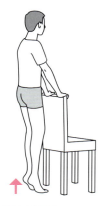

踵上げ運動
椅子を支えにし踵を上げる

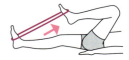

股関節屈曲運動（背臥位）
両足部をチューブで固定し股関節の屈曲を行う

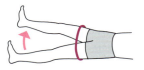

股関節外転（背臥位）
両大腿部をチューブで固定し股関節の外転を行う

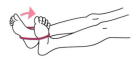

足関節の背屈
両足部をチューブで固定し足関節を背屈する

図10 ● 筋力トレーニング

重錘（鉄アレイ）によるトレーニング（上肢）

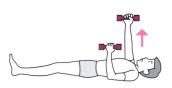

プッシュアップ運動
上肢を上方へ持ち上げる

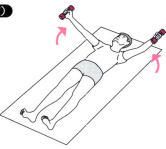

水平内転運動
上肢を側方から水平内転する

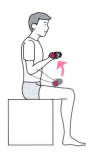

肘の屈曲運動
肘を屈曲させる

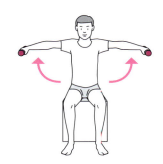

肩の外転運動
肩を外転させる

ゴムバンドによる上肢筋力トレーニング

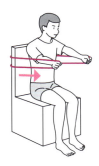

プッシュアップ運動
体の後ろにチューブを回し肘屈曲位から伸展する

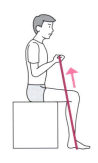

肘屈曲運動
肘伸展位から屈曲する

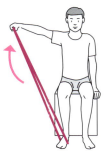

肩外転運動
肩を外転させる

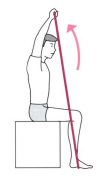

肩屈曲運動
肩を屈曲させる

（文献3, p199をもとに作成）

表3 ● 筋力トレーニング

1. 運動の種類	・部位：①下肢，②体幹，③上肢 ・方法：①自重（無負荷）によるトレーニング 　　　　②重錘バンド，ゴムチューブ，鉄アレイを用いたトレーニング ・肢位：患者がとれる体位で，効果的に筋力訓練ができる肢位
2. 運動の強度	①筋力トレーニングの場合は60～80％1RMの運動 ②ゴムバンド，重錘などを用いる場合，最初は楽に上げられる程度から行う ③重症例では自重での訓練から行う
3. 運動の回数	・1セット（10～15回）を最低1セット以上
4. 運動の頻度	・2～3回／週

③ 全身持久力トレーニング

　全身持久力トレーニングは，全身の大きな筋群を使用して一定のリズムを保った動的運動を一定時間以上行うトレーニング[8]と言われている。その方法は上肢と下肢に分類できる。特に下肢は有用性に関するエビデンスが高く，運動療法に必須の構成要素である[1]（図11，表4）。

　運動療法の強度は運動負荷試験から得られた最高酸素摂取量（peak VO_2）により運動強度を求めることが望ましいとされる[1]が，機器が高額なため，一般的には自覚症状や心拍数，またはフィールド歩行試験から運動強度を求めることができる（表5）。

　運動時間は，最初は5分程度から開始し，徐々に時間を延ばして20分以上を目標に実施する[1]。運動強度的には旧Borg scale 12～13程度の運動強度が良いとされる。実施頻度は連日もしくは週3回以上が望まれる[1]。

5　骨・関節疾患を有する患者の運動療法

　近年，重複障害を抱える患者が多くなっており，上述の運動療法を施行する際に痛みや関節可動域制限などの影響で，十分な運動療法が実施できない場合がある。このようなときは骨・関節疾患の症状が増悪しないように十分配慮しながら，実施可能な範囲での運動を行う。

　理学療法士が身近にいるときは，協力しながら実施することにより，積極的な訓練が実施できる。そのため，常に多職種が連携しながら実施できる環境やシステム構築を行っておく必要があると考えられる。

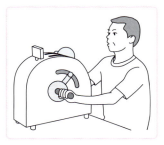 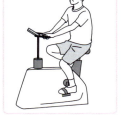 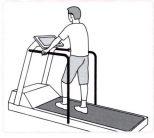

| 上肢エルゴメーター | 下肢エルゴメーター | トレッドミル |

図11 ● 全身持久力訓練の種類　　　　　　　　　　　　　　（文献1, p150をもとに作成）

表4 ● 各下肢持久性トレーニング法の利点および欠点

	利　点	欠　点
平地歩行	最も行いやすい方法。病院で行う運動が自宅で自主トレーニングとして行え，継続率も高い	定量性にやや欠ける
トレッドミル	普段の歩行を一定の場所で行える。定量性がある	自分で速度を調整できない。装置が大型で高額，転倒の危険がやや高い
エルゴメーター	定量性が優れている。転倒の危険がない。下肢の骨関節系の問題がある場合でも導入しやすい	普段行わない運動形態である。運動の刺激が下肢に限られる

（文献3, p196より引用）

表5 ● 運動強度の決め方

1. 自覚症状を用いた方法
   Borg CR-10*を用いた方法：非監視下の場合は3〜4で実施
2. 心拍数を用いた方法
   ① HRmax法
   年齢別の最大心拍数（HRmax）に対する割合で目標心拍数（THR）を処方する方法

   予測HRmax＝220－年齢

   例）68歳で，70％の運動強度とすると
   　　HRmax＝220－68＝152拍／分　→　THR＝70％HRmax＝0.7×152＝106bpm
   　　106bpmを維持できる運動強度で実施

   ② Karvonen法
   年齢別予測最大心拍数から安静時の心拍数を引いた値に定数を掛け，目標心拍数を決定する方法

   THR＝｛(年齢別予測最大心拍数－安静時心拍数)×0.4〜0.8｝＋安静時心拍数

   例）68歳で安静時心拍100bpmの場合，70％の運動強度とすると
   　　予測HRmax＝220－68＝152bpm　→　THR＝｛(152－100)×0.7｝＋100＝136bpm
   　　136bpmを維持できる運動強度で処方

＊：Borgによるcategory-ratio scale　　　　　　　　　　　　（文献1, p32, 33をもとに作成）

●文献

1) 日本呼吸ケア・リハビリテーション学会，日本呼吸器学会，日本リハビリテーション医学会，日本理学療法士協会，編：呼吸リハビリテーションマニュアル―運動療法―. 第2版. 照林社, 2012.

2) 日本呼吸器学会COPDガイドライン第4版作成委員会，編：COPD（慢性閉塞性肺疾患）診断と治療のためのガイドライン. 第4版. メディカルレビュー社, 2013.

3) 柳澤　健，編：理学療法学ゴールド・マスター・テキスト 6 内部障害系理学療法学. メジカルビュー社, 2010.

4) 堀　竜次：呼吸理学療法テクニック 姿勢調整および胸郭運動改善のための手技. 初学者のための呼吸理学療法テキスト. メディカ出版, 2010, p178-87.

5) 金尾顕郎：呼吸理学療法テクニック 呼吸介助法. 初学者のための呼吸理学療法テキスト. メディカ出版. 2010, p197-211.

6) 本間生夫：呼吸リハビリテーションの理論と技術. 改訂第2版. 2014.

7) Pan L, et al：Does upper extremity exercise improve dyspnea in patients with COPD? A meta-analysis. Respir Med. 2012；106(11)：1517-25.

8) アメリカスポーツ医学会，編，日本体力医学会体力科学編集委員会，監訳：運動処方の指針 運動負荷試験と運動プログラム. 原著第8版. 南江堂, 2011.

（松川訓久，金尾顕郎）

第Ⅳ章　長期酸素療法と併用したい治療

1 呼吸リハビリテーション
❷作業療法

1 生活動作で気をつけるべきポイント

普段の生活動作で低酸素血症や息切れを起こさないためのポイントを，以下に挙げる。

①動作中の息こらえの回避，動作中の口すぼめ呼吸

口すぼめ呼吸は気道内を陽圧に保ち気道の虚脱を起こりにくくさせ呼気を助ける。これにより動作中の炭酸ガスの蓄積が緩和される。

②動作はゆっくり

スピードを伴う反復動作は，ゆっくり行うと酸素需要エネルギー消費が少なくすみ，酸素需要が増加する。

③呼気に合わせて動作を開始

呼気は横隔膜の自然弛緩・胸郭の弾性を利用するため，力を入れる際には吐きながら動作を行えばエネルギー消費が少なくてすむ。

④適度な休憩

連続動作により安静時状態まで酸素化が回復するのにかなりの時間を要する場合がある。これは，運動中の酸素不足は酸素負債となり，運動を止めたあともしばらく安静時よりも高い酸素取得量を要することを示している。酸素負債を回避するためにも1動作ごとに休憩を挟み，安静状態まで回復してから動作を再開する。

⑤体幹の前屈，腹部圧迫の回避

腹式呼吸(横隔膜呼吸)で起こる腹部の前方への突き出しで，胸腔の拡大を促すようにする。

⑥上肢の拳上が必要な動作の回避

上肢の拳上に伴う呼吸補助筋や胸郭の動きを少しでも抑えるため，片手で行ったり，台などを利用し肘をついた状態で腕を使用したりする。

⑦安定した姿勢バランス

不安定な姿勢の保持や，無駄なエネルギー消費を抑えるためにも，安定して動作

1. 呼吸リハビリテーション　❷作業療法

が行えるような工夫をする。

⑧楽な姿勢での動作
立位での動作はエネルギー消費が高いので，坐位で行う。そのほかにも，無駄な動きを極力省き動作そのものを変える，環境を変える，などが考えられる[1)~3)]。

2 動作別ポイント

以下に，動作別のポイントを示す（図1～10）。

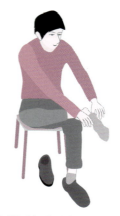 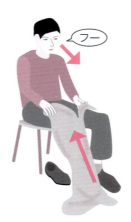 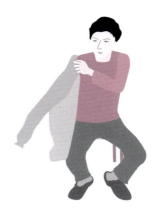

腹部圧迫が回避できるため，胡坐を組んで靴下を履く　　呼気に合わせてズボンに足を通す　　前開きシャツを利用

図1 ● 着替え（ズボン・シャツ）
座って行う。上着の種類は上肢の挙上を少しでも回避するためにサイズに余裕があるものや，前開きシャツを使用する。ズボンなど下半身の衣類は，前かがみ姿勢を極力避けつつ，呼気と動作開始のタイミングを合わせて行う

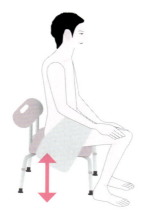 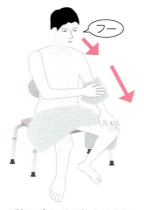 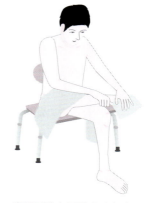

高さのある台（シャワーチェア）に座る（座面までの高さ40cm程度）　　呼気に合わせて体をこする　　腹部圧迫を回避するため，胡坐を組んで足元を洗う

図2 ● 入浴（洗体）
高さのある台を利用し，桶を置く台も少し高めのものを用意する。タオルは長めのものを使用すると，背中を洗う際，楽に腕を動かしながら行うことができる。動作はゆっくり休憩を挟みながら行う

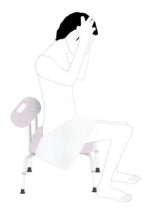
腹部圧迫を回避するため，前かがみを極力避ける

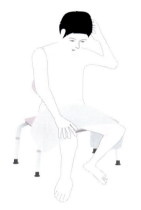
片手でゆっくり洗う

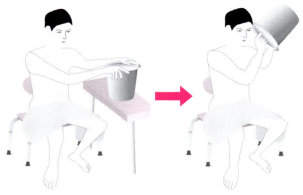
一度に持ち上げようとせず，いったん桶を台に置いてから行う

図3 ● 入浴（洗髪）
ゆっくりと力を入れずに行う。また泡落としは少しずつ行い，息こらえの時間が長くならないように調整する。自宅にシャワーがない場合，お湯を酌み，一気にお湯をかけると「上肢の動き」「桶の重み」「息こらえ」で息切れが強くなるため避ける。一度に持ち上げようとせず，いったん桶を台に置き，その後お湯をかけるようにする

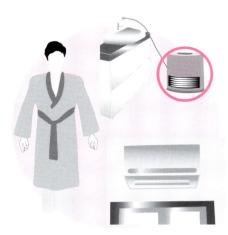
浴室から出た後は小休止（体を冷やさないよう，バスローブや暖房ヒーターを使用）

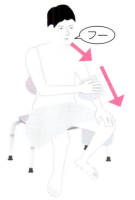
座って体を拭く（呼気に合わせてゆっくり）

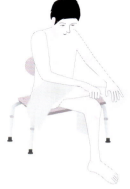
足元は胡坐を組んで拭く

図4 ● 入浴（体を拭く）
浴室から出た後は，座って小休止し，呼吸が整ってから体を拭くようにする。休憩している間に体を冷やさないように脱衣室を暖房ヒーターなどで暖めたり，バスローブを羽織ったりする

251

1．呼吸リハビリテーション ❷作業療法

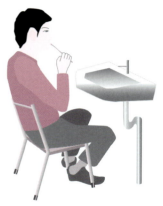 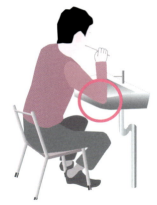 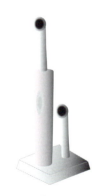

座って行う　　　　　　　洗面台に肘をついて行う　　　　　電動歯ブラシの利用

図5 ● 歯磨き
一気に磨こうとせず，ゆっくり休憩しながら行う．立位や上肢の拳上の動きで息切れが起こる際は座って行い，場合によっては洗面台に肘をついて行ったり，電動歯ブラシの使用もよい

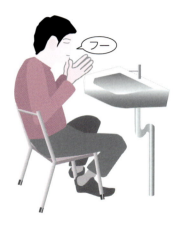

図6 ● 洗　顔
息をこらえて続けて一気に石鹸で洗わず，ゆっくり手を動かし，合間に呼吸を整えながら洗顔する

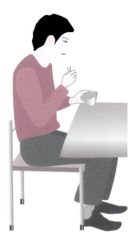 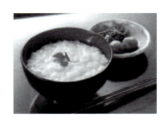

噛み砕きやすい食材に変更する（おかゆ・刻み食など）

椅子坐位で行う

図7 ● 食　事
椅子に座り姿勢よく食事を行うことでしっかり呼吸が行える．固くて咀嚼に時間がかかり飲み込みにくい食材は，息切れが生じる．そのときは，噛みやすく喉に通しやすい食材に変更する

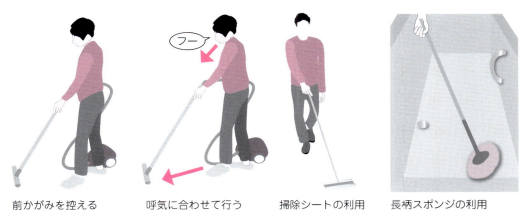

前かがみを控える　　呼気に合わせて行う　　掃除シートの利用　　長柄スポンジの利用

図8 ● 掃除（掃除機・床拭き・風呂釜洗いなど）
前かがみの姿勢や上肢の力を要する反復動作を回避するために，前かがみの姿勢は避け，力を入れるタイミングに呼気を合わせる．拭き掃除は楽に行える方法に変更する

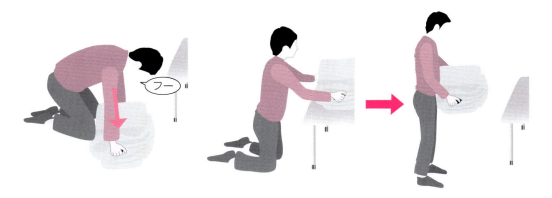

呼気に合わせて持ち上げる　　　　一気に持ち上げず，いったんテーブルなどの台に置く

図9 ● 布団の持ち上げ
重いものを持ち上げる際には，上肢の力を要し息をこらえて行うために，かなりの息切れが生じる．呼吸に合わせて持ち上げ，動きをわけて行う

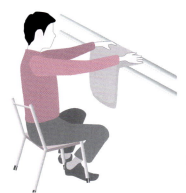

背の高い物干しは避ける

図10 ● 洗濯干し
物干し竿に洗濯物をつるす際は，上肢の挙上を少しでも避けるように竿の高さを工夫する．一気に洗濯物を運ばず小分けに運ぶ，物干しの場所を変更する（2階ベランダ→1階）など，移動に際するエネルギー消費を抑えるようにする

●文献

1) 生須義久，他：作業療法マニュアル45 呼吸器疾患の作業療法①．（社）日本作業療法士協会，2011.
2) 生須義久，他：作業療法マニュアル46 呼吸器疾患の作業療法②．（社）日本作業療法士協会，2011.
3) 川邊利子：楽にできる！ 日常生活動作のコツ：息切れでお悩みの方へ．平賀　通，監．帝人ファーマ，2005.

（藤原光樹）

第Ⅳ章 長期酸素療法と併用したい治療

2 栄養療法

　慢性呼吸不全においては，栄養障害の合併が病態や予後に悪影響を及ぼすとされている。主な慢性呼吸不全の基礎疾患である慢性閉塞性肺疾患（chronic obstructive pulmonary disease：COPD）は全身性疾患であり，栄養障害には多くの要因が複合的に関与している（図1）[1]。

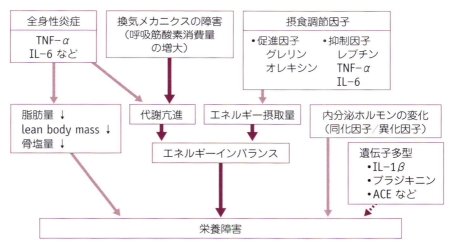

図1● 慢性閉塞性肺疾患（COPD）における栄養障害のメカニズム
（吉川雅則，他：呼吸器疾患における栄養療法のエビデンス．呼と循．2012；60（2）：189-97．より医学書院の許諾を得て掲載）

1 栄養障害の特徴と問題点

① タンパクエネルギー低栄養状態

　慢性呼吸不全患者の栄養障害の特徴は，タンパクエネルギー低栄養状態（protein-energy malnutrition：PEM）である。慢性呼吸不全患者においては，しばしば体重減少が認められ，脂肪量（fat mass：FM）や筋タンパク量の指標となる除

脂肪体重（fat free mass：FFM）の減少に加えて，骨塩量（born mineral content：BMC）の減少も認められる。そして，内臓タンパクでは，血清アルブミンには有意差は認めないが，rapid turnover protein（RTP）であるプレアルブミン，レチノール結合タンパクは低下，血漿アミノ酸分析では，分岐鎖アミノ酸（branched chain amino acids：BCAA）の低下に基づくBCAA/芳香族アミノ酸（aromatic amino acids：AAA）比の低下を認めるとされている[2]。

② 代謝亢進状態

栄養障害の原因として，代謝亢進状態にあり，エネルギー消費量が多いことも挙げられる。気流制限や肺過膨張により呼吸筋のエネルギー消費量が増えるため，COPD患者では安静時エネルギー消費量（resting energy expenditure：REE）が，同年代の健常者の1.2〜1.4倍に増大しており，体重減少患者では体重正常患者よりも有意な増大が認められている[3]。

また，全身性炎症に伴うtumor necrosis factor-α（TNF-α）などの炎症性サイトカインが体重減少のあるCOPD患者で増加しているとされている[4]。

③ 摂取エネルギー量の低下

COPD患者は身体活動を維持するために必要なエネルギーを食事で摂取することが困難な場合が多い。その理由として以下のようなことがある[5]。
①気腫優位型COPDではわずかな食事でも腹部膨満が生じ，平坦化した横隔膜の運動がさらに制限されて呼吸困難が強くなる。
②咀嚼や嚥下に伴い呼吸リズムが乱れ，食事中の動脈血酸素飽和度が低下する。
③食事中に上肢筋を使う動作が呼吸困難感を強くする。

また，摂食調節ホルモンとしてのレプチンの分泌低下[6]やグレリンの代償的分泌亢進[7]が関与しているとされている。

2 栄養評価

栄養評価には，①主観的包括的評価（subjective global assessment：SGA）と，②客観的栄養評価（objective data assessment：ODA）がある。SGAは，問診，病歴，身体症状・所見などからなり，患者の栄養状態を主観的に評価し，短時間で行うことのできる評価方法である。ODAは，身体計測，血液生化学検査，尿生化学検査，免疫能，生理機能検査など種々の検査データに基づいて患者の栄養

状態を客観的に評価する方法である。

　栄養障害を抑制するためには，複数の指標を用いた正しい栄養状態の評価が必要である（**表1**）。また，日本呼吸器学会のガイドラインでは，簡便かつ一般的な栄養評価項目を推奨している（**表2**）[8]。

① 体　重

　体重測定は，身体計測において最も簡単にできる栄養評価法であり，％標準体重（％IBW），体格指数（BMI）が指標として用いられる。安定期のCOPD患者において，軽度の体重減少（％IBW＜90％）はFMの減少が主体であるが，中等度以上の体重減少（％IBW＜80％）では筋肉量などのFFMも減少することが示されている[9]。そのため，FFMに焦点を当てて栄養評価を行う場合，BMIよりも％IBWを判断の指標として用いることが望ましい[10]。また，経時的な体重変化を追うことも重要である。最近6カ月以内に10％以上，1カ月以内に5％以上の急激な体重減少がある場合には，中等度以上の栄養障害が疑われる。

② 食習慣，食事摂取時の臨床症状の有無，食事調査

　3日間の食事調査から，食習慣（1日の食事回数，間食の有無，食事時間），食事内容（1日の摂取エネルギー，栄養組成）を調査する。食事摂取時の臨床症状については，食事摂取時の息切れや腹部膨満の有無，咀嚼や嚥下状態を評価し，どのような動作で呼吸困難が強くなるかなどを聞き取る。喫煙習慣やアルコールなどの嗜好品，便通，生活サイクル，消化器系の手術歴，糖尿病や心疾患などの既存症，内服中の薬品なども確認する。

③ 血液生化学検査

　血清アルブミンは栄養状態の評価に最もよく使われている指標のひとつであるが，半減期が21日前後と長いため，やせ型のCOPDであっても安定期であれば正常範囲であることは少なくない。栄養介入の効果を早期に評価したい場合は半減期の短いプレアルブミン（トランスサイレチン），トランスフェリン，レチノール結合タンパクが鋭敏な指標となる。RTPの検査時は保険適用の問題に注意する。

表1 ● COPDの栄養評価*

体重	・%標準体重（%IBW） ・BMI＝体重（kg）／｛身長（m）｝²
身体組成	・%上腕筋囲（%AMC） ・%上腕三頭筋部皮下脂肪厚（%TSF） ・体成分分析 ・除脂肪体重（FFM） ・脂肪量（FM）
生化学的検査	・内臓タンパク ・血清アルブミン ・RTP（rapid turnover protein） 　血清トランスフェリン 　血清プレアルブミン 　血清レチノール結合タンパク ・血漿アミノ酸分析 ・分岐鎖アミノ酸（BCAA） ・芳香族アミノ酸（AAA） ・BCAA／AAA比
呼吸筋力	・最大吸気筋力 ・最大呼気筋力
骨格筋力	・握力
エネルギー代謝	・安静時エネルギー消費量（REE） ・栄養素利用率
免疫能	・総リンパ球数 ・遅延型皮膚反応 ・リンパ球幼若化反応

＊：食習慣，食事（栄養）摂取量，食事摂取時の臨床症状の有無

（文献8，p79より引用改変）

表2 ● 推奨される栄養評価項目

必須の評価項目	・体重（%IBW，BMI） ・食習慣 ・食事摂取時の臨床症状の有無
行うことが望ましい 評価項目	・食事調査（栄養摂取量の解析） ・安静時エネルギー消費量（REE） ・%上腕周囲（%AC） ・%上腕三頭筋部皮下脂肪厚（%TSF） ・%上腕筋囲（%AMC：AMC＝AC－π×TSF） ・血清アルブミン
可能であれば行う 評価項目	・体成分分析（FFM，FMなど） ・RTP測定 ・血漿アミノ酸分析（BCAA／AAA） ・握力 ・呼吸筋力 ・免疫能

IBW：80≦%IBW＜90：軽度低下
　　　70≦%IBW＜80：中等度低下
　　　%IBW＜70：高度低下
BMI：低体重＜18.5，標準体重18.5〜24.9，体重過多25.0〜29.9

（文献8，p80より引用改変）

④ 再評価

　栄養介入の効果と方法が適切であったかどうかの再評価は，8～12週間ごとに食事摂取量ならびに身体計測などと併せて行っていく。

3　栄養療法の計画と実践

① 栄養療法の適応

　栄養療法は，％IBW＜90％が適応となり，早期介入が望ましい。特に％IBW＜80％では，FFMの減少を伴うことが多く，FFMは運動耐容能や予後と関連する因子であることから，積極的な栄養介入が必要であると言われている。栄養治療の適応に関するアルゴリズムが示されている（図2）[11]。

② 目標設定

1）エネルギー必要量の算出

　個々の患者にとって必要なエネルギー摂取量を求め，その数値に基づいて計画を立てる。エネルギー消費量に見合う十分なエネルギー量を摂取するためには，実測REEの1.5倍または予測REEの1.7倍を目標とする。　基礎エネルギー消費量（basal energy expenditure：BEE）から必要エネルギー量を推定する方法もある（図3）[5]。BEEは，一般的にHarris-Benedictの式から推定する[12]。

　体重減少がある場合，目標とする1日の投与エネルギー量は，BEEに活動因子1.3，ストレス因子1.1～1.3で計算するため，必要エネルギー量（kcal／日）＝BEE×1.3×1.1～1.3とする。

2）栄養組成

　産生された二酸化炭素量と，体内での栄養素が燃焼するときに消費された酸素量の体積比を呼吸商（respiratory quotient：RQ）と言う。各栄養素の呼吸商は，タンパク質0.8，脂質0.7，糖質1.0である。したがって，糖質を主体とする栄養療法（炭水化物を50～100％含有する標準的な経腸栄養剤）は，二酸化炭素産生を増加させ換気需要を高めるため，動脈血液中に二酸化炭素が蓄積しやすい（Ⅱ型呼吸不全）。このため，肺結核後遺症やCOPD患者にとっては不利となる。脂質の割合を高くした栄養素配分が基本的な考え方である[5]。

　一方，脂質は胃内での停留時間が長いため横隔膜運動を低下させる要因となり，

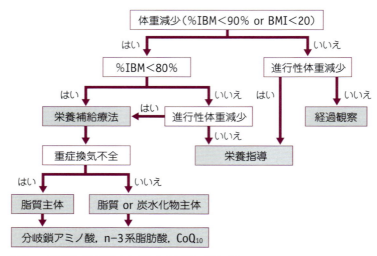

図2 ● 栄養治療の適応に関するアルゴリズム
(吉川雅則, 他：呼吸器疾患における栄養管理の実際. 呼と循. 2007；55 (9)：997-1005. より医学書院の許諾を得て改変掲載)

● 必要エネルギー量(kcal／日)＝BEE(基礎エネルギー消費量)×活動因子×ストレス因子

| BEE(基礎エネルギー消費量)kcal／日
ハリス・ベネディクト(Harris-Benedict)の式
男性：66.47＋13.75×W＋5.00×H－6.78×A
女性：655.10＋9.56×W＋1.85×H－4.68×A
W：体重(kg), H：身長(cm), A：年齢 | 歩行　　　1.2
労働作業　1.3〜1.8 | 術後(合併症なし)　　1.0
長管骨骨折　　　　　1.15〜1.30
癌　　　　　　　　　1.10〜1.30
腹膜炎／敗血症　　　1.10〜1.30
重症感染症／多発外傷 1.20〜1.40
多臓器不全　　　　　1.20〜1.40
熱傷　　　　　　　　1.20〜2.00 |

図3 ● 必要エネルギー量の求め方
注：Harris-Benedictの式はきわめて重症な状態にある患者に用いることは推奨されていない
活動因子, ストレス因子の値は文献により異なるものがある
発熱時のストレス因子は, 1℃上昇で0.2ずつ増加, または1.13倍とするなどの方法が示されている
(文献5, p107より引用)

腹満と労作時呼吸困難が悪化する可能性も指摘されている[1]。したがって, 著しい換気障害がなければ, 糖質, 脂質にかかわらず, 十分なエネルギー摂取を優先させる[8]。
　筋タンパク量の保持には十分なタンパク源の供給が不可欠である。侵襲下の呼吸不全患者では, 1.0〜2.0g／kg／日程度のタンパクが必要となる[5]。

③ 栄養療法の基本

　まず, 患者の栄養摂取量と必要栄養量を比較し, エネルギーや栄養素の摂取量が不足している場合は是正を行う。エネルギー摂取量が不足してくると, タンパク質

の異化亢進が起こり，体の筋タンパク質が利用され，筋肉のタンパク質が減少，筋力が低下し，呼吸運動に不利に働く。筋タンパク質の保持と体重増加，回復のためには，REEの1.5〜1.7倍を基準とする。エネルギーを増加させるには糖質強化より脂質摂取（不飽和脂肪酸の強化）が有効である[5]。

COPDの栄養障害に対しては高エネルギー高タンパク食の指導が基本であり，タンパク源としてはBCAAを多く含む食品の摂取が勧められる。リン，カリウム，カルシウム，マグネシウムは呼吸筋の機能維持に必要である[8]。

次に，食事摂取が困難となっている場合，問題点を整理して，計画を立てて介入する。食事中の呼吸困難緩和の指導について示す（表3）[5]。

---

④ 食事療法

REEが1,500kcalで，体重50kgの場合，必要エネルギー量は，前述計算式により2,250kcal（REE×1.5），必要タンパク量75g（体重×1.5）となり，これを食品に置き換えた食品構成表が示されている（表4）[5]。しかし，腹部膨満や呼吸困難

表3 ● 食事中の呼吸困難緩和の指導

食欲不振	・エネルギーの高い食事から食べる ・可能な限り好きな食物を取り入れる ・食事回数を増やす ・呼吸器疾患と栄養の意義を理解させる ・食べられる量を一皿に盛りわける ・栄養補助食品の利用
すぐに満腹	・エネルギーの高い食事から食べる ・食事中の水分摂取を控える，炭酸飲料は避ける ・冷たい食事のほうが満腹感が少ない
息切れ	・食事前に十分な休息をとりゆっくりと食べる ・気管支拡張薬の使用，食前の排痰 ・咀嚼中の口すぼめ呼吸，食事中の姿勢，軽い食器の利用 ・食事中の酸素吸入量の検討
疲労感	・食事前の十分な休息 ・食事の準備に手間をかけない ・食事中の動作の単純化 ・疲労感の少ない時間帯にできるだけ食べる
満腹感	・息切れを緩和して，空気の嚥下を避ける ・少量ずつ回数を増やす ・急いで食べない ・ガスを産生する食物，食材を避ける
便秘	・適度な運動と繊維質の多い食事
歯周病	・適切な歯科の治療，口腔ケア

（文献5，p105より引用）

表4 ● 食品構成の例（1日摂取分）

ごはん	250g×3
野菜	300g
魚	80g（1切れ：アジなら1尾程度）
肉	60g
卵	1個
大豆製品	120g（豆腐の場合は1/3丁）
牛乳	200mL
いも	150g（じゃがいも大1個程度）
果実	200g（りんご2/3個程度）
砂糖	25g（大さじ3杯弱）
油脂	40g（大さじ3杯弱）

（文献5，p109より一部改変引用）

表5 ● 食事の工夫のポイント

①喫煙は肺機能低下だけではなく，食欲低下因子も含むため，禁煙にする
②食べられない場合は，6回食などの分食にして1回に食べる量を減らす
③少量で高エネルギー高タンパク質の食品を考慮する
④炭酸飲料など，ガスが発生して腹部膨満感をきたすものはさける
⑤さっぱりした食品も入れる
⑥食事環境を整える
⑦新鮮な食材，うまみ，旬のものを工夫し，好みの食品も追加する
⑧食べられないときは，栄養補助食品（濃厚流動食）を利用し必要量を満たすよう努力する

（文献5，p109より引用）

感などにより，食品構成表どおりに摂取できないことは多い。そこで食事の工夫のポイントが示されている（**表5**）[5]。

1）分 食

　肺過膨張があり横隔膜低位のある患者では，食事時に腹部膨満が出現することがある。そのときは，1日5〜6回の分食にするとよい。分食は，毎回均等にエネルギーを摂取する必要はなく，1日の合計量が必要エネルギー量を満たすようにする。たとえば，朝はあまり食欲がないなら，昼，夜に高エネルギーの食品を盛り込むなどする。

2）食品の選択

●少量で高エネルギー，高タンパク質の食品

　食事摂取量が少ない患者においては，いかに分量を増やさず栄養価を上げるかが重要となる。タンパク質は主菜の肉や魚だけでなく，副菜にも積極的に使用する。

チーズやヨーグルトなどの乳製品も料理や間食に取り入れる。また，脂質の多い調味料（マヨネーズ，ドレッシングなど）を意識的に使用する，肉や魚は脂質の多い部位を選ぶなど脂質を上手く取り入れる。

• **消化管でガスを発生しやすい食品**

いも類，豆類，炭酸飲料などは，高エネルギーだが腹部膨満感を増大させる。いも類，豆類は，量や種類を考慮して使用する。炭酸飲料は避けたほうがよい。

• **バランスのよい摂取**

主食（炭水化物），主菜（タンパク質），副菜（野菜類）を揃え，さらに乳製品や果物を加えて，エネルギーやタンパク質だけでなく，ビタミン，ミネラルもバランスよく摂取させる。

• **ビタミン，ミネラル，食物繊維**

必要十分量摂取するには，相当量の野菜類が必要だが，野菜類の摂取は咀嚼回数が増え呼吸困難感を生じる場合もある。その場合には，野菜ジュースとして摂るなど工夫する。ファイバーなどの利用もよい。便秘に対しても同様である。

• **他の疾患の合併**

糖尿病や高血圧，脂質異常症などを合併し，食事に配慮が必要な他の疾患がある場合には，食品の選択について考慮する。

3）食事環境

以下のことに注意する。

- ・食事前には十分な休息をとり，呼吸を落ちつかせる。排痰しておく。
- ・ゆっくりと摂食させて空気嚥下を避ける。
- ・食事時の姿勢は，誤嚥を防ぐため，少し前屈みになったほうがよい。

4）栄養補助食品の利用

食事指導を行っても食事摂取量の増加が困難な場合や，食事を増量しても，るい痩著明な場合は，高エネルギー高タンパク質の栄養補助食品（oral nutritional supplement：ONS）の摂取も有効である。COPD患者向けに開発されたONSには，脂質主体に補充するタイプ，リハビリ時に摂ることが推奨されるBCAAを配合したタイプもある。

ONSは継続して摂取することが大切であり，飽きがきて飲めなくなった場合は，患者の好みに合わせて，種類を変更するなどして，継続できるようにする。脂質の多いタイプは，凍らせてシャーベットにするなど工夫するとよい。

5）その他食事指導の留意点

●肥　満

　他の慢性疾患などを合併し，肥満となっている場合は，減量を指導し，適正体重をめざす。

●水分摂取のタイミング

　痰を出やすくするため，水分は十分に摂取させるが，食事前や食事中に水分を摂りすぎて，食事摂取量に影響が出ないようタイミングに留意する。

●三角食べの推奨

　主食だけ食べて満腹となりおかずが入らない，汁物で流し込みすぐに満腹になるなど，食事の摂り方で摂取量が増えない場合は，三角食べを勧める。三角食べとは，①炭水化物（ご飯など），②タンパク質（肉や魚など），③ビタミン・ミネラル（野菜など）を順番に食べることで，栄養素の必要性を認識させ，摂取の過不足を予防することである。

6）モニタリング

　体重変化と食事摂取量により，必要エネルギー量を摂取できているかの評価を行う。体重が増減した場合の食事の違いを確認し，何を摂取すれば体重を増加させることができるかを患者に理解させる。

　体重や食事内容の目標を設定し，体重や食行動を記録するセルフモニタリングの方法も有用である。

7）食習慣や嗜好の把握

　慢性呼吸器疾患患者の多くは高齢者であり，長年の食生活にこだわりが強く，変えることは困難な場合も多い。可能なところから少しずつ変えていくという，柔軟な指導が求められる。そのためにも，患者の嗜好を把握することは重要で，最低3日間の食事調査を行い，食習慣の問題点を確認する。

　高エネルギー高タンパク質の食品が好みに合わない，脂っこいものが苦手，食欲がなくあっさりしたものがよいと言う患者もいる。その場合は，食べたいもの，食べられるものから食べてもらい，食事量を増やす。

8）食事づくり

　調理担当者，調理作業環境を必ず確認する。患者自身が食事をつくる場合は，ちょっとした動作で咳が出たり息切れしやすく，長時間立ったまま複雑な調理動作を続けることは難しい。市販加工食品や電子レンジを使用した簡単な調理などを中心に指導する。食事の宅配サービスなどを利用してもよい。

家族が調理担当者の場合は，食事をつくる家族に直接指尊を行う。個々の家庭環境に応じた指導を行うことが望ましい。

⑤ 経腸栄養剤の併用

安定期では，栄養補給の基本は経口摂取であるが，食事やONSだけで必要十分量の摂取が困難な場合は，経腸栄養を考慮する。糖質主体や脂質主体の栄養剤があるが，糖質の過剰投与は二酸化炭素の産生を増加させて換気の負担になる可能性が指摘されている[13]。しかし，安定期COPD患者に対して高脂質含有経腸栄養剤を使用することの有効性は証明されていないので，標準的組成の経腸栄養剤を使用することに問題はない[10]。

ほかに，全身性炎症の制御をめざしたn-3系脂肪酸強化栄養剤の有効性が報告されている[14]。また，BCAAにはタンパク合成促進作用や異化抑制作用があり，栄養障害や侵襲下では呼吸筋でのBCAAの利用が高まっているため，BCAA強化アミノ酸製剤が推奨される[15]。

⑥ 栄養療法と運動療法

運動療法は，呼吸リハビリテーションの中核をなすが，運動療法による体重減少を抑制し，効果を高めるためにも，栄養療法の併用が望ましいとされている。患者のREEの測定に基づく十分なエネルギー補給を行い，栄養療法を取り入れながら運動療法を行うことにより，筋肉の増加を伴う体重増加が認められ，運動耐容能がさらに改善すると考えられる。

呼吸リハビリテーションにおいて，進行する体重減少の有無と運動療法および栄養療法の組み合わせの例が示されている（表6）[5]。

表6 ● COPD患者の栄養療法と運動療法の考え方

体重（BMI：kg/m²）	進行する体重減少	治療戦略
BMI＜19	有	強化栄養療法（経口・経腸）補助栄養食品の利用を考慮 運動療法（低負荷）
	無	栄養指導（体重維持を目標）運動療法（高負荷も可能）
19≦BMI＜22	有	栄養指導（体重増加を目標）運動療法（低負荷）
	無	栄養指導（体重維持を目標）運動療法（高負荷も可能）
22≦BMI	有	栄養指導（標準体重を目標）運動療法
	無	運動療法

体重減少あり：6カ月に体重の10%，1カ月に体重の5%
注：介入を行うBMIの上限値，下限値に関しては国内外でコンセンサスが得られておらず，報告間で値が異なる　　　　　　　　　　（文献5，p110より引用）

●文献

1) 吉川雅則, 他：呼吸器疾患における栄養療法のエビデンス. 呼と循. 2012；60(2)：189-97.

2) 吉川雅則：全身性疾患としてのCOPDにおける栄養評価・対策の臨床的意義. 呼吸. 2004；23(1)：67-78.

3) 夫　彰啓, 他：慢性肺気腫患者のエネルギー代謝. 日呼吸会誌. 1998；36(1)：10-7.

4) de Godoy, et al：Elevated TNF-alpha production by peripheral blood monocytes of weight-losting COPD patients. Am J Respir Crit Care Med. 1996；153(2)：633-7.

5) 日本呼吸ケア・リハビリテーション学会呼吸リハビリテーション委員会, 他編：呼吸リハビリテーションマニュアル—患者教育の考え方と実践—. 2007, 照林社, p102-12.

6) Takabatake N, et al：Circulating leptin in patients with chronic obstructive pulmonary disease. Am J Respir Crit Care Med. 1999；159(4 Pt 1)：1215-9.

7) Itoh T, et al：Elevated plasma ghrelin level in underweight patients with chronic obstructive pulmonary disease. Am J Respir Crit Care Med. 2004；170(8)：879-82.

8) 日本呼吸器学会COPDガイドライン第4版作成委員会, 編：COPD（慢性閉塞性肺疾患）診断と治療のためのガイドライン第4版. 2013, メディカルレビュー社, p78-81.

9) 吉川雅則, 他：DXAによる肺気腫患者の体成分分析及び肺機能との関連性の検討. 日胸疾患会誌. 1996；34(9)：953-8.

10) 日本静脈経腸栄養学会, 編：静脈経腸栄養ガイドライン第3版. 2013, 南江堂, p275-78.

11) 吉川雅則, 他：呼吸器疾患における栄養管理の実際. 呼と循. 2007；55(9)：997-1005.

12) 東口髙志, 編：NST完全ガイド 改訂版. 2009, 照林社, p6-10.

13) Angelillo VA, et al：Effects of low and high carbohydrate feedings in ambulatory patients with chronic obstructive pulmonary disease and chronic hypercapnia. Ann Intern Med. 1985；103(6 (Pt 1))：883-5.

14) Sugawara K, et al:Effects of nutritional supplementation combined with low-intensity exercise in malnourished patients with COPD. Respir Med. 2010; 104(12):1883-9.

15) 吉川雅則, 他：症候の評価と治療の実際(水・電解質管理) 呼吸不全患者. 日内会誌. 2003;92(5):770-6.

（馬場千歳）

付1 献立に取り入れたい食品例

いつもの料理に下記のような食品を加えることで，手軽にエネルギーアップを図る

タンパク質食品（括弧内はより高エネルギーな部位や種類）
牛肉*（サーロイン・ロース・バラ等），豚肉*（ロース，バラ等），鶏肉*（皮付き，手羽先等） 青背魚*（さんま，さば等），赤身魚*（かつお，ぶり，まぐろトロ等），うなぎ*， さけ*（アトランティックサーモン，キングサーモン等） 豆腐*，厚あげ，うすあげ，高野豆腐*，納豆* 卵*，牛乳*，チーズ*，ヨーグルト ＊：分岐鎖アミノ酸（BCAA）も多く含まれる食品
油脂・多脂性食品
植物油（ごま油，オリーブ油等），マヨネーズ，ドレッシング，バター，マーガリン， クリーム（動物性・植物性），コーヒーホワイトナー，ベーコン，ソーセージ，ツナ缶 ごま（すりごま，ねりごま，ごまだれ），ナッツ類（ピーナッツバター），アボカド，天かす 菓子類（アイスクリーム，ケーキ，パイ，ドーナッツ，チョコレート等）

エネルギーアップ例

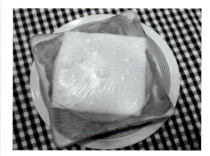

ハムチーズトースト
食パンに薄くケチャップを塗り，ハムとチーズをのせて，トーストする

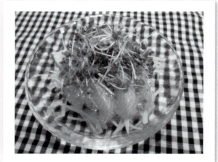

お刺身サラダ
刺身に好みの野菜を添えて，ドレッシング（ノンオイルでないもの）をかける

※糖尿病，脂質異常症，腎疾患などで，食事に特別な配慮が必要な場合は，摂取量に注意する

（馬場千歳）

付2 食事の分食・エネルギーアップ例

朝・昼・夕3回食
(1,500kcal)

朝・間食・昼・間食・夕5回食
(2,250kcal)

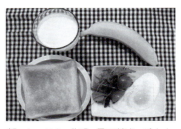

朝：トースト・牛乳・目玉焼き・バナナ

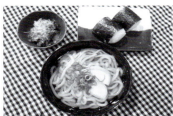

昼：かけうどん・おにぎり・お浸し

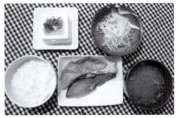

夕：ご飯・味噌汁・鮭塩焼き・冷や奴・酢の物

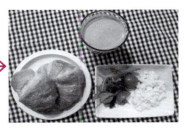

朝：トースト→クロワッサンに
牛乳→ココアミルクに
目玉焼き→マヨネーズで炒めたスクランブルエッグに

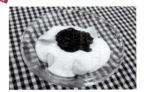

間食：朝のバナナに，ヨーグルトとジャムをかけて

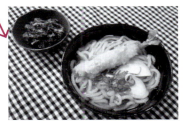

昼：かけうどん→天ぷらうどんに
お浸し→ねりごま・すりごま・しょうゆで和えてごま和えに

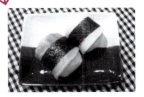

間食：昼のおにぎりに，ベーコンとチーズを巻いて

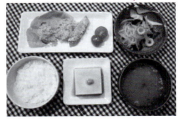

夕：ご飯・味噌汁
鮭塩焼き→オリーブオイル・パン粉・にんにく・バジル・塩こしょうで香草焼きに，冷や奴→ごま豆腐に，酢の物→ごま油・しょうゆ・塩・海苔で和えてナムルに

(馬場千歳)

付3 エネルギーアップメニューレシピ

●サーモンとアボカドのごまだれ丼

（1人分　エネルギー512kcal　タンパク質17.2g　脂質21.8g　塩分1.0g）

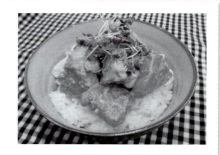

〈材料　2人分〉

ご飯	300g
サーモン（刺身用）	100g
アボカド（1/2個）	90g
ねりごま	小さじ2
すり白ごま	小さじ2
しょうゆ	小さじ2
スプラウト	少々
わさび	少々

〈作り方〉
① サーモンは一口大に切り，アボカドも芯をとって皮をむき一口大に切る。
② ねりごま，すりごま，しょうゆを混ぜ合わせて，①と和える。
③ ご飯の上に②をのせて，お好みで，スプラウトとわさびを添える。

ごまを使うことでエネルギーアップとなり，風味もよくなります。
サーモンの代わりに，お好きなお刺身でもどうぞ。

●はいから豆腐

（1人分　エネルギー327kcal　タンパク質20.1g　脂質20.0g　塩分2.5g）

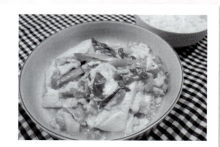

〈材料　2人分〉

豆腐（1丁）	350g
天かす（1/2カップ）	20g
サラダ油	小さじ1
砂糖	大さじ1と1/2
しょうゆ	大さじ1と1/2
水	1/2カップ
卵（2個）	100g
青ねぎ（1本）	20g

〈作り方〉
① 豆腐は水気を切り，縦半分に切ってから1cm幅に切る。青ねぎは斜め切りにする。
② フライパンに油を熱して，天かすを入れて軽く炒める。
③ いったん火を止めて，砂糖としょうゆを加えて，天かすになじませる。
④ 火をつけて，水と豆腐を入れて，豆腐が熱くなるまで煮る。
⑤ 溶き卵と青ねぎを加えて，火を通す。

豆腐と卵のタンパク質に，天かすを加えることでエネルギーアップしています。
ご飯（小茶碗1杯）の上にのせて丼にすると約580kcalになります。

●カロリーアップソース

（1人分　エネルギー164kcal　タンパク質4.3g　脂質15.6g　塩分0.6g）

〈 材料　2人分 〉

ツナ缶（1/2缶）	40g
マヨネーズ	大さじ1
ごまドレッシング	大さじ1
すり白ごま	小さじ2

〈 作り方 〉

材料すべてを混ぜ合わせる。

ツナ，マヨネーズ，ごまを合わせることで，少量で高エネルギーとなります。サラダにかけたり，パンにのせて食べたり，何にでも使えるソースです。

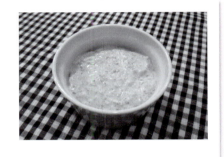

カロリーアップソースを使ったアレンジメニュー

●キャベツとにんじんのサラダ

（1人分　エネルギー190kcal　タンパク質5.5g　脂質15.8g　塩分0.6g）

〈 材料　2人分 〉

カロリーアップソース	2人分
キャベツ	150g
にんじん（1/4本）	40g

〈 作り方 〉

① キャベツは太めの千切り，にんじんは千切りにする。
② ①を耐熱容器に入れて，電子レンジでやわらかくなるまで加熱する。
③ ②の水気を切り，カロリーアップソースと和える。

野菜を加熱するとカサが減ることで食べやすくなります。

●茹で鶏のソースかけ

（1人分　エネルギー314kcal　タンパク質16.4g　脂質26.1g　塩分0.7g）

〈 材料　2人分 〉

カロリーアップソース	2人分
鶏もも肉	150g
生姜，白ねぎ，酒	適量
添え野菜，水	適量

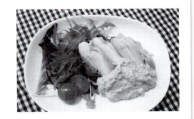

〈 作り方 〉

① 鍋に鶏もも肉と生姜，白ねぎ，酒と肉が浸るくらいの水を入れて，火を付け，煮たってから15分ほど中火で煮る。
② 煮汁につけたまま，余熱で火を通す。
③ 鶏肉を煮汁から取り出し適当な大きさに切り，野菜を添え，カロリーアップソースをかける。

茹でた牛肉や豚肉，ソテーした魚の上にかけても良いです。

（馬場千歳）

第Ⅳ章 長期酸素療法と併用したい治療

3 感染予防策

　　長期酸素療法での感染予防は，①生活における注意と，②積極的な予防としてのワクチン接種について言及する。

1 生活指導

　　患者教育や指導全体としては，2003年にカナダのBourbeauらによる，ケースマネージャー（看護師）による教育が救急外来受診と入院の減少，および生活の質（quality of life：QOL）の改善効果を示した報告以降，ガイドラインにも導入されるようになってきた[1]。Bourbeauの提唱したセルフマネジメントとは，「患者がより快適な生活を過ごせるよう患者自らが特別な考え方で治療を遂行し，疾患をコントロールすることをセルフケア行動と呼び，これに必要な技術を教えることを目的とした患者の教育プログラム」である[2]。しかし，ここでは，セルフマネジメントの概念だけでは慢性期疾患のケアはうまくいかず，医療制度や医療提供のシステムがセルフマネジメントをサポートするように構築されている必要があるとされている（図1）[3]。

　　呼吸リハビリテーションの領域においても，「患者教育は呼吸リハビリテーションの不可欠な構成要素であり，相互的なセルフマネジメントと急性増悪の予防と治療に関する情報提供が必須である」とされており，エビデンスレベルも高く評価されている（図2）[1]。

　　メタアナリシスでも慢性閉塞性肺疾患（chronic obstructive pulmonary disease：COPD）に対するセルフマネジメント効果は，St. George's Respiratory Questionnaire（SGRQ）により測定されるQOL，全原因および呼吸器に関連した入院，息切れの度合い（the Modified British Medical Research Council：mMRC）の改善効果が得られた[4]。しかし，研究方法の多様性の問題や観察期間の差により明確な推奨を提示することが難しかった[4]。

　　上記のセルフマネジメントの中で挙げられている感染対策は，感染や増悪の徴候

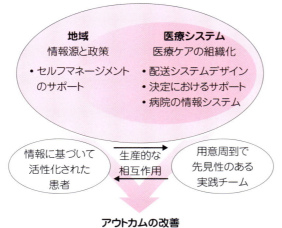

図1 ● 慢性疾患のケアモデル
科学的エビデンスに基づく意思決定を実施できるように臨床情報のシステムがあることで地域の医療システムにおいて，情報に基づいて活性化された患者と先見性のある実践チームの生産的な相互作用が生じることで患者のアウトカムが改善する
（文献3より引用）

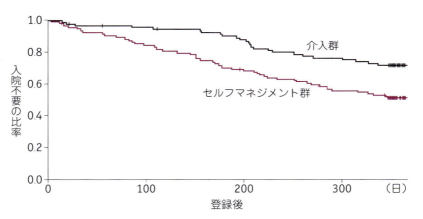

図2 ● 12カ月のフォローアップ期間中に入院を必要としなかった率
セルフマネジメント群において，入院の減少が認められた　　　　　　　　　　（文献1より引用）

を早くとらえて，あらかじめ処方されている薬剤（抗菌薬とプレドニゾロン）を迅速に服用することが中心となっていた．そのため，ここでは，微熱や感冒症状，痰の量や性状の変化，経皮的動脈血酸素飽和度（SpO_2）の変化や息切れについてのセルフモニタリングの教育が重要である．すなわち，気道感染への初期対応が，呼吸状態の増悪予防に有用性があるというエビデンスがあると言って良さそうである．

一方，日常生活では，長期酸素療法を要するような対象においては，より細かな対応が求められると言って良いだろう．しかし，感染しないようにすることの有用性について，これまでエビデンスレベルの高い研究はあまり認められなかった．

一般的には以下のような生活指導がなされると考えられ，妥当性のある詳細なデータは得られないが，個々の患者の状態を理解・評価した上で，これに沿った行動の計画を相談し，その理解と実践が期待されるところである．

●重要な感染予防項目

1）禁煙，受動喫煙対策

重要性は明らかである。同居する人に喫煙者がいる場合は，同居人への禁煙アドバイスも含めた情報提供も同時に実施されることが望ましい。

2）口腔ケア

重要である。呼吸リハビリ・栄養療法の実施を背景とした日常生活の工夫により，口腔衛生や入浴を適切に実施する技術を身につけてもらうことが必要であり，また，日常的に実施することの理解が重要と考えられる。この口腔ケアには，歯磨きや義歯の手入れと管理も含まれる。

3）環境調整（自宅内）

室内の空気が埃っぽくならないよう，清掃と換気が望まれる。

4）他人との接触

ウイルスや細菌の伝播に関係するため，混雑するような場所を避けることが望ましい。具体的には，休日のショッピングセンターなどは家族連れで賑わうことから，気道感染の原因となるウイルスに罹患するリスクが上昇すると考えられるので，平日や空いている時間帯を選ぶ方法が考えられる。また，家族内に風邪症状などで調子が悪いものがいる場合には，近づかないようにすることも重要である。

2　インフルエンザワクチン・肺炎球菌ワクチン

インフルエンザワクチンの重要性については多くの情報があり，本項では単独の重要性については省略する。患者に対しインフルエンザワクチンの意義について説明することと，適切な時期に接種できるように支援することが重要である。

インフルエンザウイルスは，特に気道上皮細胞の障害が強く生じることから，細菌性肺炎が引き起こされるリスクが上昇する。わが国の多施設でのインフルエンザ入院症例における調査では，成人579例中，約40％（211例）で肺炎を合併しており，肺炎球菌が起因菌として最も多かった（**表1**）[5]。さらに，インフルエンザ症例の死亡についても，多変量解析の結果最も予後に影響を与えた因子が肺炎の発症であった（**表2**）[5]。

表1 ● インフルエンザ関連肺炎の原因微生物

微生物	すべてのインフルエンザ関連肺炎（$n=211$）	インフルエンザ関連市中肺炎（$n=151$）	インフルエンザ関連院内肺炎（$n=60$）	p 値
肺炎球菌	26（12.3）	22（14.6）	4（6.7）	0.115
黄色ブドウ球菌	23（10.9）	14（9.3）	9（15）	0.228
MRSA	7（3.3）	1（0.7）	6（10）	0.002
腸内細菌科	17（8.1）	12（7.9）	5（8.3）	0.561
緑膿菌	7（3.3）	2（1.3）	5（8.3）	0.021
インフルエンザ菌	4（1.9）	3（2）	1（1.7）	0.68
モラクセラ・カタラーリス	1（0.5）	1（0.7）	0	0.717
連鎖球菌属	5（2.4）	4（2.6）	1（1.7）	0.56
表皮ブドウ球菌	2（0.9）	1（0.7）	1（1.7）	0.489
多剤耐性傾向病原菌	17（8.1）	4（2.6）	13（21.7）	＜0.001
多剤耐性（確定）病原菌	8（3.8）	1（0.7）	7（11.7）	0.001
マイコプラズマ肺炎	1（0.5）	1（0.7）	0	0.716
その他	8（3.8）	5（3.3）	3（5）	0.408
不明	124（58.8）	91（60.3）	33（55）	0.483

（文献5より引用）

表2 ● 成人インフルエンザの30日以内生存率に関連する因子の単変量・多変量Cox比例ハザードモデル

予後因子	単変量解析			多変量解析		
	HR	95％CI	p 値	HR	95％CI	p 値
年齢（歳）	1.019	0.993〜1.045	0.158	—	—	—
不適切な治療	7.081	2.112〜23.746	0.002	—	—	—
男 性	2.660	1.103〜6.413	0.029	2.180	0.898〜5.295	0.085
疾患重症度〔A-DROP 3〜5（重症）〕	6.747	2.887〜15.766	＜0.001	3.710	1.531〜8.986	0.004
肺 炎	9.055	3.095〜26.492	＜0.001	4.485	1.441〜13.960	0.010
栄養失調（血清アルブミン値＜3.0g/dL）	6.074	2.697〜13.677	＜0.001	3.133	1.352〜7.264	0.008

HR：ハザード比, $n=579$（死亡24例, 生存555例）　　　　　　　　　　　　（文献5より引用）

① 肺炎球菌ワクチンによる予防の重要性

　　肺炎球菌は，肺炎の原因として最も高頻度に検出されており，重症化と死亡に密接に関係していることが明らかとなっている（表3）[6]。市中肺炎だけでなく，医療・介護関連肺炎においても，肺炎球菌が最も多かった（市中肺炎で58.2％に対して，

表3 ● 市中感染性肺炎の起因菌と重症・死亡率（国内）

原　因	計（$n=1,032$）		重症（$n=133$）		死亡（$n=32$）	
	No.	（%）	No.	（%）	No.	（%）
肺炎球菌	246	（23.8）	50	（37.6）	12	（37.5）
肺炎マイコプラズマ	105	（10.2）	8	（6.0）	2	（6.3）
インフルエンザウイルス	97	（9.4）	22	（16.5）	4	（12.5）
レジオネラ属	53	（5.1）	18	（13.5）	2	（6.3）
インフルエンザ菌b型（Hib）	45	（4.4）	6	（4.5）	2	（6.3）
緑膿菌	33	（3.2）	4	（3.0）	1	（3.1）
グラム陰性腸内細菌	26	（2.5）	7	（5.3）	1	（3.1）
肺炎クラミジア	22	（2.1）	4	（3.0）	0	（0）
オウム病クラミジア	15	（1.5）	3	（2.3）	0	（0）
モラクセラ・カタラーリス	10	（1.0）	3	（2.3）	1	（3.1）
連鎖球菌属	9	（0.9）	0	（0）	0	（0）
その他	29	（2.8）	5	（3.8）	1	（3.1）
複数菌感染症	95	（9.2）	24	（18.0）	4	（12.5）
不　明	444	（43.0）	29	（21.8）	11	（34.4）

肺炎球菌の検出率が最も高いが，重症の率と死亡率は，さらに他の原因を上回る
連鎖球菌は肺炎レンサ球菌を除く。その他は以下を含む：メチシリン感受性黄色ブドウ球菌（$n=8$），メチシリン耐性黄色ブドウ球菌（$n=3$），パラインフルエンザ菌（$n=2$），ノカルディア属（$n=2$），コアグラーゼ陰性ブドウ球菌，アシネトバクター・バウマニー，水痘帯状疱疹ウイルス，パラヘモリチカス菌，シュードモナス・アルカリゲネス，シトロバクター・フレンディイ，スタフィロコッカス・ヘモリチカス，ウェルシュ菌（それぞれ$n=1$）
嫌気性菌〔$n=6$：内訳はフソバクテリウム属（$n=2$），プレボテーラ属，ゲメラ・モルビロルム，ペプトストレプトコッカス・プレボッチイ，ベイヨネラ属（それぞれ$n=1$）〕　　　　　（文献6より引用）

31.8%）との報告もある[7]。

　第一に，肺炎球菌は，特に心肺機能の低下した基礎疾患においては，死因となることが問題である。最近の長期的なコホート研究では，年齢に関係なく市中肺炎に罹患すること自体が死亡を増加させることが報告された[8]。

　第二に，肺炎球菌肺炎は抗菌薬で治療しても，短期に再感染を繰り返すことがあり，また高齢者の肺炎は入院治療後に短期間に肺炎で再入院することが多く（図3）[9]，肺炎球菌の持つ特性から，対抗する免疫が肺炎球菌に対して自然には得られにくいことから，ワクチンによる予防の意味が大きいと考えられる。

　肺炎球菌が生体内に入ると，好中球が貪食・殺菌することで排除しようとするが，この際には，補体の活性化や抗体によるオプソニン化が必須となる。肺炎球菌の特徴が，この補体活性化を表面のPspA，PspCなどの表層タンパク質が抑えて貪食に抵抗することにあるのだが，莢膜多糖に対する抗体，特にIgGサブクラスの中でIgG1，IgG2が好中球のFcγ受容体への親和性が高く，IgG1，IgG2がFcγ受容

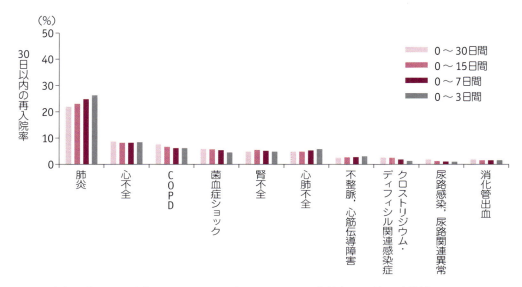

図3 ● 肺炎入院から退院後30日間に再入院となった原因診断名と累積入院状態
肺炎の診断で入院となった116万8,624名のうち，退院後0日〜3日の再入院数が7万2,995名．0日〜7日の入院数が7万1,995名．0〜15日が13万4,033名．0〜30日の再入院は21万4,239名．全体で18.3％が再入院していた

(文献9より引用)

体に結合して強いオプソニン活性を示し，肺炎球菌を好中球が貪食するとき重要な役割を担う．したがって，ワクチンにより肺炎球菌莢膜多糖に対する抗体を高めておくことでオプソニン化が期待できる．

　第三に，肺炎球菌による肺炎は急速に悪化するため，初期症状で気づいて早期治療するという方略がしばしば間に合わないことも知っておく必要がある．

　第四に，肺炎球菌の予防はまた，COPD悪化のスパイラルを防ぐ意味があると同時に，喘息や慢性心不全患者の日常生活動作（activities of daily living：ADL）の低下を防ぐためにも，積極的な予防が重要なのである．

② ワクチンの有効性の限界と有用性

1）23価肺炎球菌莢膜多糖体ワクチン

　肺炎球菌は，莢膜多糖体の違いにより90種類以上の血清型に分類される．免疫原性にも違いがあると考えられることから，ヒトに対してより高い病原性を示す血清型を選び，莢膜多糖体ワクチンの開発がなされ，23価肺炎球菌莢膜多糖体ワクチン（23-valent pneumococcal polysaccharide vaccine：PPSV23）が日本では1988年に導入・使用開始された．すべての肺炎球菌に対応できるワクチンとは，すべての血清型の莢膜多糖体を含める必要があり，それは現実的ではない．実際には分離頻度の高い血清型が対象となっている．PPSV23は多糖体によるワク

チンであり，B細胞が活性化され，一部が形質細胞に成熟することで抗体が産生される。T細胞を活性化せず，免疫記憶を確立しないことが弱点である。そのために5年以上の間隔をあけて追加接種が考慮される。5年ごとに接種しなければいけない，ということではないことに注意されたい。

　保険適用は，1992年では脾摘後の患者に対してのみであるが認められている。2001年ごろから地方自治体単位での公費助成が行われるようになり，2014年10月から65歳以上への定期接種が開始された。

　肺炎球菌ワクチンは，その有効性についての評価に議論があった。RCTメタアナリシスでは侵襲性肺炎球菌感染症（invasive pneumococcal disease：IPD）では有効性が高く評価されたが，肺炎の予防効果は十分な質に到達していないとの報告もあった[10]。一方で，わが国の高齢者に対する予防効果の報告がなされた[11]。また，医療費の節減効果も示された（図4）[12]。これらのエビデンスは意味が大きく，PPV23の接種対象者がハイリスクであるときに，有用性がより明確になったと考えられる[13]。長期酸素療法を必要とする患者はハイリスクであり，PPSV23の積極的な対象と考えられる。

2）13価肺炎球菌タンパク結合型ワクチン

　莢膜多糖体抗原の欠点を改善するために莢膜多糖体抗原にキャリアタンパク（非病原性ジフテリアタンパク：CRM197）を結合させた肺炎球菌結合型ワクチン（pneumococcal conjugate vaccine：PCV）が開発された。先に7価のPCVが海外で2000年，国内では2008年に使用開始された。13価のPCV（PCV13）が海外で2009年，わが国では2013年に使用が開始された。ここまでは，わが国では免疫機能の未熟な乳幼児が接種対象であったが，2014年6月から65歳以上への効能・効果が追加された。

　キャリアタンパクにより樹状細胞活性化からT細胞の活性化が誘導され，B細胞との相互作用でメモリーB細胞による免疫記憶の確立と形質細胞による高い抗体価が得られるという優れた応答性の両立が得られる。

　臨床的な効果は，オランダの大規模臨床試験で確認された。プラセボ対象の無作為化二重盲検試験が，一般の65歳以上の市民8万4,496名に割り付けられ，PCV13に含まれる血清型による肺炎球菌肺炎を45.6％減少させた（図5）[14]。この結果がもととなり，米国予防接種諮問委員会（the Advisory Committee on Immunization Practices：ACIP）は接種推奨を決定した。わが国では，現状ではPCV13は65歳未満の接種の適応を持たないため，65歳未満のハイリスク群に接種できないことが問題である。

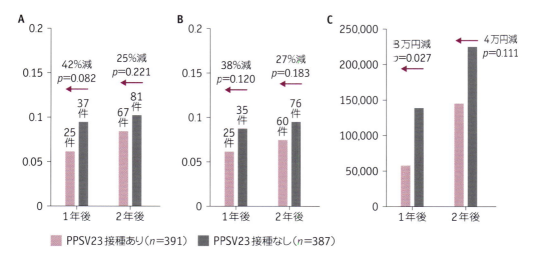

図4 ● 肺炎球菌ワクチン(PPSV23)とインフルエンザワクチンの併用効果と医療費への影響
A:肺炎罹患率(エピソード/人・年),B:肺炎入院率(エピソード/人・年),C:肺炎医療費(平均・円)

(文献12より改変)

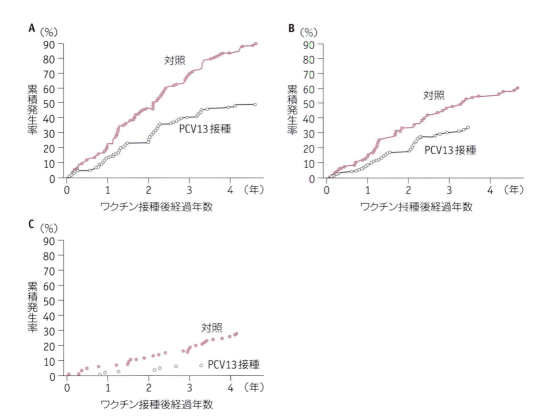

図5 ● 65歳以上のPCV13接種群と非接種群の肺炎球菌感染症の累積発生率
A:ワクチン型の肺炎球菌による市中肺炎,B:すべての肺炎球菌による菌血性を伴わない,また侵襲性でない市中肺炎,C:ワクチン型の肺炎球菌による侵襲性肺炎球菌感染症
事後解析によりPCV13ワクチンの予防効果は,接種直後から認められ,4年間にわたって持続し,注意すべき副反応もなかった

(文献14より引用)

③2種類のワクチンの違いと接種方法

　前述のようにPPSV23は，PCVに比べて血清型をカバーする範囲が広いことがメリットであり，PCV13は免疫応答の高さと免疫記憶の確立が得られることがポイントである．米国ではACIPの推奨が改定され，2014年以降，すべての65歳以上の成人にPCV13とPPSV23の連続接種が推奨されている．

　わが国では，日本呼吸器学会・日本感染症学会合同委員会により考え方が示されている．患者への説明は，2種類のワクチンがあることと，ワクチンの特徴から連続接種が推奨されていることの提示が重要であると考える．ただし，合同委員会では，現時点では65歳以上の成人におけるPCV13を含む肺炎球菌ワクチンのエビデンスに基づく指針を提示することは困難と判断し，ACIPのPCV13接種を含む推奨内容を全面的には取り入れるべきではないと判断している（図6）[15]．今後の見直しでこの部分は改定される予定であり，新しい発表に注意したい．

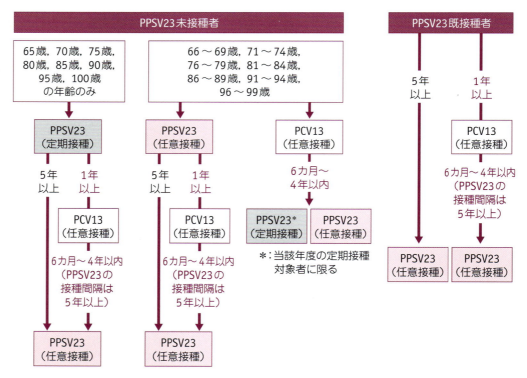

図6 ● 65歳以上の成人に対する肺炎球菌ワクチン接種の考え方
PCV13：13価肺炎球菌タンパク結合型ワクチン，PPSV23：23価肺炎球菌莢膜多糖体ワクチン　　（文献15より引用）

④副反応の理解と説明

　国内外の報告からもPPSV23は安全プロファイルが既に確立されていると考えられる。また，PCV13の安全性もPPSV23とほぼ同等と考えられている[15]。

　繰り返しになるが，安定していても，長期酸素療法を実施するような患者の肺炎は急な転帰を辿ったり，負のスパイラルに陥ったりすることが予測されるため，早めに予防接種を実施することが重要である。

●文献

1) Bourbeau J, et al:Reduction of hospital utilization in patients with chronic obstructive pulmonary disease:a disease-specfic self-management intervention. Arch lntern Med. 2003;163(5):585-91.

2) Bourbeau J:最適なCOPDケアの実践をめざして　医療者との共同作業によるセルフマネジメントの展開. Lung. 2008;16(3):425-30.

3) Wagner EH:The chronic care model. improving chronic illness care. [http://www.improvingchroniccare.org/]

4) Zwerink M, et al:Self management for patients with chronic obstructive pulmonary disease. Cochrane Database Syst Rev. 2014;19(3):CD002990.

5) Maruyama T, et al:Outcomes and prognostic features of patients with influenza requiring hospitalization and receiving early antiviral therapy:a prospective multicenter cohort study. Chest. 2016;149(2):526-34.

6) Ishiguro T, et al:Etiology and factors contributing to the severity and mortality of community-acquired pneumonia. Intern Med. 2013;52(3):317-24.

7) Ishida T, et al:Clinical characteristics of nursing and healthcare-associated pneumonia:a Japanese variant of healthcare-associated pneumonia. Intern Med. 2012;51(18):2537-44.

8) Eurich DT, et al:Ten-year mortality after community-acquired pneumonia. A prospective cohort. Am J Respir Crit Care Med. 2015;192(5):597-604.

9) Dharmarajan K, et al:Diagnoses and timing of 30-day readmissions after hospitalization for heart failure, acute myocardial infarction, or pneumonia. JAMA. 2013;309(4):355-63.

10) Moberley S, et al:Vaccines for preventing pneumococcal infection in adults. Cochrane Database Syst Rev. 2013;(1):CD000422.

11) Maruyama T, et al:Efficacy of 23-valent pneumococcal vaccine in preventing pneumonia and improving survival in nursing home residents:double blind, randomised and placebo controlled trial. BMJ. 2010;340:c1004.

12) Kawakami K, et al:Effectiveness of pneumococcal polysaccharide vaccine against pneumonia and cost analysis for the elderly who receive seasonal influenza vaccine in Japan. Vaccine. 2010;28(43):7063-9.

13) 渡辺　彰:肺炎球菌ワクチンの過去・現在・未来. 日内会誌. 2015;104(10):2297-300.

14）Bonten MJM, et al：Polysaccharide conjugate vaccine against pneumococcal pneumonia in adults. N Engl J Med. 2015；372(12)：1114-25.

15）日本呼吸器学会呼吸器ワクチン検討WG委員会/日本感染症学会ワクチン委員会・合同委員会：65歳以上の成人に対する肺炎球菌ワクチン接種に関する考え方（アップデート版2015-9-5）. [http://www.kansensho.or.jp/guidelines/pdf/o65haienV_150905.pdf]

（郷間　厳）

第IV章 長期酸素療法と併用したい治療

4 吸入療法

1 吸入薬

　　喘息や慢性閉塞性肺疾患（chronic obstructive pulmonary disease：COPD）
において，治療の中心は吸入薬である。吸入薬は，気管支拡張作用や抗炎症作用を
持つ薬剤を局所的に投与できるため，全身性の有害事象を軽減でき安全性が高い。
一方で，患者の吸入手技による効果の不安定さには十分注意を払うべきである。

　　吸入薬はその剤形から，①定量噴霧式吸入器（pressurized metered dose
inhaler：pMDI），②ドライパウダー吸入器（dry powder inhaler：DPI），③ネ
ブライザー，に分類される。各剤形の特徴を**表1**に示す。

　　また，薬効・作用時間から，①短時間作用型β_2刺激薬（short-acting beta 2
agonist：SABA），②長時間作用型β_2刺激薬（long-acting beta 2 agonist：
LABA），③短時間作用型抗コリン薬（short-acting muscarinic antagonist：
SAMA），④長時間作用型抗コリン薬（long-acting muscarinic antagonist：

表1 ● 吸入薬の剤形とその特徴

剤　形	特　徴	長　所	短　所
pMDI	• 粒子は液体 • 粒子径は小さめ • 加圧式ガスにより定量噴霧 • 溶液タイプと懸濁液タイプがある	• 携帯可 • 緊急時に向く • デバイスはほぼ同じ	• 噴霧との同調が必要 • スペーサー使用を推奨
DPI	• 粒子は粉末 • 粒子径は大きめ • 粉末を自らの吸気により吸い込む • 薬剤内蔵タイプと薬剤装填タイプがある	• 携帯可 • 同調不要	• 必要吸気力が存在 • デバイスが様々
ネブライザー	• 粒子は液体 • 粒子径は種類により異なる • 薬液を霧状にし自然呼吸により吸入 • ジェット式，超音波式，メッシュ式がある	• 急性期治療に向く • 同調不要	• 装置が必要 • 時間がかかる • 電力が必要 • 騒音・振動

表2 ● 吸入薬の薬効とその特徴

薬　効	特　徴	代表的な薬物
SABA	気管支平滑筋を弛緩 作用発現は早く持続時間は短い 発作時に使用するリリーバー 過度の使用による不整脈などに注意	・サルブタモール ・プロカテロール
LABA	気管支平滑筋を弛緩 作用持続時間が長い（12〜24時間） 発作予防のコントローラー 喘息への単独投与はしない 動悸・振戦などに注意	・サルメテロール ・ホルモテロール ・インダカテロール
SAMA	気管支平滑筋の収縮を抑制 作用発現はSABAよりも遅い 主にCOPDで用いる SABA使用不可時の代替も可	・イプラトロピウム ・オキシトロピウム
LAMA	気管支平滑筋の収縮を抑制 作用持続時間が長い（24時間） LABAと並び安定期COPD治療の第一選択薬 抗コリン作用に注意 緑内障・前立腺肥大症の確認	・チオトロピウム ・グリコピロニウム ・アクリジニウム ・ウメクリジニウム
ICS	強力な抗炎症作用 喘息のコントローラーの第一選択薬 経口に比べ全身性の副作用はかなり少ない 局所的な副作用に注意 吸入後のうがい必須	・ベクロメタゾン ・フルチカゾン ・ブデソニド ・シクレソニド ・モメタゾン

LAMA），⑤吸入ステロイド（inhaled corticosteroid：ICS）などに分類される。各薬剤の特徴を表2に示す。吸入薬は，各種ガイドラインなどを参考にした上で，患者個々の病態や背景などを総合的に判断し，選択されることが望ましい。

なお，pMDI吸入において，吸入補助器具（スペーサー）は吸入効率を改善させるために用いられるが，患者負担で購入する必要があった。平成28年度の診療報酬改定で，「喘息治療管理料2」が新設され，6歳未満または65歳以上の喘息患者で吸入ステロイド薬に吸入補助器具を要する場合，服薬指導を行って器具を提供した際に，初回に限り管理料（280点）が算定可能となった。

2 喘息治療

① 喘息予防・管理ガイドライン2015

日本アレルギー学会監修の「喘息予防・管理ガイドライン2015」では，「健常人と変わらない日常生活を送る」「正常に近い呼吸機能を保つ」「喘息死の回避」「非可逆的な気道リモデリングへの進展を防ぐ」などが喘息治療の目標[1]と定められている。

表3 ● 喘息治療ステップ

		治療ステップ1	治療ステップ2	治療ステップ3	治療ステップ4
長期管理薬	基本治療	ICS（低用量）	ICS（低～中用量）	ICS（中～高用量）	ICS（高用量）
		上記が使用できない場合は以下のいずれかを用いる **LTRA** **テオフィリン徐放製剤** （症状が稀であれば必要なし）	上記で不十分な場合に以下のいずれか1剤を併用 **LABA**（配合剤可） **LTRA** **テオフィリン徐放製剤**	上記に下記のいずれか1剤，あるいは複数を併用 **LABA**（配合剤可） **LTRA** **テオフィリン徐放製剤** **LAMA**（チオトロピウムソフトミストのみ）	上記に下記の複数を併用 **LABA**（配合剤可） **LTRA** **テオフィリン徐放製剤** **LAMA**（チオトロピウムソフトミストのみ） 上記のすべてでも管理不良の場合は下記のいずれかあるいは両方を追加 **抗IgE抗体** **経口ステロイド薬**
	追加治療	LTRA以外の抗アレルギー薬	LTRA以外の抗アレルギー薬	LTRA以外の抗アレルギー薬	LTRA以外の抗アレルギー薬
発作治療（軽度）		吸入SABA	吸入SABA	吸入SABA	吸入SABA

LTRA：ロイコトリエン受容体拮抗薬
LTRA以外の抗アレルギー薬：メディエーター遊離抑制薬，ヒスタミンH_1拮抗薬，トロンボキサンA_2阻害薬，Th2サイトカイン阻害薬

(文献1, p140より引用改変)

　未治療患者の場合は，まず症状を目安にして治療ステップ（表3）を選択する。その後は既治療患者と同様に，コントロール状態をみながら治療ステップを調節する。すべての治療ステップにおいて，用量の違いはあるもののICSの使用が推奨されている。ガイドライン2015において，治療ステップ3以降にLAMAのチオトロピウムソフトミストが含まれた。

② 喘息治療における最新薬（図1）

　2013年11月にフルチカゾンプロピオン酸エステル（FP）/ホルモテロールフマル酸塩（フルティフォーム®），およびフルチカゾンフランカルボン酸エステル（FF）/ビランテロール（VI）（レルベア®）がそれぞれ薬価収載され，喘息治療における選択肢が広がった。

1）フルティフォーム®

　フルティフォーム®は，ICSであるFPと，LABAであるホルモテロールが配合された配合剤である。FPは強力な抗炎症作用を示し，ホルモテロールは吸入後5

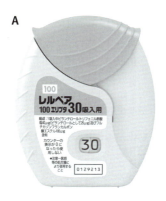 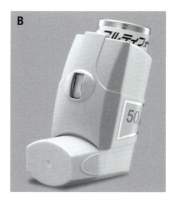

図1 ● 喘息治療の新規薬剤
A：レルベア®，B：フルティフォーム®
〔グラクソ・スミスクライン (http://relvar.jp/top.html)，キョーリン製薬 (http://www.kyorin-pharm.co.jp/prodinfo/flutiform/medicine/) より転載〕

〜10分で気管支拡張作用が発現し，12時間程度持続する[2]。剤形はpMDIであり，スペーサーの併用が推奨される。また力の弱い高齢者などではボンベを押し切れないこともあり，メーカー提供の補助具の利用や介助を加えるなど，実際に即した吸入方法を検討する必要がある。

2）レルベア®

レルベア®は，ICSであるFFと，LABAであるVIを配合した配合剤である。FFは高い抗炎症効果と長い作用時間を持ち，VIは速やかな気管支拡張効果と長い効果持続時間を持つ[3]。最大の特徴は1日1回の吸入でよいことであり，アドヒアランスの向上が期待されている。FP/サルメテロールの合剤（1日2回吸入）との比較試験で，非劣性が証明されている[3]。

レルベア®に採用された，新規デバイスであるエリプタ®は，ワンアクションでの薬剤セットが可能となっており，手技間違いの軽減につながると考えられる。しかし，ワンアクションに一定以上の力が必要になっており，こちらも介助を加えるなど実際に即した工夫が必要となる。

3 慢性閉塞性肺疾患治療

① COPD（慢性閉塞性肺疾患）診断と治療のためのガイドライン（第4版）

日本呼吸器学会による「COPD（慢性閉塞性肺疾患）診断と治療のためのガイドライン」（第4版）では，「症状およびQOLの改善」「運動耐容能と身体活動性の向上および維持」「増悪の予防」「疾患の進行抑制」「全身併存症および肺合併症の予防と

治療」「生命予後の改善」が安定期COPDの管理目標[4]として挙げられている。安定期COPDの管理法は他項を参照頂きたい（☞Ⅲ-1，図2，p165参照）。

② GOLD 2017[5]

　　COPDの診断，治療，予防に関する国際指針である「Global Initiative for Chronic Obstructive Lung Disease（GOLD）2017」において，個々の患者に対するCOPDの影響を把握するには，症状の評価とスパイロメトリーによる分類，増悪リスクなどを総合的に評価することが推奨されている。このCOPDの総合的評価方法を図2に示す。特徴としては，症状の評価と増悪リスクの評価を二次元的に行うことである。

1）症状の評価

　　症状の評価は，COPDアセスメントテスト（CAT）もしくは修正MRC（the Modified British Medical Research Council：mMRC）質問票を用いて行う。mMRC質問票は評価が簡便であり使用しやすい。一方でCATは症状の影響をより包括的に評価できるとされている。通常，CATを優先して使用することが推奨されているが，CATとmMRC質問票を併用する必要はない。CATスコアが10以上，またはmMRCグレードが2以上で，症状レベルが高いと評価される。

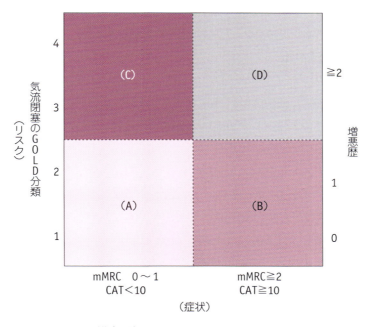

図2 ● COPDの総合評価　　　　　　　　　　　　　　　　（文献5より引用）

表4 ● COPDにおける気流閉塞の重症度分類

対象：FEV$_1$/FVCが0.70未満の患者		
GOLD 1	軽度	FEV$_1$が予測値の80％以上
GOLD 2	中等度	FEV$_1$が予測値の50％以上，80％未満
GOLD 3	重症	FEV$_1$が予測値の30％以上，50％未満
GOLD 4	最重症	FEV$_1$が予測値の30％未満

(文献5より引用)

2）増悪リスク

　増悪リスクは，2016年のレポートまでは気管支拡張薬投与後の1秒量（FEV$_1$）に基づく，気流閉塞のGOLD分類（**表4**）も用いられていたが，これは増悪リスクの評価からは切り離された。GOLD2017では，増悪歴により評価される。過去の増悪歴が2回以上あるいは入院を要する増悪が1回以上の場合に増悪リスクが高いと評価される。

③ 慢性閉塞性肺疾患治療における最新薬

　安定期COPDの薬物療法は4つのカテゴリーに沿って選択される（**図3**）。ただし，COPDに対するICSの効果は限定的であり，重症例の一部においては増悪抑制効果が期待される。しかし，COPD患者へのICS使用は感染リスクを上昇させるとの報告[6]もあり，選択には十分な注意が必要である。なお，GOLD2017原文では，ホスホジエステラーゼ-4阻害剤の記載があるが，わが国では未発売のためここでは省略する。

　2011年9月にインダカテロール（オンブレス®），2012年8月にホルモテロール（オーキシス®），2012年11月にグリコピロニウム（シーブリ®），2013年11月にグリコピロニウム／インダカテロール（ウルティブロ®），2014年9月にウメクリジニウム／ビフンテロール（アノーロ®），2015年5月にアクリジニウム（エクリラ®）およびウメクリジニウム（エンクラッセ®），そして2015年11月にはチオトロピウム／オロダテロール（スピオルト®）が相次いで薬価収載され，この数年でCOPD治療薬の選択肢が大きく広がった。中でもウルティブロ®，アノーロ®，スピオルト®は1日1回吸入のLABAとLAMAの合剤であり，アドヒアランス向上に大きな期待が寄せられている（**図4**）。またLABAとLAMAの併用はお互いに作用を強める相乗効果があることが知られており[7]，薬理学的にもこの併用は意義あることと思われる。

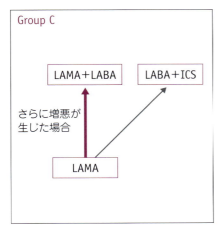
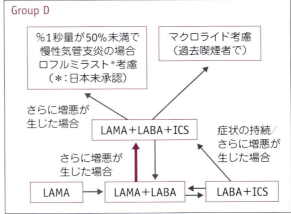
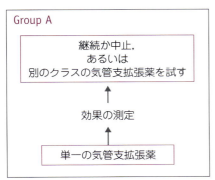
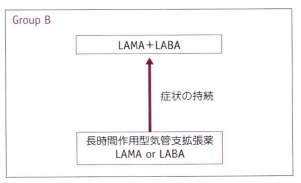

図3 ● 安定期COPDに対する薬物療法のアルゴリズム
推奨される治療の進め方：色矢印，推奨される治療：色ボックス
認識される症状の程度と気流閉塞の重大な乖離が患者にもし認められる場合は，さらなる評価を進めることが適切である
LAMA：長時間作用型抗コリン薬，LABA：長時間作用型β₂刺激薬，ICS：吸入ステロイド

（文献5より引用）

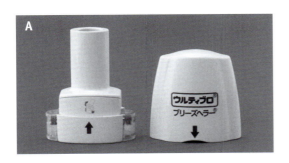
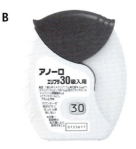

図4 ● COPD治療の新規薬剤
A：ウルティブロ®，B：アノーロ®
〔ノバルティスファーマ (http://product.novartis.co.jp/ult/document/)，グラクソ・スミスクライン (http://anoro.jp/product/mechanism/) より転載〕

4　吸入手技の重要性

　吸入療法の薬剤の進歩に伴い，その効果についてのエビデンスが増えてきていることでガイドラインの改訂も実施されている現状がある．一方で，適切・確実に吸入手技が実施されなければ，吸入薬の効果の有用性は期待できない．吸入薬の選択は適切であるにもかかわらず不十分な吸入手技を認めたため，吸入手技を指導して改善することで，著明な改善を認めることはしばしば経験される．

　一方，気管支喘息並びにCOPDに対しての吸入療法を前述したが，高齢化に伴い，気管支喘息COPDオーバーラップ（asthma-COPD overlap：ACO）が増えていることの理解も重要である[8]．閉塞性換気障害を呈する患者の約20％がACOと見積もられている[9]．

　吸入療法を進めていく際に，高齢者以外の患者ももちろんであるが，高齢者への吸入療法の指導・支援がさらに重要となってくる．また，新しい合剤の出現に伴い，ガイドラインの改訂により今後の合剤の使用増加も予測され，切り替え時の支援も重要と考えられる．2016年にSanchisらにより報告されたレビューでは，144論文（計54,354名，59,984件）の手技評価を行ったところ，新規の吸入しやすいデバイスの出現にもかかわらず，40年間にわたって不適切な吸入手技がはびこっていることが明らかになった（図5）[10]．吸入療法を確実に行うための教育への新しいアプローチが直ちに必要である．

　筆者らの地域では，地域の薬剤師会と呼吸器科を持つ病院の薬剤部が連携し，吸入指導の研究会を結成して地域の吸入療法のレベル向上を図っており，活動は医薬

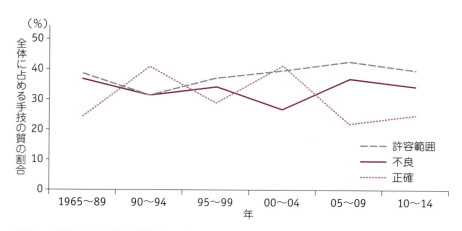

図5 ● 吸入療法手技の評価（40年間の経過）
吸入手技を「正確」「許容範囲」「不良」の3つにわけた場合に，40年間の経過で適切な手技への大きな改善がほとんど認められないことが示されている

（文献10より引用）

連携だけでなく多職種連携に広がってきている。

　長期酸素療法を有効に用いるためにも，吸入療法の質の向上により，患者の活動性の向上が得られ，副作用が減少し，生活の質が向上することをめざして，地域レベルで活動していくことが重要と考えられる。

●文献

1) 日本アレルギー学会喘息ガイドライン専門部会，監：喘息予防・管理ガイドライン2015. 協和企画, 2015, p2, 140.

2) Tan RA, et al：Clinical utility and development of the fluticasone/formoterol combination formulation(Flutiform(®)) for the treatment of asthma. Drug Des Devel Ther. 2014；8：1555-61.

3) Tan LD, et al：New combination treatments in the management of asthma：focus on fluticasone/vilanterol. J Asthma Allergy. 2014；7：77-83.

4) 日本呼吸器学会COPDガイドライン第4版作成委員会，編：COPD(慢性閉塞性肺疾患)診断と治療のためのガイドライン. 第4版. 日本呼吸器学会, 2013, p58-64.

5) GOLD：Global Strategy for the Diagnosis, Management and Prevention of COPD, Global Initiative for Chronic Obstructive Lung Disease. [http://www.goldcopd. org/]

6) Rachael LD, et al：Risk of pneumonia with inhaled corticosteroid versus long-acting bronchodilator regimens in chronic obstructive pulmonary disease：a new-user cohort study. PLoS One. 2014；9(5)：e97149.

7) Pelaia G, et al：Treatment of chronic obstructive pulmonary disease by dual bronchodilation with coformulation of indacaterol/glycopyrronium. Pharmacology. 2014；94(5-6)：249-58.

8) Bateman ED, et al：The asthma-COPD overlap syndrome：towards a revised taxonomy of chronic airways diseases? Lancet Respir Med. 2015；3(9)：719-28.

9) Gibson PG, et al：Asthma-COPD overlap 2015：now we are six. Thorax. 2015；70(7)：683-91.

10) Sanchis J, et al：Systematic review of errors in inhaler use：Has patient technique improved over time? Chest. 2016；150(2)：394-406.

（山本圭城）

第Ⅳ章　長期酸素療法と併用したい治療

5　内服薬

1　去痰薬

① 分類と特徴

　　去痰薬はその作用機序から大きく5つに分類される。去痰薬の分類と特徴を**表1**に示す。去痰薬は痰の性状や量，患者の状態などを考慮して適切に選択する必要がある。特に喀痰溶解薬は喀出困難を生じる可能性もあり，注意が必要である。粘液溶解薬と粘液修復薬は併用することで効果が増強することが広く知られており，喀痰コントロール不十分な症例では併用を考慮する。

表1 ● 去痰薬の分類と特徴

分　類	代表的な薬物	特　徴
喀痰調整薬	カルボシステイン	喀痰構成成分を正常化させる
気道潤滑薬	アンブロキソール	肺サーファクタント分泌促進，線毛運動亢進作用による痰の喀出を促進する
気道分泌細胞正常化薬	フドステイン	杯細胞過形成を抑制し，気道過分泌を改善する
気道分泌促進薬	ブロムヘキシン	気管分泌を促進することにより喀痰の喀出を容易にする
喀痰溶解薬	N−アセチルシステイン（わが国では吸入薬のみ）	喀痰内のジスルフィド結合を分離し喀痰の粘調度を低下させる 痰の粘調度が下がりすぎると喀出困難になる

② 慢性閉塞性肺疾患患者における去痰薬の効果

　　長期酸素療法を必要とする患者の多くは慢性閉塞性肺疾患（chronic obstructive pulmonary disease：COPD）を基礎疾患としている。喀痰が多い症例ではCOPDの進行が早いことが報告されており[1]，このような症例では去痰薬を用い

た排痰コントロールが重要であると考えられる。またそのほかの呼吸器疾患においても，生活の質（quality of life：QOL）の向上，症状改善のため，各種去痰薬を使用する頻度は高い。

　N–アセチルシステインはCOPD患者全体における増悪は抑制しなかったが，吸入ステロイド非使用患者では増悪を抑制した[2]。また，アンブロキソールも1年間の観察研究で対象患者全体のCOPDの増悪は抑制しなかったが，症状がより強い患者における増悪は抑制した[3]。カルボシステインは半年間の観察研究において，持続投与患者におけるCOPDの増悪を抑制した[4]。これら様々な報告はあるものの，その効果は限定的であるため，GOLDのガイドラインではCOPD患者すべてへの使用は勧められておらず[5]，各患者への適応をよく考慮した上で使用されるべきである。

2　少量マクロライド療法

　びまん性汎細気管支炎（diffuse panbronchiolitis：DPB）に対してエリスロマイシンの少量長期投与法が著明な予後改善[6]をもたらして以降，他の呼吸器疾患に対するマクロライド系抗菌薬の効果が次々と示されてきている。この効果は，マクロライド系抗菌薬の抗菌活性以外の作用も関与していると考えられている。抗菌活性以外の作用としては，気道粘膜の過剰分泌の抑制[7][8]，サイトカインの分泌抑制[9][10]，免疫細胞への作用[11]~[13]などが知られている。

　COPD患者については，エリスロマイシン長期療法によりCOPD増悪頻度が抑制されるとの報告[14][15]がある。また，アジスロマイシンの長期投与を行った大規模な臨床試験[16]では，増悪が生じるまでの期間の延長，1年以内の増悪回数の抑制，QOL改善などがみられ，その有用性が示唆された。

　呼吸器疾患に対するマクロライド系抗菌薬の有効性が明らかになる一方で，様々な問題点も指摘されている。すなわち，聴覚障害や心毒性などの有害事象の存在，CYP3A4阻害を介した薬物相互作用，菌の耐性化などである。また用量や投与期間などが明確に定まっていないこともあり，各患者への使用は慎重に検討する必要がある。

●文献

1)　Vestro J, et al：Association of chronic mucus hypersecretion with FEV$_1$ decline and chronic obstructive pulmonary disease morbidity. Copenhagen City Heart Study Group. Am J Respir Crit Care Med. 1996；153(5)：1530-5.

5.　内服薬

2) Decramer M, et al：Effects of N-acetylcysteine on outcomes in chronic odstructive pulmonary disease(Bronchitis Randomized on NAC Cost-Utility Study, BRONCUS)：a randomized placebo-controlled trial. Lancet. 2005；365(9470)：1552-60.

3) Malerba M, et al：Effect of twelve-months therapy with oral ambroxol in preventing exacerbations in patients with COPD. Double-blind, randomized, multicenter, placebo-controlled study (the AMETHIST Trial). Pulm Pharmacol Ther. 2004；17(1)：27-34.

4) Zheng JP, et al：Effect of carbocisteine on acute exacerbation of chronic obstructive pulmonary disease (PEACE Study)：a randomised placebo-controlled study. Lancet. 2008；371(9629)：2013-8.

5) GOLD：Global Strategy for the Diagnosis, Management and Prevention of COPD, Global Initiative for Chronic Obstructive Lung Disease. [http://www.goldcopd.org/]

6) Kudoh S, et al：Improvement of survival in patients with diffuse panbronchiolitis treated with low-dose erythromycin. Am J Respir Crit Care Med. 1998；157(6 Pt 1)：1829-32.

7) Tamaoki J, et al：Erythromycin inhibits Cl secretion across canine tracheal epithelial cells. Eur Respir J. 1992；5(2)：234-8.

8) Ikeda K, et al：Inhibition of acetylcholine-evoked Cl-currents by 14-membered macrolide antibiotics in isolated acinar cells of the guinea pig nasal gland. Am J Respir Cell Mol Biol. 1995；13(4)：449-54.

9) Shinkai M, et al：Macrolide antibiotics modulate ERK phosphorylation and IL-8 and GM-CSF production by human bronchial epithelial cells. Am J Physiol Lung Cell Mol Physiol. 2006；290(1)：L75-85.

10) Shinkai M, et al：Clarithtomycin has an immunomodulatory effect on ERK-mediated inflammation induced by Pseudomonas aeruginosa flagellin. J Antimicrob Chemother. 2007；59(6)：1096-101.

11) Kadota J, et al：A mechanism of erythromycin treatment in patients with diffuse panbronchiolitis. Am Rev Respir Dis. 1993；147(1)：153-9.

12) Ichikawa Y, et al：Erythromycin reduces neutrophils and neutrophil-derived elastolytic-like activity in the lower respiratory tract of bronchiolitis patients. Am Rev Respir Dis. 1992；146(1)：196-203.

13) Ishimatsu Y, et al：Macrolide antibiotics induce apoptosis of human peripheral lymphocytes *in vitro*. Int J Antimicrob Agents. 2004；24(3)：247-53.

14) He ZY, et al：Effect of 6 months of erythromycin treatment on inflammatory cells in induced sputum and exacerbations in chronic obstructive pulmonary disease. Respiration. 2010；80(6)：445-52.

15) Seemungal TA, et al：Long-term erythromycin therapy is associated with decreased chronic obstructive pulmonary disease exacerbations. Am J Respir Crit Care Med. 2008；178(11)：1139-47.

16) Albert RK, et al：Azithromycin for prevention of exacerbations of COPD. N Engl J Med. 2011；365(8)：689-98.

（山本圭城）

第Ⅳ章 長期酸素療法と併用したい治療

6 排痰補助器具

　排痰を促す器具としては，呼気陽圧を用いる器具，振動を用いる器具，陽圧と陰圧の差により呼気流速を高める器具など様々な器具が開発されている。本項では，嚢胞性肺線維症や慢性気管支炎などで気道分泌物の多い症例で，患者が自己管理によって気道の清浄化に役立てられるポーテックス・アカペラ®（以降，アカペラ®）（スミスメディカル・ジャパン）を紹介する。

1 振動・呼気陽圧療法（V・PEP療法）

　アカペラ®は，非薬理学的な気道清浄化療法のひとつとして，呼気陽圧療法（positive expiratory pressure：PEP）に振動法（vibration）を組み合わせた振動・呼気陽圧療法（V・PEP療法）に用いる器具のことである。呼気陽圧療法は，嚢胞性肺線維症の患者において胸部理学療法とほぼ同じ効果があり，安価で安全で自己管理ができることから推奨されている（ACPガイドライン推奨度：B)[1]。

　米国呼吸療法学会（American Association for Respiratory Care）のクリニカルガイドライン[2]に示される適応症を表1に示す。

　必要性と器具の使用法を十分理解できる患者には，適切な指導と効果の確認を行うことでアカペラ®は有用と考えられるが，喘息や慢性閉塞性肺疾患（chronic obstructive pulmonary disease：COPD）の急性増悪時や未治療の気胸が存在するなど，呼吸仕事量の増大に耐えられない状態にある場合には，導入について慎重な判断が必要になる。

表1 ● 気道清浄化療法の補助として行う気道陽圧法の適応

①喘息およびCOPDにおけるエアートラッピングの改善
②滞留分泌物の排痰支援（嚢胞性肺線維症および慢性気管支炎）
③無気肺の予防または改善
④気道清浄化療法を受けている患者に対する気管支拡張薬の投与の最適化

(文献2より引用)

2 アカペラ®の構造と仕様

アカペラ®には，呼気流量が15L/分以上得られる患者に使用するグリーン（成人用）と，15L/分未満の患者に使用するブルー（小児・高齢者用）の2種類がある。アカペラ®の開閉するシーソー弁付きの器具に呼気を吹き込むことで，分泌物で閉塞した気管支部分に陽圧と振動を与え，分泌物の移動を促進する（図1，2）[3]。

操作手順としては，アカペラ®の後部にあるダイヤルで吸気：呼気時間比が1：3〜1：4程度になるように呼気抵抗を調整する。これは，器具の使用と指導法を理解している医療者が患者と対面で行うことが推奨される。実際にアカペラ®を用いることで，一度の訓練で患者が10回程度の吸気－呼気が疲労なく行えることを確認し，設定できる。また，患者が成人であっても，体格の小さい高齢者や，実際に

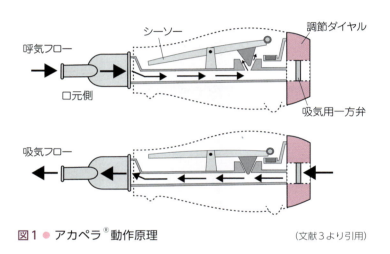

図1 ● アカペラ®動作原理　　　　　　　　　　　　　（文献3より引用）

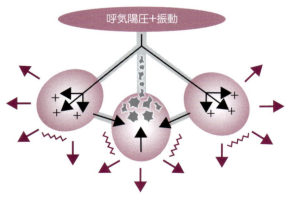

図2 ● 呼気陽圧＋振動
呼気をアカペラ®に吹きこむことで気道内分泌物の移動を促す
（文献3より引用）

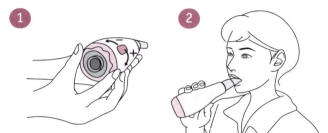
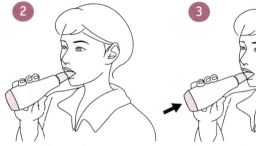
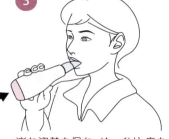

① 吸気：呼気時間比が1：3〜1：4程度になるように，呼気抵抗を調節する。

② マウスピースを息漏れしない程度にくわえる。

③ 楽な姿勢を保ち，ゆっくりと息を吸い込み腹式呼吸する。
一方向吸気弁付なので，くわえたままの状態で呼吸ができる。

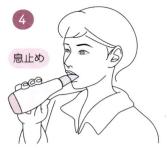
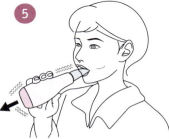
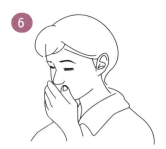

④ 通常の呼吸より大きく息を吸い込み，2〜3秒間息を止める。

⑤ 無理をしない程度に，アカペラ®を通して大きく息を吐く。
呼気は，吸気の約3〜4倍長くなるように吐き出す。

⑥ 10〜20回のPEP療法後，2〜3回咳ばらいをする。
必要に応じて，咳をして分泌物を吐き出す。

図3 ● アカペラ®操作手順　　　　　　　　　　　　　　　　　　　（文献3より引用）

行うと呼気流量が十分に得られない患者ではブルーで試すのがよい。

アカペラ®の操作手順は，添付文書の通りである（図3）[3]。指導のポイントは，①マウスピースを加えたままの状態で呼吸ができること，②呼気時間を吸気時間の3〜4倍とすること，③10〜20回の訓練後，ハフィング（咳払い）を行い，分泌物を喀出することである。痰が出ない場合でも必ずハフィングを行う習慣を身に着けさせることが望ましい。

3　アカペラ®を導入した患者の自己管理能力を高めるための支援

アカペラ®の導入は，表1に示したような気道分泌物の多い症例に勧められるが，呼気陽圧療法は気道清浄化の補助療法として位置付けられていることから，気管支拡張薬など薬物療法が適切に行え，定期的に専門医の評価を受けている患者であることが前提になる。慢性呼吸不全患者の多くは，上気道感染などが合併したときに

容易に状態が増悪することもあるため，そのような状態にあるときには，アカペラ®の継続が呼吸仕事量の増大をまねく危険性もあり，専門医による継続的な評価の機会があることが重要となる。

痰の多い患者は人の多い場所に外出する際，咳を控え，痰の喀出を抑える傾向がみられる場合も少なくない。また，医療者の触診や聴診では分泌物の貯留の所見が得られても，患者自身は「あまり溜まっていない」と自覚している場合もある。そのため，アカペラ®の訓練後にはしっかりとハフィングし，分泌物を喀出すること，自己判断で訓練を中断しないよう指導し，継続的に医療者による評価と自己管理に対するポジティブフィードバックを行うことが重要となってくる。

また，呼吸筋トレーニングとして，患者に呼吸筋を鍛え，ハフィングに必要な筋力を維持できるよう体操の習慣化を指導することや，分泌物の貯留部位のフィジカルアセスメントによっては，分泌物の移動を促進する排痰体位を指導することも，呼気陽圧療法との相乗効果が期待できる。

アカペラ®は様々な体位で使用できることもメリットのひとつである。患者が外科的手術や検査などの治療を受け，安静が強いられる際，手術部位への影響を考慮した適応についての専門的判断が必要だが，術後無気肺予防に応用できる場合もある。

●文献

1) McCool FD, et al：Nonpharmacologic airway clearance therapies：ACCP evidence-based clinical practice guidelines. Chest. 2006；129(1 Suppl)：250S-9S.
2) American Association for Respiratory Care：AARC clinical practice guideline. Use of positive airway pressure adjuncts to bronchial hygiene therapy. Respir Care. 1993；38(5)：516-21.
3) スミスメディカル・ジャパン株式会社：アカペラ・アカペラデュエット振動型・呼気陽圧（V・PEP）療法. 2010.6.10（第4版）.

●参考文献

▶ Strickland SL, et al：AARC clinical practice guideline：effectiveness of nonpharmacologic airway clearance therapies in hospitalized patients. Respir Care. 2013；58(12)：2187-93.
▶ 宮川哲夫：気道クリアランス法の選択基準. 日呼吸ケアリハ会誌. 2014；24(3)：298-305.

（岸田敬子）

第Ⅴ章　在宅酸素療法をさらにうまく使用するための知識

第Ⅴ章　在宅酸素療法をさらにうまく使用するための知識

1　在宅酸素療法の歴史

1　在宅酸素療法の保険適用以前

　在宅酸素療法（home oxygen therapy：HOT）が保険適用となる以前，慢性呼吸不全患者が感染症や心不全などの急性増悪で入院し，低酸素血症がある場合，酸素療法が行われ，安静が指示されていた。当時筆者が勤務していた病院では，カルテに青鉛筆で線を引くことで患者が酸素吸入中であることを示していたが，その青い線は「○時　軽快退院」の記録時点まで続き，退院時に緑色の酸素カニューレを外して退院となっていた姿が思い出される。

　このように軽快退院をしたものの，自宅ではほぼ寝たきりに近い状態であったり，数カ月経過すると心不全や呼吸不全で再入院するなど入退院を繰り返したり，長期入院を余儀なくされる方もいた。

　長期酸素療法（long-term oxygen therapy：LTOT）は，1960年頃より米国や英国を中心に行われていた。日本でも，1975年頃より一部の病院で取り入れられ，LTOTの生命予後延長などの効果を受けて，日本胸部疾患学会（現・日本呼吸器学会）からHOTの適応基準が1984年に発表され，翌1985年4月より健康保険適用となった。安定した病態にある慢性呼吸不全患者が家庭において酸素投与を行うことで，在宅療養，社会復帰が可能となったのである。1994年に肺高血圧症，2004年には慢性心不全への保険適用が認められ，また，1994年の診療報酬改定で，パルスオキシメータから得られる酸素飽和度をHOT適応の判定に使うことが認められた。

　2016年時点で，約16万人の患者がHOTで自宅療養を続けている（図1）[1]。

2　在宅酸素機器の歴史

　HOTで使用される酸素機器は，「酸素濃縮器」「液化酸素」ともに保険適用以前，1982年から製造販売可能となっており，保険適用開始時には即時対応していた。

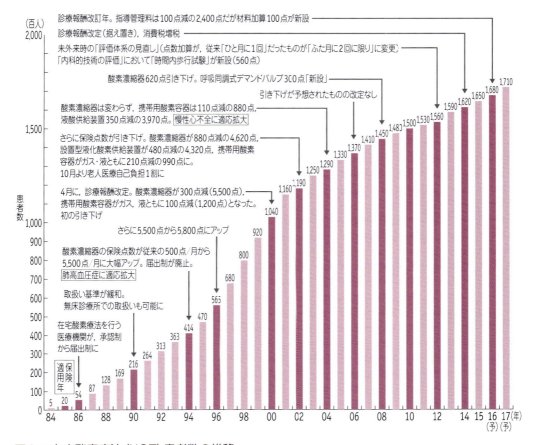

図1 ● 在宅酸素療法（HOT）患者数の推移
（ガスメディキーナ誌推定・酸素濃縮器使用患者のみの推移）
2002年度は，新規患者が約9,000人だったが老人医療費1割自己負担制度の導入の影響で約7,000人の辞退（解約）者が出て，3,000人程度の増加にとどまった。以降，年間4,000～3,000人増ペースが続いている　　　　（文献1より引用）

　日本初の酸素濃縮器の膜型酸素濃縮器として，マイルドサンソ®TO-40（帝人）が酸素濃度40％で1982年に開発された．その後，膜型から吸着剤を使う方式へと変わり，酸素濃度90％以上の吸着型酸素濃縮器のハイサンソ®TO-90，TO-90-5L（帝人）などが開発された．その後も，機器本体の小型化，清音，低電力，高流量への対応，操作の簡便性など利用者からの要望もふまえつつ，機器の改良が進んでいる．

　酸素濃縮器に付属する携帯酸素は当初，鉄ボンベで重たく，外出時に持たない患者も多かった．現在，携帯酸素ボンベは材質改良による軽量化や呼吸同調器使用による長時間使用が可能となり，外出をサポートしている．

3 在宅酸素療法と訪問看護・呼吸リハビリテーションの歴史

① 在宅酸素療法

　　HOTにより，自宅での酸素吸入を継続できるようになったが，急性増悪入院や退院早期での再入院が改善しないという経過もあった。1993〜1995年の3年間に行われた，刀根山病院と帝人との共同研究「HOT患者の生活実態調査」では（☞V-6, p336参照），受診における課題（必要性，タイミング，緊急受診の困難），当時のHOT導入時教育への課題が明らかになった（表1）。また，看護師による月1回程度の定期訪問により，①HOT開始〜初回入院までの早期入院率の低下，②入院期間の短縮，③在宅率の改善，④予後延長などの効果を認め，表1の課題に対しても看護師の自宅訪問で対応可能と確認できた（表2，図2）。

② 訪問看護制度

　　HOT患者への訪問看護の有用性が確認されたが，当時は「慢性呼吸不全患者を看られる訪問看護師はどこにいるのか」と言われていた。訪問看護制度は，1992

表1 ● HOT患者の居宅での問題点

- 病状悪化時の受診の必要性やタイミングがわからない
- 緊急受診することが大変，待ち時間もあり，しんどい
- 酸素吸入が指示通りにされていない
- 酸素吸入の方法が十分に指導されていない
- 介護上の問題を抱えている人が多い
- 病状について気軽に相談ができる人がいない

表2 ● HOT導入時の基礎データ（生活実態調査）

	訪問未実施群（165名）	訪問実施群（106名）	
開始時年齢	68.5 ± 10.1 $(n = 165)$	71.1 ± 8.7 $(n = 106)$	ns
pH	7.41 ± 0.03 $(n = 151)$	7.40 ± 0.04 $(n = 99)$	$p = 0.0024$
PaO_2	65.6 ± 12.2 $(n = 157)$	62.4 ± 11.9 $(n = 105)$	$p = 0.0386$
$PaCO_2$	44.3 ± 7.9 $(n = 157)$	49.3 ± 12.5 $(n = 105)$	$p = 0.0001$
FVC	1.63 ± 0.69 $(n = 136)$	1.55 ± 0.8 $(n = 100)$	ns
%FVC	54.2 ± 19.1 $(n = 136)$	49.9 ± 17.5 $(n = 98)$	ns
1秒量	1.04 ± 0.53 $(n = 138)$	0.83 ± 0.41 $(n = 100)$	$p = 0.0009$
1秒率	66 ± 22.6 $(n = 138)$	57.6 ± 21.9 $(n = 100)$	$p = 0.0043$

（1993〜1995年の刀根山病院と帝人との共同研究「HOT患者の生活実態調査」より）

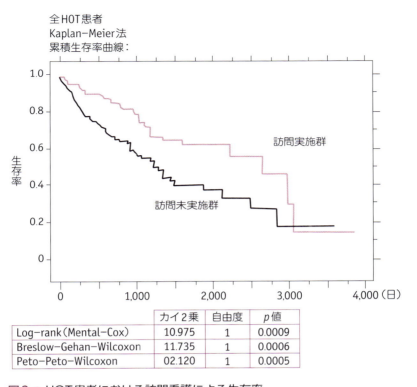

図2 ● HOT患者における訪問看護による生存率
(1993～1995年の刀根山病院と帝人との共同研究「HOT患者の生活実態調査」より)

年に老人保健法の改正により老人訪問看護ステーションが，1994年に健康保険法の改正により「訪問看護制度」が創設され，健康保険での訪問看護ステーションがスタートし，看護師による自宅での病状管理や酸素機器管理などが可能であった．しかし，当時の訪問看護ステーションは高齢者や脳血管障害後遺症への対応が中心であり，慢性呼吸不全のHOT患者への訪問看護受け入れは，機器管理や看護がわからないという理由から少なかった．しかし，先述の研究結果から，多くの地域で慢性呼吸不全患者の管理・ケアに関する研修会が行われるようになり，現在ではHOT患者への訪問看護は多くの訪問看護ステーションで受け入れ可能である．

③ 呼吸リハビリテーション

呼吸リハビリテーションは，当初は呼吸法や排痰法が中心であったが，2000年代に入り，運動療法を主体とする生活の質（QOL）の向上をめざした呼吸リハビリテーションの導入により，呼吸法や息苦しさを少なくする動き方，日常生活動作（ADL）維持のための運動療法などが指導されるようになった．

HOTが保険適用となったことや訪問看護制度のスタート，呼吸リハビリテーシ

ョンにより，長期入院を余儀なくされていた患者の退院が可能となった。

実際に，HOTにより長期入院から在宅療養が可能となった独居者の事例を紹介する。

4 症例

- ●症例：Ａさん，63歳，女性。肺結核後遺症。
- ●現病歴：

21歳で肺結核に罹患。26〜41歳，49〜63歳と療養所に長期入院。入院中から酸素療法を行っている。

- ●家族構成：

両親ともＡさんの入院中に死亡。姉は病弱で介護は不可能。弟が比較的近いところに居住しているが，妻が病弱で介護が必要な状況で，Ａさんの介護としては月1回程度の訪問が精一杯。必要な手続きなどは協力できる。

- ●退院へ向けた準備：

1995年4月，長期療養中のＡさん主治医から「HOTで自宅療養を勧めることは困難か？　どうすれば自分ひとりでも生活することができるか？」などの相談があり，在宅療養を現実化させるための退院準備チームが結成された。チームメンバーは医師，病棟看護師，理学療法士（PT），作業療法士（OT），訪問看護師，福祉公社（ヘルパー派遣），市職員（障害担当）で，現在のＡさんの病状や利用可能なサービスや資源などを話し合った。

このときの課題として下記3点が挙げられた。

①居宅探し：Ａさんは入院中に両親が死亡し，帰る家がないので，病院から近く，1階，風呂，トイレ付きのもの

②生活費：生活保護の申請

③退院可能かの評価：日常生活の可能内容・範囲の確認と，実際の生活のシミュレーション

呼吸リハビリテーションが実施され，実際の生活時に必要な動作の可能範囲が確認された（表3）。Ａさんは長期入院で，調理はほとんど経験がないため，女性OTにより，ご飯の炊き方，味噌汁の作り方，簡単に調理できるものなど実際の調理動作以外の部分まで指導された。居宅は病院から車で15分位の距離で，賃貸可能なところが見つかったが，給湯設備が不便であったため，障害福祉の住宅改修を申請した。トイレが和式であったが，洋式に改修するにはトイレスペースが狭すぎて困難であるとのことで，和式トイレに設置できるもので対応することになった。物干しの位置が少し高すぎるため，高さを下げて調整した。

表3 ● Aさんの日常生活動作（ADL）可能範囲

ADL	状況（酸素吸入下）	備 考
歩　行	平地100m（かなりスローペースで）	
階　段	ゆっくり，2〜3段なら可能	
外　出	公共交通機関の利用は困難 戸口から戸口へのタクシーなどの利用がベスト	
食　事	自立	
整　容	スローペースで自立	
排　泄	洋式トイレなら自立	
更　衣	スローペースで自立	
入　浴	日により変動あり，スローペース見守り できれば看護師による介助がベスト	SpO_2：96〜90％ 脈拍数：98〜135／分
買い物	不可能	
炊事（調理）	1品程度なら可能。それ以上は疲れる 椅子に座り，休憩しながら行う	SpO_2：98〜90％ 脈拍数：94〜108／分
炊事後片付け	食後十分休憩した後であれば可能	
ゴミ出し	ゴミ出しの場所，歩行距離とゴミの重さによる 重いと不可	10m程度か？
掃除機による掃除	広いスペースであれば可能 物をよけながらの操作は不可能	
拭き掃除	床をしゃがみこんで拭くのは困難	
トイレ掃除	うつむきでの掃除は不可	
風呂掃除	不可能	
洗濯物（小物）	洗濯機利用し，スローペースで可能	
洗濯物（大物）	不可能	
アイロンかけ	不可能	
布団干し	不可能	
ベッドメイキング	不可能	

　1995年7月，居宅の準備ができ，呼吸リハビリテーションも終了し，本人も少しずつ退院への意識が現実化してきたため，具体的なサービス利用を含めて，最終カンファレンスが行われた。リハビリテーションの結果で示された内容をもとに，訪問看護師による病状の確認と入浴介助などで3回／週（月・水・金），家事全般（掃除・洗濯・調理）で3回／週（火・木・土）の利用。本人の不安も考え，看護師とヘルパーの訪問日は重ならないように調整した。緊急通報システムも利用することになり，7月末に退院となった。

● 多職種による退院後の支援：

　リハビリテーションの状況に応じた内容での看護・介護の提供を開始したが，長

期入院と初めての1人暮らしという不安から，退院直後から約1カ月はほぼ毎日「息苦しい感じがする」「微熱がある」「なんとなくしんどい」「暑い・寒い，クーラーの調整はどうしたらよいか」などで緊急電話があり，訪問を希望された。病状は特に問題はなく，不安から来るものと判断し，2週間ほどは訪問日以外の日にも毎日訪問し，病状の確認と本人と十分に生活の状況などを話し，不安の軽減に努めた。

2週間を過ぎた頃から，電話のみでの対応で可能となり，1カ月を過ぎる頃には電話の回数も落ちつき定期訪問での対応となった。呼吸困難の訴えに，心配したヘルパーからも訪問看護師に問い合わせがあったので，「不安から来るものであり，時間があれば少しでも話し相手になってほしい」と対応を依頼した。

食事は当初，「病院で食べられないものがいっぱいある」と献立を意欲的に考えていたが，病状への不安が軽減してきた1カ月頃より，「何を食べようか考えるのが負担。時季的に何が美味しいのかわからない」と食事への意欲が低下してきたため，献立，下ごしらえをヘルパーに全面的にお願いした。

ヘルパーが好意的に，根気よく，季節の食材や調理方法を説明しながら，Aさんの食への意欲回復に対応した結果，徐々に食欲も回復し，1人暮らしにも慣れ，3カ月を経過した頃には「自分の家はよいですね。買い物もヘルパーさんに任せているけど，自分の目で見て買い物したい」など話すようになった。入院中に知り合った患者さんと電話でお互いの病状について話し合ったりすることも，1人暮らしの不安軽減に繋がったようである。

●考　察：

Aさんはその後，レスパイトも含む数回の入院をしたが，急性増悪なく15年間在宅療養を継続することができた。HOTがなければ退院を考えられなかった。そして，多職種からなる包括的呼吸リハビリテーションによる退院支援が15年間のHOTでの生活を支え続けた。慢性呼吸不全患者のHOTは，包括的呼吸リハビリテーション下での管理が望ましいと考える。

●文献

1) ガスレビュー, 編：ガスメディキーナ. 2016；21：34-5.

（長濱あかし）

第Ⅴ章	在宅酸素療法をさらにうまく使用するための知識

2 火気取扱いの注意，特にタバコの危険性

1 在宅酸素療法中の火災

　酸素は他の燃焼を助ける性質（支燃性）があり，酸素濃度が高いと，自身は燃えなくても燃えるものを激しく燃焼させることになる。このため，消えかけていたタバコも酸素があると火を噴き，空気中では燃えにくいカニューレも酸素が通っていると導火線のように激しく火を噴いて燃え広がる。

　厚生労働省により，平成15～28年までの14年間において，在宅酸素療法（home oxygen therapy：HOT）中の火事で58名の死亡が報告されている。そのうち，喫煙関連：25名，仏壇の線香やロウソク：3名，漏電：3名，ストーブ：6名，などとなっている[1]。

　日本呼吸器学会による「在宅呼吸ケア白書2010」のアンケートでは，HOT患者のうち3％が喫煙しており，また家庭内に喫煙者がいる割合は17％であった。全国16万人弱の在宅酸素患者のうち約5,000人が喫煙しているとの推計が成り立つ。そのうち年間に約2人が火事で死亡している。死亡に至らない火災事故はさらに多いと考えられ，社会的損失は年間約1億円弱と推計される。

2 火災例の紹介

● 自験症例：80歳代，女性。中等度認知症，慢性閉塞性肺疾患（chronic obstructive pulmonary disease：COPD）。燃えやすい1Kの木造アパートに独居。
● 喫煙による火災，在宅酸素中止：

　X-2年9月，呼吸困難が増悪しポータブルトイレへの移動も困難になってきたが，入院拒否し，本人より「禁煙する」とのことでHOTを導入。HOT導入後一時禁煙していたが，畳に焼け焦げもあり隠れて喫煙しているのを発見，ヘルパーや訪問看護師，ケアマネージャーがタバコとライターを隠すなどするも喫煙が続いた。自動消火器，住宅用火災警報器を設置した。

2．火気取扱いの注意，特にタバコの危険性

X年1月，酸素吸入しながらの喫煙時に，酸素カニューレに引火，顔面・手に熱傷を負い入院となった。顔面の右半分にカニューレに沿って熱傷があり，カニューレはドロドロに焼け焦げていた。カニューレをしたまま戸外に走り出し，結果的に酸素供給が途絶えて火は自然消火した。スプリンクラーは作動しなかった。

筆者らは再度，喫煙を続けると家に住めなくなることを伝え，玄関には，訪問者にわかるよう「禁煙」と明示した。しばらく禁煙が続き，訪問リハにより日常生活動作（ADL）は6分間歩行テストが60mまで改善した。しかし，自宅からタバコ屋までの距離が約60mであり，自分でタバコを手に入れることとなった。熱傷1年半後，再び喫煙が発見され，「息が苦しくなっても喫煙したい」とのことで，HOTを中止した。

●禁煙治療，在宅酸素再開：

X＋2年，転倒大腿骨頸部骨折を契機に入院。在宅で始めていたニコチンパッチによる禁煙治療を入院時に完遂し禁煙，寝たきりとなって自宅に戻ってきたのち，HOTを再開した。入院してのニコチンパッチによる禁煙治療が奏功した例と言える。

消防によるHOT中の火災複数例の特徴と，関係者からの聴き取りを**表1**にまとめた。

表1 ● 消防による在宅酸素中の火災例の特徴

1. 特徴
①自由に歩けないベッド上の生活 ②出火責任者が初期消火できない ③熱傷率がほぼ100％（顔面） ④布団や畳に「焼け焦げ」があることが多い ⑤禁煙を指導されていたが守られていない
2. 関係者からの聴き取り（複数例より）
①本人：ライターをつけると急に炎が大きくなり，顔のあたりが燃え始めた。あわてて顔を手ではたいた ②ヘルパー：寝たきりの状態だが，以前にもタバコで髭を焦がしたことがある ③家族：カニューレを鼻にしながらタバコを吸っていたので，危ないと何回も注意したが言うことを聞かない。以前にもタバコの火種を布団に落として布団を焦がしたことがある

3 火災の対策

① 2m以内の火気使用の厳禁

厚生労働省や日本産業・医療ガス協会は「在宅酸素療法時は，たばこ等の火気の取扱いにご注意下さい。」というリーフレットや動画で注意喚起し，使用中は2m以内での火気使用厳禁などを呼びかけている[2)3)]。

② 「焼け焦げサイン」など問題行動の把握

まずはHOT中の喫煙を確認する。酸素を吸いながらの喫煙者は重度のニコチン依存症である。依存症は否認の病と言われ，本人は喫煙を否定することが多いが，医師の往診またはヘルパー，家族，訪問看護師，酸素供給業者と協力し，主治医が喫煙の事実を把握する必要がある。特に，床や布団・髭などの焼け焦げは，①喫煙，かつ②火の管理ができないことを意味し，火災の重大な前兆と言える。

喫煙が明らかになれば禁煙治療を行い，呼気CO濃度が10ppm以上の場合，喫煙が続いていると判定する。

また，火災につながる危険因子の確認をする（表2）。

表2 ● 火災につながる危険因子

①ストーブや仏壇の線香・ロウソク
②酸素使用しながらガスコンロを使用している
③同居者に喫煙者がいる
④家具・家電の裏など隠れた場所のコンセントに埃が溜まり，トラッキングを起こしそうになっている（漏電）

③ 在宅酸素適応の再評価

導入の適応評価を厳密に行う。禁煙が原則である。急性増悪入院時にHOTを導入した38％は，2カ月後，動脈血酸素分圧（PaO$_2$）が改善しHOT適応消失している[4]。また禁煙者の29.7％しか1年後，禁煙継続していないとの報告がある[5]。導入時の十分な教育と，2〜3カ月後におけるHOT適応の再評価は必須と言える。

喫煙しつづける患者へのHOTの導入・継続について，現時点で日本には法的もしくは保険診療上の制限はなく，主治医の裁量に任されている。また日本では，火災に遭った隣人から，患者に酸素処方した医師に対し民事上の損害賠償請求はない。

●海外における在宅酸素適応

オーストラリア・ニュージーランド胸部疾患学会は，ガイドライン上「持続的喫煙者はHOTの適応にならない」としている[6]。デンマークでは，ガイドライン上は喫煙者除外であるが，25％以上が喫煙者となっているのが実状である[7]。イギリスでは，ウェールズの医師の49％が喫煙者に酸素処方経験あり，63％が喫煙者の顔面熱傷経験ありと報告されている[8]。米国CDCは，アメリカには，長期酸素吸入治療を受けている喫煙者が10〜40％いるとしている[9]。

また，米退役軍人省保健局（US Department of Veterans Affairs：VHA）が在

2．火気取扱いの注意，特にタバコの危険性

宅酸素中の喫煙に関し，国立倫理委員会（National Ethics Committee Report）としてまとめたもの[10]によると，①認知症の有無，②自己管理能力，③安全対策への協力，④介護者の能力，⑤住居の安全性，などを評価した上で，あまりに危険なケースは倫理委員会で酸素中止を協議する。それ以外は，禁煙可能な場合はそのようにし，不可能な場合は「害を少なくして吸ってもらう（harm reduction）」との方針である。

④ 酸素を吸う場所を変える

認知症など自己管理能力が低い，火災予防手段がとれない喫煙者には，監視者（家族・ケアワーカー）がいない場合，HOTを導入しない，もしくは中止の必要がある。その場合，監視者がいる禁煙施設（グループホーム，特別養護老人ホーム，サービスつき高齢者住宅，療養型病院）への入所を検討する。

路上喫煙は外出するHOT患者にとってきわめて危険であり，公共の場所での喫煙は禁止することが必要と言える。

⑤ 「安全な喫煙」の指導

喫煙者にHOTを処方する医師には，「安全な喫煙」を指導する義務が発生する。安全な喫煙はありえないが，禁煙に至るまでのまったくやむをえない事情がある場合に限り，「酸素を止めてカニューレを外して10分してからタバコを吸う」，もしくは「酸素を外して別室に行ってタバコを吸う」など指導する。

また，家庭内・職場内に喫煙者がいる場合，その喫煙者に対しても酸素療法患者の2m以内に近づかないよう指導することが重要である。火を使わない加熱式タバコや電子タバコの使用もありうる。

⑥ 慢性疾患としてのニコチン依存症治療

1）ニコチン依存症

ニコチン依存症の治療が不十分なことも，HOT中に喫煙を続ける原因のひとつである。ニコチン依存症は，再発と寛解を繰り返す慢性疾患であり，喘息や糖尿病と同様に長期にわたり治療する必要がある[11]。

日本では，一度禁煙に失敗した場合，1年間は再チャレンジに保険が適用されない。米国保健省（US Department of Health and Human Services）のガイドラインにおいても，14週以上の長期にわたるニコチン製剤の併用にエビデンスあ

りとされ，長期ニコチン補充療法のエビデンスも集積しつつあり[12]，1年という期間に医学的根拠はない。そのため，何度も長期にニコチン補充療法が行えるよう，日本呼吸器学会より保険改定申請を行ったが，残念ながら平成28年度診療報酬改定においても認められていない。

慢性呼吸不全は重度のニコチン依存症患者が多く，十分なニコチン補充量が必要である。禁煙ができない場合，先述のように，長期のニコチン製剤投与により害を少なくする次善の策である「harm reduction」との考えが，イギリス王立内科医学会（Royal College of Physicians）より提案されている[13]。筆者は個人的には「十分量の長期ニコチン補充療法を保険適用するとともに，依存症治療を受けない持続的点火式タバコ喫煙者にはHOTを認めない」とする保険適用基準が望ましいと考えるが，十分な社会的議論が必要である。

2）うつ病の発症

うつが，重症COPDの約25％に合併している[14]ため，注意が必要である。特に酸素中止の際のうつの悪化・自殺のリスクには注意する。酸素中止による酸素ボンベ引き上げのために酸素供給業者が訪れると，酸素ボンベを抱きかかえて離してくれなかった，という自験例もある。その方は以後，筆者の外来には来なくなったが自殺はしていない。

⑦ 防火設備

酸素カニューレの難燃化も重要である。酸素は可燃性でなく支燃性だが，現在のカニューレは導火線のように非常によく火を噴いて燃える，きわめて危険なものである。素材が難燃性のものや，燃えるとヒューズのようにチューブ内腔が閉塞して酸素供給を阻害するものが望ましい。

酸素チューブ発火時にヒューズのように機能して酸素供給を自動的に止める，ファイアセイフ®（輸入元：小池メディカル・大陽日酸）という器具があり，酸素濃縮器とカニューレの間や，患者に近いカニューレ部位につけて，火がカニューレから燃え広がらないよう酸素供給を遮断できる。また，酸素濃縮器自体に感熱遮断装置がついた製品も，ダイキン，エア・ウォーター・メディカルから市販されている。2014年，ISO 80601-2-69が発表され，酸素供給遮断による防火装置がイギリスNHS，およびドイツにおいて推奨されている[15]。日本でも同様に義務化すべきと考え，筆者は平成30年度診療報酬改定に向けて日本呼吸学会から提案している。住宅用火災警報器，スプリンクラー，消火器などの設置，避難訓練の実施，来訪者・消防にわかるような玄関への禁煙表示も重要である。

燃焼の3要素は，①火種，②可燃物，③酸素であり，自験例より考えた場合，スプリンクラーよりも酸素供給の遮断がより有効な印象がある。ガスコンロをIHクッキングヒーターへと変更し，蚊取り線香は電気蚊取りとし，仏壇のロウソクも電灯化すべきである。消防の報告によると，HOTの熱傷は，顔面から衣類に広がっている着衣への着火であり，耐火防炎衣類も効果があると思われる。

⑧ 認知症対策

　認知症患者はタバコが手に入る限り禁煙不可能である。見守りのない，タバコ屋まで歩行可能な認知症ニコチン依存症患者には，HOTは不可能である。認知症を積極的に見つける必要があり，「安全な喫煙」を指導しても守れない喫煙者や，焼け焦げサインがある場合，HOTは安全のために必ず中止すべきである。

●文献

1) 厚生労働省：在宅酸素療法における火気の取扱いについて．平成22年1月15日（平成28年7月1日更新）．[http://www.mhlw.go.jp/stf/houdou/2r98520000003m15_1.html]
2) 厚生労働省：在宅酸素療法時は，たばこ等の火気の取扱いにご注意下さい．[http://www.mhlw.go.jp/file.jsp?id=147170&name=2r98520000003m2n.pdf]
3) 日本産業・医療ガス協会：お役立ち情報．[http://www.jimga.or.jp/front/bin/cglist.phtml? Category=6908]
4) Eaton TE, et al：An evaluation of short-term oxygen therapy：the prescription of oxygen to patients with chronic lung disease hypoxic at discharge from hospital. Respir Med. 2001；95(7)：582-7.
5) 中央社会保険医療協議会：診療報酬改定結果検証に係る特別調査（平成21年度調査）ニコチン依存症管理料算定保険医療機関における禁煙成功率の実態調査報告書．2010．[http://www.mhlw.go.jp/shingi/2010/06/dl/s0602-3i.pdf]
6) McDonald CF, et al：Adult domiciliary oxygen therapy. Position statement of the Thoracic Society of Australia and New Zealand. Med J Aust. 2005；182(12)：621-6.
7) Ringbaek TJ, et al：The impact of the Danish Oxygen Register on adherence to guidelines for long-term oxygen therapy in COPD patients. Respir Med. 2006；100(2)：218-25.
8) Lee CKY, et al：P103 The practice of prescription of long-term oxygen therapy to patients who continue to smoke. Thorax. 2011；66(Suppl 4)：A109.
9) CDC：Fatal fires associated with smoking during long-term oxygen therapy--Maine, Massachusetts, New Hampshire, and Oklahoma, 2000-2007. MMWR Morb Mortal Wkly Rep. 2008；57(31)：852-4.

10) National Center for Ethics in Health Care Veterans Health Administration Department of Veterans Affairs US:Ethical Considerations that arise when a home care patient on long term oxygen therapy continues to smoke. March 2010.

11) Ries RK, et al:Basic science and core concepts. Principles of addiction medicine. Fourth edition. Wolters Kluwer, 2009, p8.

12) US Department of Health and Human Services:Clinical practice guideline-treating tobacco use and dependence:2008 update. May 2008. [http://www.ahrq.gov/professionals/clinicians-providers/guidelines-recommendations/tobacco/clinicians/update/treating_tobacco_use08.pdf]

13) Tobacco Advisory Group of the Royal College of Physicians:Harm reduction in nicotine addiction. Helping people who can't quit. October 2007. [https://www.rcplondon.ac.uk/sites/default/files/documents/harm-reduction-nicotine-addiction.pdf]

14) Wilson I:Depression in the patients of COPD. Int J Chron Obstruct Pulmon Dis. 2006;1(1):61-4.

15) Institute for Drugs and Medical Devices. [http://www.bfarm.de/SharedDocs/Risikoinformationen/Medizinprodukte/EN/oxygen_concentrators_update.html]

（新谷泰久）

| 第Ⅴ章 | 在宅酸素療法をさらにうまく使用するための知識 |

3 禁煙できない患者への働きかけ

1 成人の喫煙率とその実態

　日本における平成26年度の成人喫煙率は，男性32.2％，女性8.5％（平成26年厚生労働省国民健康栄養調査）[1] である。厚生労働省の健康日本21（第2次）では，成人の喫煙率を12％まで低下させることを目標としている[2]。しかし，厚生労働省の2007年のわが国における危険因子に関連する非感染性疾患と外因による死亡者数において，喫煙は高血圧，運動不足，高血糖を抜き第1位を占め，疾患の予防・治療の第一は，禁煙であることは明確である[3]。しかしながら，喫煙が疾患の原因にもかかわらず喫煙を継続し，やめようとしない，禁煙しようとするがなかなかできない，禁煙できたとしても喫煙を繰り返すなどの患者が多くみられる。

　喫煙習慣の本質は「ニコチン依存症」と言われ，積極的治療を必要とする精神疾患である。ニコチンは依存性物質であり，麻薬や覚醒剤，アルコールと比較すると依存を起こしやすく，やめにくさでは麻薬に匹敵し，再発しやすい[4]。2006年4月より「ニコチン依存症管理料」が新設され保険診療が行えるようになったが[5]，禁煙補助薬だけでは禁煙困難な例も少なくない。喫煙者の「認知の歪み」があるため，カウンセリングを用いることで，より効果的な支援を行うことができる。

2 タバコをやめにくいのはニコチン依存症が理由

　タバコの話をすると「意志が弱いからやめられない」とよく言われるが，やめにくいのは「ニコチン依存症」のためである。ニコチンは中脳の腹側被蓋野から大脳辺縁系側坐核に至る脳内報酬系に作用する。喫煙するとニコチンが7秒ほどで中脳腹側被蓋野にある$\alpha_4\beta_2$ニコチン作動性アセチルコリン受容体に結合し，ドパミンが過剰分泌される。すると，快楽，満足感，記銘力向上感などがみられ，ほっとした，落ち着いたと感じ，タバコによってストレスが解消されたなどと感じる。

　しかし，30分ほどするとニコチン切れが起こり，イライラする，タバコへの渇

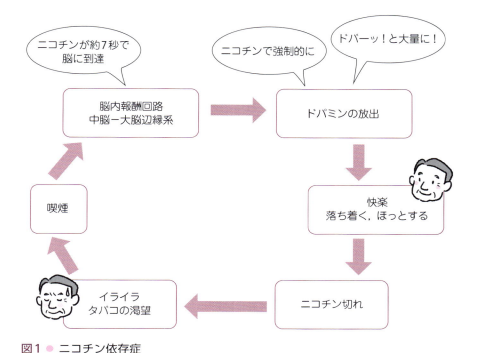

図1 ● ニコチン依存症

望などの症状が出現する。ニコチン切れを解消するために再び喫煙する。1日20本喫煙している喫煙者は、このサイクルを1日20回繰り返していることになる。そして、人によっては喫煙が家族や健康、仕事よりも優先されるようになり、「タバコは唯一の楽しみ」と感じるようになる[6]。認知が歪み「タバコを吸っていても、癌にならない人もいる」、「タバコを吸うと仕事がはかどる」と認知的不協和がみられ、喫煙しつづける結果となる。そして、禁煙できたとしても、1本の喫煙によって容易に元の喫煙者に戻る。ニコチン依存症のしくみを理解し、喫煙によってストレスが解消されるのではなく、ストレスの原因が喫煙であると気づくことが重要になってくる（図1）[7]。

3 禁煙治療

禁煙治療は「禁煙治療のための標準手順書」[5]に沿って行った場合のみに「ニコチン依存症管理料」が算定される。対象患者・施設基準条件、算定要件、スケジュール、使用できる禁煙補助薬が決められている。2016年4月の診療報酬改定では、ニコチン依存症管理料の算定要件が、35歳未満の若年者において緩和された。詳細は文献を参照されたい（図2、表1）[8]。

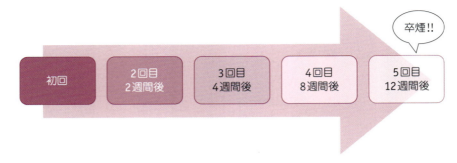

図2 ● 禁煙治療スケジュール（12週間5回受診）

表1 ● 対象患者

①直ちに禁煙しようと考えている
②ニコチン依存症スクリーニングテスト（tobacco dependence screener：TDS）でニコチン依存症と診断されている（5点以上）
③35歳以上の者については，ブリンクマン指数（1日喫煙本数×喫煙年数）が200以上であること
④禁煙治療を受けることを文書で同意していること
⑤前回の禁煙治療より1年以上経過していること

若年者に対して，2016年4月の診療報酬改定で算定可能になったニコチン依存症算定要件

年齢	算定要件
35歳未満	ブリンクマン指数（1日喫煙本数×喫煙年数）200未満でも他の要件*を満たす場合
未成年	依存状態等の医学的判断＋本人の禁煙の意志＋家族等との相談にて要件を満たす場合

＊：ニコチン依存症を診断するテストでニコチン依存症と診断されたもの
　　直ちに禁煙することを希望し禁煙治療を受けることを文書により同意しているもの

4　禁煙補助薬

　禁煙補助薬は3種類あり，ニコチン製剤のニコチンパッチとニコチンガム，経口禁煙補助薬のバレニクリンがある[5]。保険診療で使用できるのは，ニコチンパッチとバレニクリンの2種類となっている。禁煙補助薬を使うことで離脱症状を緩和し，比較的楽に禁煙に導くことができる。

① ニコチンパッチ（ニコチネル®TTS®）

　ニコチン置換療法は，パッチを皮膚に貼付することによって持続的に低濃度のニコチン血中濃度を一定に保ち，離脱症状を緩和し禁煙に導く。
　パッチは，医療用医薬品としてニコチネル®TTS®30，20，10の3種類がある。このうち，ニコチネル®TTS®20，10と同等の中・低用量のパッチは一般医薬品として薬局で購入することもできる。しかし，喫煙本数が多く，起床後すぐに喫煙す

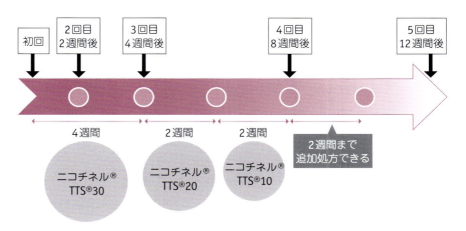

図3 ● ニコチンパッチによる禁煙治療スケジュール　　（文献5をもとに作成）

表2 ● ニコチンパッチの禁忌

- 不安定狭心症
- 急性心筋梗塞（発症3カ月以内）
- 重篤な不整脈
- 経皮的冠動脈形成術直後
- 冠動脈バイパス術直後
- 脳血管回復期初期
- 妊婦あるいは妊娠している可能性がある女性
- 授乳婦
- 非喫煙者
- 本剤の成分に過敏症がある者

（文献9より引用）

るような依存度が高い患者は高用量のパッチから始めたほうがよい。

　投与方法は通常，ニコチネル®TTS®30から開始し，20，10へと8週間かけて減量していくが，禁煙状況によりさらに2週間処方することができる（図3）。1日の喫煙本数が少ない患者には，中用量から始めることもある。

　貼付場所は上腕，背部，腰部に1日1枚貼付し10秒ほど押さえる。貼り替え時間は原則，起床時となっているが，貼り忘れを防ぐためと起床時の喫煙欲求を緩和するために入浴後に貼り変えることもある。

　主な副作用は，紅斑（6.9％），瘙痒感（5.8％），不眠（5.9％）である[9]。皮膚のかぶれによってパッチの中止，治療の中断につながることがあるため，入浴前に剝がし石鹸で優しく洗い，乾燥させた後に毎日，場所を変えて貼付する。かぶれた場合は，ストロンゲストのステロイド軟膏を3日間続けて塗布することが有効である。不眠を訴える場合，夜間はパッチを剝がす。禁忌を表2に示す。

　パッチ開始となれば，1本も吸わない完全禁煙とする。しかし，離脱症状に耐えきれず，パッチを剝がして喫煙する者もいる。そのときは，パッチを剝がしたり，中止とするのではなく，吸いたくなったときの対処方法を実践してもらう（後述）。

② ニコチンガム

ガムタイプのニコチン製剤で，ニコチンが口腔粘膜から吸収され離脱症状を緩和し禁煙に導く。一般用医薬品として販売されているため，保険診療には使えない。使用方法は，吸いたくなったらガムを噛み，突然の喫煙欲求に対応する。パッチ使用患者が，突然の喫煙欲求に対して一時的にニコチンガムを使用する場合もある[10]。顎関節症，歯や仕事上に問題がある場合は使いにくい。通常のガムのように噛むと唾液と一緒にニコチンを飲み込み嘔気，胃腸障害を起こしニコチンの効果が減弱する。ニコチンガムの噛み方を，正しく理解することが重要となる。

③ バレニクリン（チャンピックス®）

バレニクリン（チャンピックス®）は，ニコチンを含まない経口禁煙補助薬で，$\alpha_4\beta_2$ニコチン受容体部分作動薬である。バレニクリンが脳内報酬系にある$\alpha_4\beta_2$ニコチン受容体に作用し少量のドパミンを放出させ，離脱症状を緩和する。また，$\alpha_4\beta_2$ニコチン受容体にバレニクリンが結合しているため，喫煙によって取り込まれたニコチンの結合は妨げられ，ドパミンの過剰な放出がされない。そのため，喫煙しても満足感を得ることができない。

投与方法は，始めの1週間のうち，1～3日目は0.5mg錠1日1回，4～7日目は0.5mg錠1日2回へと増量していき，8日目より1mg錠を1日2回，12週目まで内服する。禁煙開始は8日目からとなる。始めの1週間は，禁煙開始までの準備期間になり，喫煙しても満足感が得られにくく感じ禁煙開始に導く（図4）。

主な副作用は，嘔気（28.5%），不眠（16.3%），異常な夢（13.0%），頭痛（11.6%），鼓脹（8.3%）などである[11]。最もよくみられる副作用は嘔気であり，1mg錠1日2回内服になる8日目に出現しやすい。空腹時に内服すると嘔気が出現しやすいため，食後すぐに200mL以上の水で内服することでほとんど予防できる。嘔気が出現した場合は，ドンペリドン（ナウゼリン®），モサプリドクエン酸塩（ガスモチン®）などの制吐薬を投与し，症状の改善がない場合は用量の減量を行う。嘔気のためバレニクリンを自己中断すると，治療の中断につながることがあるので，嘔気は一時的なことが多く，有効な対処方法があること，12週間内服することで禁煙成功率が高まることを初診時に伝え，症状出現時は早急に対処する。

また，禁煙に自信がついてくることで自己中断する患者もいるため，12週間内服の必要性について同様に説明を行う。12週間の禁煙治療を終えた後，さらに禁煙維持率を上げるために12週間継続して処方することができる。しかし，このときの薬剤費については保険が適用されない。

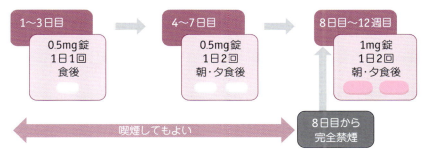

図4 ● バレニクリン（チャンピックス®）投与方法　　　（文献5をもとに作成）

　重要な基本的注意としてバレニクリンとの因果関係は明らかではないが，抑うつ，不安，焦燥，自殺念慮または自殺などが報告されている[11]。既往歴や内服薬を把握し，病状の変化の有無，CES-D（The Center for Epidemiologic Studies Depression Scale：うつ病自己評価尺度）を用い，表情や言動を注意深く観察することが重要である。心療内科，精神科に通院している患者は，かかりつけ医との連携を図る。

　また，2011年7月に改訂した添付文書から「めまい，傾眠，意識障害等があらわれ，自動車事故に至った例も報告されているので，自動車の運転等危険を伴う機械の操作に従事させないよう注意すること」と記載されている。この医学的エビデンスについては議論があり，否定的なデータが示され，わが国だけの記載となっている。しかしながら現時点の対応としては，添付文書に従って，予約時に自動車の運転の有無を確認し，バレニクリン内服中は自動車の運転はできないことを明確に伝え，診察記録に必ず記載しておくようにする。

5　カウンセリング

　禁煙補助薬を飲めば禁煙できるので，薬だけ処方してほしいと訴える患者が稀にいる。上述のように喫煙者は認知の歪みがあり，それに気づくことが重要で，禁煙できたとしてもタバコへの価値が高く，再喫煙に至ることも少なくない。AHRQ（Agency for Healthcare Research and Quality：米国医療研究品質局）が2008年に改訂した禁煙ガイドライン[12]におけるメタアナリシスによる禁煙成功のオッズ比は，3分間の禁煙アドバイスだけで1.3倍，禁煙補助薬にカウンセリングを組み合わせると1.4（1.2〜1.6）倍に禁煙成功率が高まるとカウンセリングの有効性が報告され，「5R」「5A」「動機づけ面接法」は推奨されている。

① 「5R」，「5A」（表3，4）

　禁煙しようとしない患者の動機づけ強化のために「5R」，禁煙の意志がある患者には「5A」を用い支援する[13]。患者に診察のたびに声かけすることが重要と言われ，短時間で行うことができる。もちろん，「やめたほうがいい」「まずは，減らしましょう」とあいまいな表現はせず，はっきり，「あなたにとって禁煙が必要」，「きっぱりと0本にする」ことを繰り返し伝える。

表3 ● 5R

Relevance（関連性）	なぜ禁煙が患者に関連しているか個別的に伝える
Risks（リスク）	喫煙によるマイナス面をどう捉えているかリスクを伝える
Rewards（報酬）	禁煙することの利点を聞き，その患者に最も関連することから伝える
Roadblocks（障害）	禁煙をすることの妨げとなるものを聞き，解決するための方法を助言する
Repetition（反復）	禁煙の動機づけの強化のために診察のたびに声をかける。何度も禁煙にチャレンジすることで成功する者は多いことを伝える

（文献13をもとに作成）

表4 ● 5A

Ask（尋ねる）	診察のたびに喫煙状況を聞く
Advise（忠告する）	すべての喫煙者にやめるようはっきり伝える
Assess（評価する）	禁煙に対する意欲を評価
Assist（支援する）	禁煙の意志があれば計画を支援する
Arrange（準備する）	フォローアップを行う

（文献13をもとに作成）

② 認知行動療法

　認知行動療法（cognitive behavioral therapy：CBT）は，患者の抱える問題を「認知」と「行動」面から働きかける心理療法である。禁煙しようと思っている患者や治療途中に再喫煙したような段階の患者に有効であると言われている。喫煙行動は無意識のうちに行っているわけではない。自己の喫煙行動パターンを振り返り，どんな状況で喫煙が起こり，どんな考え（思考）をし，どんな行動をとったのか，そして，そのときの気持ち（感情）はどうだったのかを自己分析することで，普段は意識していない喫煙行動に至る状況を振り返り，喫煙に至る認知と行動に患者が気づき行動変容につなげることができる。また，いろいろな場面で喫煙しないための具体的な対処方法を患者自身が考えられるように治療者が支援していく方法であ

る[7]。最近では，依存症に特化したリラプス・プリベンション・モデル（relapse prevention model：再発予防モデル）の禁煙支援プログラムも開発されている[14]。

③ 動機づけ面接法

動機づけ面接法（motivational interviewing：MI）は，William R. Miller と Stephen Rollnick によって開発された対人援助論である。ニコチン依存症患者は「タバコはやめたいけどやめられない」「タバコはやめたい。でも，できればやめたくない」と両価性を抱えている。やめたい気持ちがまったくないわけではない。患者に禁煙の必要性だけを一方的に伝えると心理的抵抗が起こり，喫煙する価値を話しはじめる。患者が行動変容に向かうように「受容的応答を旨とする来談者中心的要素と特定の変化に指向させる目標指向的要素を併せ持った面接スタイル」である[15]。面談者としてのスピリットとして PACE（partnership：協働，acceptance：受容，compassion：コンパッション，evocation：喚起）や基本的技法の OARS（O：open question＝開かれた質問，A：affirming＝是認，R：reflecting＝聞き返し，S：summarizing＝要約）がある。ランダム化比較研究において（コクランレビュー2015），動機づけ面接法の禁煙成功率は，簡単なアドバイスや通常の指導など従来の方法に対して 1.26 倍，プライマリケア医師の群におけるサブ解析では 3.49 倍の効果があったと報告されている[16]（☞ V-7, p341 参照）。

6 やめ方のアドバイス

① 「減らす」方法は必ず失敗する，きっぱりとやめる

タバコを1本でも吸っている限り必ず，その後に吸いたい気持ちがやってきて，タバコへの渇望が起こる。一時的にタバコの本数が減ったとしても必ず元の喫煙本数に戻る。いつまでもタバコを吸うことへの価値を持ち続けることになる。タバコの本数を減らす方法は必ず失敗するので，きっぱりとやめることが重要である。

② 3日の山を乗り越える！

禁煙を開始すると離脱症状が出現する。離脱症状としてはタバコへの渇望，イライラ感，集中力の低下，眠気などがみられる。禁煙補助薬なしで禁煙を試みた場合，3日目の離脱症状に「耐えられない」と禁煙を断念する者が多い。離脱症状のピークは3日，持続時間は3分と言われ，1カ月ほどで，たまに感じる程度となる。離脱症

3. 禁煙できない患者への働きかけ

状の経過をイメージして，「きっぱりタバコをやめ，3日の山を乗り越える」ように
する。離脱症状が辛い，大変だと考えるのではなく，時間の経過と共に必ず軽減し，
消失していくため上手く付き合い，やり過ごすようにする。そのため，離脱症状が
出現したときの対処方法をあらかじめ患者自身が考えられるように支援する。

③ 吸いたくなったときの対処方法を考えておく

冷たい水や熱いお茶を飲む，歯を磨く，ストレッチするなど体を動かす，何か他
のことに集中する，ミントタブレットやガム，飴，昆布などを口に入れる，吸いた
い気持ちの持続時間は3分程度と言われているので，時計を見て3分我慢してみる
など，たくさんの対処方法を見つけておく。また，喫煙所に誘われたときや，タバ
コを勧められたときにどう対処するか考え，シミュレーションしておく。

④ 環境改善

タバコや灰皿，ライター，タスポ（成人識別ICカード）を処分する。飲み会やパ
チンコ店，コンビニエンスストアを避ける。飲酒の席では非喫煙者の横に座る。禁
煙宣言する。

⑤ 行動パターンを変える

朝一番の行動を変える。朝起きて同じ場所に座ると喫煙欲求が出現しやすいた
め，先に洗顔をしてみる，いつもと違う場所に座るなどに変えてみるとよい。食後
はすぐに席を立つ。

コーヒー，アルコールによってタバコが吸いたくなることがあるので，禁煙が落
ち着くまで，しばらく違う飲み物に変えてみる。禁煙できた後，味覚が改善された
患者が，コーヒーの味は格別と言うことがよくある。

⑥ 今日だけ吸わない！　と短期目標で頑張る

「一生吸わない」と決めると，「明日から禁煙しよう」と最後の1本をいつまでも
吸い，なかなか禁煙開始できないことが多い。そこで，「明日，吸うかもしれない
けど，今日だけ吸わないでおこう」と考え，吸わない日を1日1日積み重ねていく
ようにする。

⑦ 禁煙を応援してくれる人を見つける

支援者がいることは禁煙成功の大きな要因となる。家族や友人，職場の人に誉めてもらう，応援してもらうことが禁煙の自信につながる。家庭内に喫煙者がいる場合は禁煙の障害となることが多く，一緒に禁煙に取り組むようにと伝える。しかし，難しい場合も多く，目の前で吸わない，タバコを目の届くところに置かないなどの協力は必要である。

禁煙は，いくつになっても始めることが重要である。80歳を過ぎてから禁煙にチャレンジし，成功した患者も少なくない。独居であることが多いため，我々が応援していることを伝え，支援者としての役割を十分に発揮する。

禁煙は多くのコメディカルで支援すると効果的である。

⑧ よいと思ったこと，できたことを言葉で伝え返す：是認

禁煙にチャレンジしている患者のよいところに注目し，その行動を認め，言葉で伝え返すようにする。たとえば，「タバコやめようと自分で決められたんですね」「初めの2日間は禁煙開始するのが難しかったけれど，3日目からきっぱりとやめられたんですね」などと声をかける，禁煙日誌を記述していること，きっちりと受診していることなど，よい行動を見つけ，認め，言葉で伝え返していく。そうすることで自己効力感が高まり，禁煙のやる気や自信につながっていく。

7 禁煙治療のフォロー

禁煙が継続できてくると，自信がつき，治療を自己中断する者もいる。禁煙治療は5回受診完了することで禁煙成功率も高まる（図5）[17]。必ず最後まで受診することと，すぐに禁煙開始に至らなくてもあきらめず，受診することで成功に導くことを繰り返し伝えておく。診察予定日に来院しなかった場合は，できるだけ当日に連絡し，治療の中断を防ぐ。禁煙治療5回目には禁煙補助薬の処方はないが，禁煙を決意・実行したことを是認し卒煙を祝う。そして，油断と興味で「1本ぐらい吸ってもまた，すぐやめられる」，「どんな味だったかな」と1本喫煙することで必ず，元の喫煙者に戻ることを伝え，再喫煙予防のアドバイスを行う。

◎

ニコチン依存症の患者にとって禁煙することは容易ではない。両価性を抱えているが，「タバコをやめたい」気持ちは少なからずある。禁煙できないからと決して責めるのではなく，禁煙できない状況を受け止め，その中で，やめようと思っている

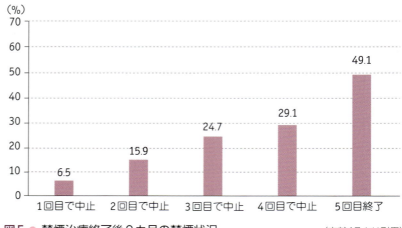

図5 ● 禁煙治療終了後9カ月の禁煙状況　　　（文献17より引用）

ことや頑張っていることを認め，言葉にして伝え返す．是認していくことで自己効力感が高まり，禁煙への自信につながる．患者自身が禁煙することを選んでいくような協働的な関わりを持ち，あきらめず，継続支援していくことが大切である．

●文献

1) 厚生労働省：飲酒・喫煙に関する状況．平成26年国民健康・栄養調査結果の概要．[http://www.mhlw.go.jp/file/04-Houdouhappyou-10904750-Kenkoukyoku-Gantaisakukenkouzoushinka/0000117311.pdf]
2) 厚生労働省健康日本21（第2次），国民の健康の増進の総合的な推進を図るための基本的な方針，p14．[http://www.mhlw.go.jp/bunya/kenkou/dl/kenkounippon21_01.pdf]
3) 厚生労働省　健康局　がん対策・健康増進課，編：禁煙支援マニュアル（第2版）．2013．[http://www.mhlw.go.jp/topics/tobacco/kin-en-sien/manual2/dl/manual2.pdf]
4) 加濃正人：依存症にするための製品．禁煙学．改訂3版．南山堂，p6-8．
5) 日本循環器学会，日本肺癌学会，日本癌学会，日本呼吸器学会：禁煙治療のための標準手順書．第6版．2014，p4-8，38-45．
6) 加濃正人，編：こころの病気．タバコ病辞典．実践社，p49-50．
7) 臼井洋介：タバコの依存性．禁煙学．改訂3版．南山堂，p114-24．
8) 藤原久義，他：若年者の禁煙治療指針．日禁煙会誌．2016；11(6)：145-51．
9) ノバルティスファーマ：ニコチネルTTS添付文書．[https://drs-net.novartis.co.jp/siteassets/common/pdf/nic/pi/pi_nic.pdf]
10) 厚生労働省　健康局　がん対策　健康増進課：AHRQ「たばこの使用・依存の治療ガイドライン」（2008年）禁煙の薬物療法の推奨．禁煙支援マニュアル．[http://www.mhlw.go.jp/topics/tobacco/kin-en-sien/manual2/dl/manual2.pdf]
11) ファイザー株式会社：チャンピックス添付文書．[http://pfizerpro.jp/documents/lpd/chx01lpd.pdf]

12）米国医療研究品質局：AHRQガイドライン. 2008. [http://www.ahrq.gov/sites/
default/files/wysiwyg/professionals/clinicians-providers/guidelines-
recommendations/tobacco/clinicians/update/treating_tobacco_use08.pdf]

13）作田　学：5A, 5Rなどの指導法. 禁煙学. 改訂3版. 南山堂, p156-8.

14）原田隆之：喫煙行動を理解する. 認知行動療法・禁煙ワークブック Re-Fresh プログラム.
金剛出版, 2014, p11-2.

15）加濃正人：動機づけ面接法の定義と効果. 今日からできるミニマム禁煙医療 第2巻. 動機
づけ面接法 神奈川県内科医学会, 監. 中和印刷, 2015, p1-4.

16）Lindson-Hawley N, et al:Motivational interviewing for smoking cessation.
Cochrane Database Syst Rev. 2015;3:CD006936.

17）中央社会保険医療協議会：診療報酬改定結果検証に係わる特別調査（平成21年度調査）ニ
コチン依存症管理料算定保険医療機関における禁煙成功率の実態調査報告書. p66.
[www.mhlw.go.jp/shingi/2010/06/dl/s0602-3i.pdf]

（髙畑裕美）

第V章　在宅酸素療法をさらにうまく使用するための知識

4 旅行を楽しむために

　慢性呼吸不全患者を管理する担当医は生活の質（quality of life：QOL）や予後の向上を期待して在宅酸素を導入する。その際に患者自身が鼻カニューレを使用する容姿に抵抗を示す，ボンベを持ち歩くことを負担に感じ在宅酸素療法（home oxygen therapy：HOT）の導入に戸惑う，といった場面をしばしば経験する。そこにはこれまでしていた日常がボンベや機械とともに過ごすことで制限されるのでは，といった不安もあろう。しかしながら酸素療法の理解は近年浸透しつつもあり，HOTを実施している患者側から「これをしたい」といった希望を相談されることも増えてきている。その一例として旅行がある。近年はHOT患者の国内旅行のみならず海外旅行も可能で，体験報告も多くされている[1)2)]。

　さて，そのような旅行において担当医は，患者が旅行を希望するときに旅行が可能か否かの判断をする必要がある。自家用車やバス，鉄道移動と異なり気圧変化を伴う航空機搭乗の可否を判断するのは格段迷うものである。ここでは主に航空機移動について述べる。旅行の可否判断や行程対策の一助となれば幸いである。

1　航空機による旅行

　航空機は通常，高度30,000～40,000フィート（9,000～12,000m）を飛行しており，当然気圧や気温は変化する。機内は高度8,000フィート相当に加圧調整され，0.7～0.8気圧を維持している。これはおおよそ標高2,000～2,500m（富士山5合目程度）と同等とされる。このような環境下で生体は1回換気量を増加させて血中の動脈血酸素分圧（PaO_2）が低下しないよう反応するが，慢性呼吸不全患者は日頃からPaO_2が低下しているため，実際に低酸素血症の進行をきたしやすい。また低酸素血症による肺動脈攣縮が換気血流不均等の増強をきたし，これが低酸素血症をさらに助長することになる。

　そこで，航空機での旅行を許可する主治医は上空機内で起こりうる変化をある程度予測し，旅行の可否判断や対策を練ることが求められる。これまで上空での酸素

化を予測するいくつかの指標が報告されているので紹介する。

1つに，「海抜高度の地上でPaO₂ 70Torrであることが高度8,000フィートでPaO₂ 50Torrを維持する目安」とされており[3]，これは最も容易な予測法である。しかしChristensenらは，1秒量（FEV₁）＜50％以下で海抜PaO₂ 70Torr以上のCOPD患者15名において，高度8,000フィートでそれぞれ安静時と軽労作時（機内通路歩行）でのPaO₂を確認したところ，8,000フィートでは安静時でも約33％が，軽労作では約86％がPaO₂ 50Torr以下へ低下したと報告しており，地上でのPaO₂ 70Torrのみを安全基準とすることに警鐘を鳴らしている[4]。

そこで，上空での状況をさらに正確に予測するための指標がいくつかあり，実際の航空機旅行に際してはこれらを複合的に判断することが，より正確な予測に繋がると思われる。ただし，飛行前評価のガイドラインや提案は複数存在しており，現在まで統一した見解はない。

ここでは，2012年にEdvardsenらが提唱した評価アルゴリズムが簡便で比較的わかりやすいため，一例として紹介する。彼らは海抜地上での経皮的動脈血酸素飽和度（SpO₂）を評価し，6分間歩行試験でのSpO₂，さらには必要な症例にはhypoxia altitude simulation test（HAST）を追加して総合評価としている（図1）[5]。

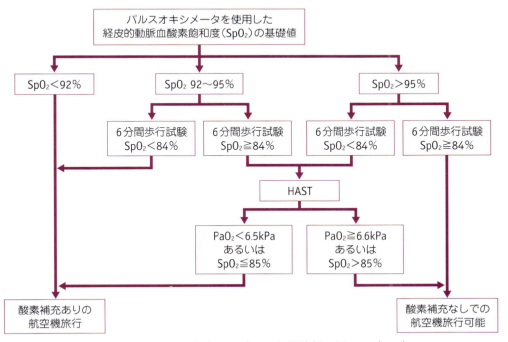

図1 ● 航空機旅行と慢性閉塞性肺疾患（COPD）：飛行前診断の新アルゴリズム

（文献5より引用）

2 航空機旅行における患者事前評価

① 6分間歩行試験

小規模試験だが，6分間歩行試験中のSpO_2がHASTでのSpO_2と相関関係がみられるとの報告がある[6]。また多くの施設で簡単に実施可能な検査でもあり，飛行前評価の各ガイドラインや報告でも頻用されている。

② hypoxia altitude simulation test (HAST)

高度8,000フィート相当の低酸素環境をシミュレーションすることができる。15％酸素（酸素15％と窒素85％の混合気）をバッグに充填して約20分間吸入する。吸入前後でのSpO_2やPaO_2を測定することで地上および高度8,000フィートでの酸素化の変化を予測する方法である。英国胸部学会（British Thoracic Society）は，HASTでPaO_2 50Torr以下の症例では，地上で室内気の患者でも，上空では2L/分の酸素吸入を推奨している。なお，6.6kPa≒50Torrである。

③その他の予測検査

地上や海抜での検査データを元に高地でのPaO_2を予測する公式がほかにいくつか存在する。上空での目標目安はPaO_2 50Torr以上であり，それを満たす地上PaO_2が要求される。COPDにおいて高度8,000フィートでの予測PaO_2式は以下である。

$$PaO_2(8,000ft) = 0.453 \times PaO_2(海抜地上) + 0.386 \times FEV_1(\%予測値) + 2.44$$

また，拘束性換気障害において上記予測式では正確性に欠けるとし，拡散能を含めた以下の式が報告されている[7]。

$$PaO_2(8,000ft) = 0.74 + 0.39 \times PaO_2(海抜地上) + 0.33 \times D_{LCO}(\%予測値)$$

3 旅行における酸素の準備

さて，医療的に搭乗が可能と判断されれば万事解決というわけではない。実際に搭乗するにあたって患者は多くの準備をする必要があり，担当医もそれを把握しておく必要がある。①旅行行程の酸素確保と，②旅行先での酸素確保である。とり

表1 ● 国内主要航空会社2社における酸素使用

	JAL（日本航空）	ANA（全日空）
申請期限	国内線：出発48時間前まで 国際線：出発72時間前まで	出発4日前まで
申請時提出書類	診断書（所定文書，14日以内に医師記入のもの） JAL：ボンベ仕様証明書（所定文書，酸素業者作成） ANA：ボンベ仕様確認書（所定文書，酸素業者作成）	
料金	国内線：本数に関係なく1区間3,000円 国際線：1本1万円	
貸与ボンベ	充填300Lボンベ 0.5〜6L／分で調整可能	国内線： 充填400Lボンベ 0.25〜6L／分で調整可能 国際線： 充填360Lボンベ 0.25〜5L／分で調整可能
連絡先	JALプライオリティ・ゲストセンター TEL： ・0120−747−707 ・03−5460−3783 　（携帯・国際電話から） FAX： ・0120−747−606	ANAおからだの不自由な方の相談デスク TEL： ・0120−029−377 ・0570−029−377（携帯から） ・03−6741−8900（国際電話） FAX： ・0120−029−366 ・03−6741−8710（国際電話）

診断書，ボンベ使用証明書／使用確認書は各航空会社ホームページからダウンロード，もしくはFAXでの取り寄せ依頼が可能（書類はすべてFAXで取り扱い。郵送の取り扱いなし）
ボンベ貸与は航空機内のみ。現地空港では現地調達のボンベ（個人にて手配）を航空会社職員に航空機出口まで搬入して頂くことが可能
JAL，ANAとも窓口問い合わせは9：00〜17：00（年中無休）

わけ国内旅行はどの酸素業者も各地に営業所を構えており，連携をとることで解決可能である。使用酸素業者への旅行申し込みをした上での相談になるが，どの業者も事前申し込みが必要であることに留意されたい。最も煩雑なのが飛行機を利用しての旅行であるが，この場合は航空会社への事前申請が必要である。

　国内主要航空会社2社について詳細を**表1**に示す（2016年10月現在）。ただし，海外旅行の場合は各国の法律により規制が異なるため，具体的には目的地をふまえて航空会社窓口（**表1**）へ相談する必要があることに留意する。なお，昨今人気の格安航空会社については会社数が多く，整理が困難であった。利用の際には各自問い合わせの上で必要書類をご確認頂きたい。

4．旅行を楽しむために

●文献

1) 山本理真子, 他：HOT患者の旅行における心理的変化. 日呼吸管理会誌. 2001；10(3)：381-5.

2) 三輪太郎, 他：HOT患者の航空機団体旅行. 1999；9(2)：174-8.

3) Gong H Jr, et al：Hypoxia-altitude simulation test. Evaluation of patients with chronic airway obstruction. Am Rev Respir Dis. 1984；130(6)：980-6.

4) Christensen CC, et al：Development of severe hypoxaemia in chronic obstructive pulmonary disease patients at 2,438m(8,000 ft) altitude. Eur Respir J. 2000；15(4)：635-9.

5) Edvardsen A, et al：Air travel and chronic obstruction pulmonary disease：a new algorithm for pre-flight evaluation. Thorax. 2012；67(11)：964-9.

6) Chetta A, et al：Walking capacity and fitness to fly in patients with chronic respiratory disease. Aviat Space Environ Med. 2007；78(8)：789-92.

7) Mohr LC：Hypoxia during air travel in adults with pulmonary disease. Am J Med Sci. 2008；335(1)：71-9.

（髙島純平）

第Ⅴ章　在宅酸素療法をさらにうまく使用するための知識

5 震災等災害時の対応

　近年，日本では台風や大雪，地震などの自然災害が多発している。特に1995年の阪神・淡路大震災，2011年の東日本大震災は，生活基盤や地域医療福祉ネットワークが崩壊した大規模災害であった。住宅が損壊し，停電，断水などライフラインが途絶したため，被災者は劣悪な環境下での避難生活を余儀なくされた。在宅酸素療法（home oxygen therapy：HOT）患者にとって酸素供給は生命線となるため，これら非常時における医療体制・対応の整備が必須である。本項では阪神・淡路大震災，東日本大震災におけるHOTを支援した企業・帝人在宅医療の活動内容を中心に，災害時の対応について俯瞰する。

1 阪神・淡路大震災

　1995年1月17日，兵庫県淡路島北淡町を震源とした阪神・淡路大震災は，震度7の地震で死者は6,000人を超えた。被災地域におけるHOT患者数は，帝人在宅医療1社のみでも841名に及んだ[1]。①患者の安否確認，②酸素濃縮器の供給，③バックアップボンベの供給の3点を遂行するため，帝人在宅医療は通信手段，活動拠点，物資，人材の確保に努めた。HOT患者の安否確認については，コンピュータデータベースから患者を特定し，延べ210名の社員により住所録と患者宅地図を使用して，個別訪問した。地震による倒壊で街の様相が一変していたこと，電話回線が断たれたこと，避難先の特定が困難であったことから作業は難航し，全患者の安否確認に約2週間を要した。また濃縮器やボンベの確保に関しては，全国の営業所から迅速な支援が得られ，酸素濃縮器約100台，酸素ボンベ約900本を避難所または病院に供給した。

　帝人在宅医療によると，HOT患者841名の安否確認状況は，3.7％が死亡，そのうち震災当日の死亡者は4名であった。このうち1名は液体酸素を使用しており，震災による自宅全焼が原因であった[1]。自宅外への避難は16％，在宅63％，入院17％であった。居住別にみると，長田区や東灘区といった激震地区で避難率や

331

5. 震災等災害時の対応

入院率が高く，被害がより深刻であったことがうかがわれた（図1）[2]。

2 阪神・淡路大震災後の対応

　阪神・淡路大震災，2004年の新潟県中越地震，2007年の新潟県中越沖地震の経験をふまえ，帝人在宅医療は「在宅医療地震災害対策マニュアル」を作成した。①通信・安否確認の手段，②酸素ボンベ供給の手順，③連携体制の整備，を強化した。酸素ボンベの備蓄にも力を入れ，広島県の三原事業所と，名古屋営業所の2拠点に4,000本の酸素ボンベを備蓄する体制をとった。また迅速にHOT患者の安否確認を行うために，disaster mapping assistant partner（D-MAP®）と呼ばれる災害対応支援マップシステムを構築した。これは一定の震度以上の大きな地震が発生すると，その情報を自動受信し，地震発生地域内のHOT患者を地図上で特定するシステムである。視覚的に状況を把握できるため，被災地の事情や地理に疎い人員でも迅速に安否確認をとることが可能になった（図2）[3]。

3 東日本大震災[3]

　2011年3月11日，三陸沖を震源とした東日本大震災は，震度7の地震で巨大津波が発生したことから壊滅的な被害が発生した。死者は1万5,000人を超え，行方不明者は2,500人に及ぶ未曾有の大災害であった。
　地震発生4分後，帝人在宅医療は前述の災害対策マニュアルに基づき仙台支店に

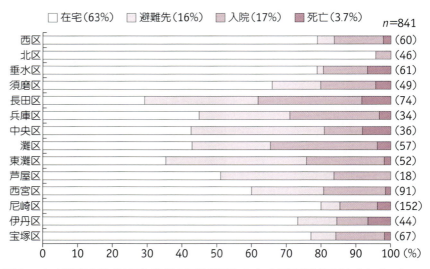

図1 ● 在宅酸素療法（HOT）患者の居住地別にみた安否確認状況（帝人による）

（文献2より転載）

災害対策本部を，東京本社に災害支援本部を設置した。地震発生10分後，D-MAP®を活用し被災地域に居住する約2万5,000人のHOT患者リストを作成，電話による安否確認を開始した。また同時に，神奈川支店を集積地として全国から酸素濃縮器・酸素ボンベの手配を開始した。

　震災2日目，停電エリア内の緊急性の高いHOT患者に酸素ボンベの配送を開始し，震災3日目には酸素ボンベ1,100本が現地に供給された。震災5日目，石巻赤十字病院に酸素濃縮装置50台を設置し，HOTステーションを開設，多くのHOT患者に対応した（図3）[3]。3月末までに酸素濃縮装置603台，酸素ボンベ1万7,173本が被災地に供給され，酸素供給業者間の枠を超えた支援が行われた。HOT患者数が阪神大震災の約30倍に及んだが，安否確認は震災7日目に約50%，震災10日目で約90%，3月末で99%完了した（図4）。

4 東日本大震災後の対応

　帝人在宅医療は東日本大震災の経験をふまえ，安否確認で重要なコールセンターを福岡に加え，大阪にも設置した。拠点を2箇所設けることで大規模地震にも対応可能となった。また停電が続いたことで携帯電話が利用できなかった経験から，バッテリー付電話機と電源不要電話機を設置し，全支店に衛星電話を導入した。

5 平成28年熊本地震

　2016年4月14日，熊本を中心とする大規模な地震が発生した。4月20日に，日本呼吸ケア・リハビリテーション学会が被災地のHOT患者向けに緊急声明を発表した。

　帝人在宅医療はD-MAP®により，震度5弱以上のエリアに在住の患者をリストアップして対応した。震度7を記録した4月14，16日は約24時間でほぼ全員の安否確認を完了した。また，東京本社に災害支援本部を，熊本営業所には災害対策本部を立ち上げて，災害に対応した。

6 災害時の対応

　マニュアルの整備，酸素ボンベの備蓄，コンピュータシステムの構築に伴い，ここ20年でハード面は飛躍的な進歩を遂げている。現に阪神・淡路大震災では841名の安否確認に約15日間を要したが，東日本大震災では約2万5,000人の安否確認を20日間で遂行した。しかし，これら大規模災害ではハード面に加え，患者自

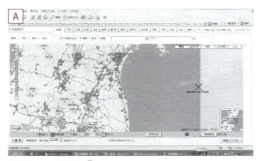

図2 ● D-MAP®
A：メール内のリンクをクリックして地図上で瞬時に被災地患者情報を確認，B：安否確認に使用できる患者リストを作成
D-MAP®は，緊急時の迅速対応を目的に開発したITを利用した電子地図情報システムで，震度5以上の災害が発生すると，その情報を自動受信して被災地域を特定。当社社員のパソコンや携帯電話に，D-MAP®からメールが入る仕組みになっている

(文献3より転載)

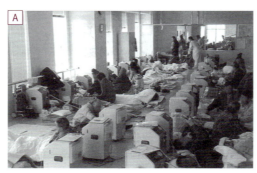
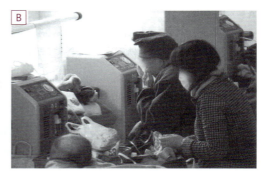

図3 ● 石巻赤十字病院に設置されたHOTステーション
A：石巻赤十字病院リハビリテーション室，B：HOTステーションとして稼働し，避難したHOT患者が酸素を吸入

(文献3より転載)

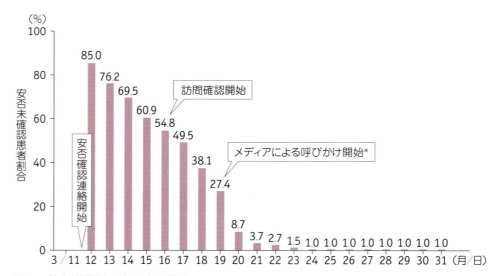

図4 ● 仙台営業所の安否確認推移
＊：患者会「東北白鳥会」と連携し，メディア（テレビ，ラジオ，新聞，その他）にて，酸素プロバイダーへの連絡を呼びかけた

(文献3より転載)

第Ⅴ章　在宅酸素療法をさらにうまく使用するための知識

身の自己防衛であるソフト面が同等の重要性を持つ。「COPD（慢性閉塞性肺疾患）診断と治療のためのガイドライン」は，東日本大震災後に上梓された第4版で「災害時の対応」を初めて記載し，非常時のみならず平常時における準備の大切さを啓発している[4]。具体的には，平常時の運動療法で身体能力を維持・向上させることや，口すぼめ呼吸をトレーニングすることで災害時に不安や低酸素血症を緩和することが勧められている。また災害時アクションプランとして，災害時の具体的な行動を示した教育が重要であり，災害時を想定した病院や酸素業者への緊急連絡方法や避難先の確認，ボンベへの切り替え動作の確認，酸素なしで許容される時間や酸素吸入の逓減量を把握しておくことが望ましいと述べられている。そして何より災害が起きた際の心構えをシミュレーションしておき，過度のパニックに陥らないためのメンタルトレーニングが励行されている。

7 今後望まれる取り組み

大災害を回避することは不可能である。しかし今までの教訓から，今後の被害を最小限に抑えることは可能である。現状ではHOT患者の安否確認や酸素供給は酸素業者が中心にならざるをえない。地域レベルの災害であるにもかかわらず，酸素業者，行政，医療機関が個別に対応し情報収集している現状がある。今後は業者，医療機関，行政，さらには訪問看護ステーション，患者会とも有機的な連携をとって情報集約し，災害時の対応，体制の整備に取り組むことが望まれる。

●文献

1) 波勢 進，他：第3編 分野別検証．阪神淡路大震災在宅酸素療法フォロー企業の対応報告．日本医療機器学会，1995.
2) 石原享介：阪神・淡路大震災と呼吸器医療．THE LUNG. 2011；19(Suppl. 1)：369-72.
3) 松本忠明：東日本大震災 HOT患者とその対応．THE LUNG. 2011；19(Suppl. 1)：384-87.
4) 日本呼吸器学会COPDガイドライン第4版作成委員会，編：COPD（慢性閉塞性肺疾患）診断と治療のためのガイドライン．第4版．メディカルレビュー社，2013, p103-4.

(佐々木真一)

| 第Ⅴ章 | 在宅酸素療法をさらにうまく使用するための知識 |

6 訪問の重要性

現在，多くの施設で，在宅酸素療法（home oxygen therapy：HOT）を受ける慢性呼吸不全患者および家族（介護者）には，疾患や酸素療法だけでなく，呼吸法や日常生活動作（ADL）の方法，環境の整備，薬物療法，栄養療法など細かいプログラム内容で多職種により包括的呼吸リハビリテーションが提供されている。しかし，重度の療養者，高齢者や独居者，居宅環境によっては，さらに個々に適した対応が必要とされるため，「訪問診療」「訪問看護」「訪問リハビリテーション」などの利用が勧められている。ここでは訪問看護の実例を紹介する。

1 慢性呼吸不全患者の訪問看護のポイント

① 在宅酸素療法患者の問題点

1993年，刀根山病院と帝人の共同研究「HOT患者の生活実態調査」で明らかとなったのは，①病状悪化時の受診のタイミングがわからないし，相談できる医療者がいない，②緊急受診がしんどい，すぐに診察してもらえない，③日常生活の中での酸素吸入の方法がわからない，④介護力が乏しい，などであった（☞Ⅴ-1，在宅酸素療法と訪問看護・呼吸リハビリテーションの歴史，p302参照）。特に衝撃的であったのが，「退院のとき，先生や看護師さんは，『具合が悪くなったらすぐに受診して』って簡単に言うけど，病院に行くのは気力と体力が要るんだ。半日かかって薬をもらって帰って来るくらいなら，家で寝とくほうが楽だよ。どうしても我慢できなくなったら，救急車で行くよ」との患者の言葉であった。「病院は具合が悪いときに行くもの」というのは，健常者の常識であることを教えられるとともに，これが，休日や夜間帯の緊急入院の現状であることを知った。

② 訪問看護のポイント

訪問看護により在宅療養者が「安全に，安心して，少しでも楽に生活できる」ように，①病状の悪化予防と異常の早期発見・対応，②ADL能力の維持・低下予防，③機器のトラブル予防と早期対応，④介護者の介護負担の軽減などを目標に，ケア提供を行う。

息苦しさは，目に見える障害でないため健常者ではなかなか理解できない。HOTを受けている方は，息苦しさを周囲に理解してもらえず，動作負担を余儀なくされている場合もあるので，家族や介護者（ヘルパーなど）にも，病状や酸素療法の必要性や効果，病状を悪化させる要因，息苦しい動作，呼吸法，酸素機器の使用方法などを説明し，理解してもらうことが必要である。

③ 訪問しなければわからないこと

最近は，HOT導入時教育などで自宅訪問する施設もあるが，自宅内だけでなく周囲環境も外出時の大きな問題になる。「毎日散歩したほうがいいと指導されたが，家から出るときに階段がある。自宅周囲は坂道で，散歩は難しいのでどうすればいいか？」などを相談されることも多い。服薬も「飲んでいます」と言いつつ，多くの残薬があることも珍しくはない。吸入薬が確実に使用できない状況などもある。介護者の健康状態，介護能力，経済状態などは訪問を続ける中で見えてくる課題である。

2　慢性呼吸不全患者の入浴介助の実際

入浴動作には，歩行や起座動作，更衣など多くの行動パターンが含まれるため，動作に合わせた呼吸法，休憩のポイントなどを在宅療養者とともに確認している。

また，施設の指導ではシャワー浴とされていても，「家では湯船に入りたい」と言う方が多い。そのため，低酸素血症，高流量の酸素吸入が必要な方の介助では，できる限り低酸素状態にならないよう，①入浴用の椅子の使用，②効果的な酸素吸入のためにペンダント型オキシマイザー等の使用，③更衣・洗体の順番について工夫している。

具体例として，図1では，立ち座り動作での酸素低下が著明なため，①動作回数を減らし，②坐位＝休息時間となるよう洗体→洗髪の順にしている。

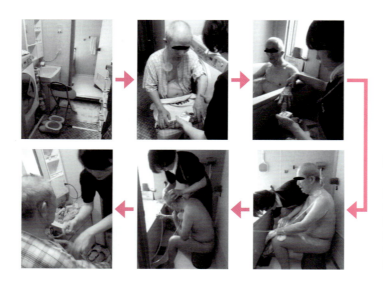

図1 ● 重度呼吸不全患者の入浴介助
脱衣所には椅子を用意し，座るときにズボン等を下ろす．酸素飽和度が回復したら次の動作に移る．動作の間で酸素飽和度を確認する．酸素吸入に注意し，洗体→洗髪の順に行う

3 高齢の軽度認知症患者における酸素機器の管理・服薬管理

酸素機器に関連したトラブルとして表1が挙げられる．

加湿器のトラブルは，機器の改良や，低流量では加湿水を使用しないことでかなり少なくなったが，高齢者や認知症の患者では，訪問時の看護師による確認のみでは不可能である．ヘルパーなどとの連携で機器の管理や服薬確認を行い，安全確保に努めている（図2）．

4 居宅環境の確認・生活上の工夫：酸素機器と上手に暮らす

居宅内の酸素吸入は，酸素濃縮器の場合，機器本体から延長チューブを引いて自室や居間，トイレ，浴室などへ移動するが，物に引っかかる，ドアが閉まらないなど不便なことがある．この延長チューブによる転倒の危険性には，延長チューブを天井や手すりに這わせるなどの工夫で対応している（図3）．

環境を整えることで動作負担が軽減され，介護の負担が軽くなることも多い．患者の居宅でのADLに合わせて，居室の移動（2階から1階へ）や酸素機器の設置場所，浴室や洗面所への椅子の設置（図4），手すりの設置，段差の改修など住宅改修への助言を行う．当ステーションでは，高流量の酸素吸入を必要とする方が多く，図5に示すように7Lの機器を2台連結して生活をされる方もいる（機器を囲んであるのは，飼いネコが機器に直接触れないようにとの工夫）．必要な酸素流量を安全に吸入できるよう，利用者が生活しやすい環境を一緒に考えることが必要である．

表1 ● 酸素機器に関連したトラブル

① 加湿器本体への装着不十分，蓋のゆるみ
② 延長チューブの接続部が外れている，濃縮器本体との接続部が外れている
③ 酸素濃縮器の電源：コンセントが抜けている，スイッチが入っていない
④ 液化酸素の子機への充填時に凍傷を起こす
⑤ 携帯用酸素ボンベの操作方法不明
⑥ 電池切れ，乾電池の装着方向の誤り
⑦ その他：容器が空である，元栓が閉じている，サンソセーバーのスイッチが入っていない

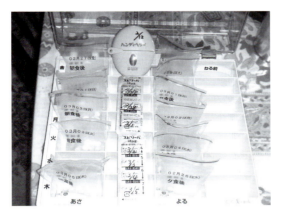

図2 ● 服薬ケース（誰が見てもわかるように）

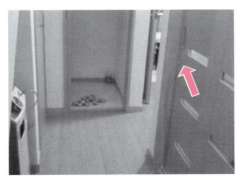

各部屋の扉に延長チューブを通す穴（矢印）が開いている

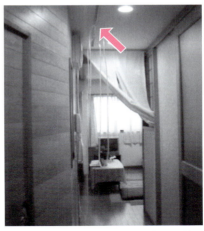

車椅子や歩行器を使用する場合，天井にカーテンレール（矢印）で延長チューブを通す

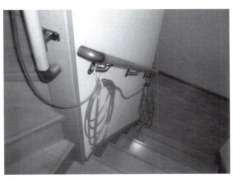

手すりに延長チューブをまとめる

図3 ● 酸素延長チューブの取り扱い工夫

6．訪問の重要性

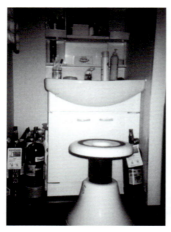 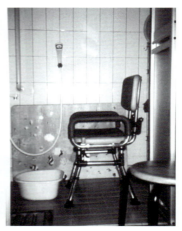

洗面所への椅子の設置　　浴室の準備

図4 ● 居宅環境の整備

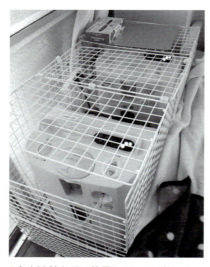

2台を連結させて使用している。飼いネコが触れないように囲いをしてある

図5 ● 酸素濃縮器2台使用の様子

　HOT患者に対しては，慢性呼吸不全患者の呼吸困難に伴う心身両面からの苦痛を把握し，日常生活状況の把握や家族関係なども考慮した上で，個々に合わせたケアを提供することが望まれる。

（長濱あかし）

第V章 在宅酸素療法をさらにうまく使用するための知識

7 患者とのコミュニケーションで力になる面接スタイル：動機づけ面接法の紹介

1 動機づけ面接法による面談

「家で酸素が必要なことはわかっていますけど，外に出るときはつけたくないんです」

臨床の場でしばしば聞かれる言葉である。皆さんならこれにどう応じるだろうか。わかりやすく説明したり，励ましたり，なんとか納得してもらおうと努力する。そしてそれが良い結果を生むこともある。

一方，動機づけ面接法では違った視点で面接を進める。患者の考えを聞き，その中で望ましい方向への発言をとらえ，それを強化していく。アドバイスや説明は，相手から求められたとき，もしくは必要な場合には許可を得てから行う。

たとえば，このような面談が考えられる。

●動機づけ面接法による面談例

患　者「家で酸素が必要なことはわかっていますけど，外に出るときは外していたいんです…」

医　師「外出するときは，元気な自分でいたいんですね」

患　者「そうですねぇ…酸素をつけた姿で人前に…と考えると何だかねぇ…」

医　師「人から，酸素が必要だと思われる，それを考えると悲しい気持ちになる…」

患　者「えぇ…自分では元気になったと思うんですが，人から見ると…何か，自信がなくなってしまって」

医　師「何か，弱くて価値のない人間に見えるんじゃないかと…」

患　者「そうですねぇ…」

医　師「一方で，元気になったことを実感するときもあって，それはご自分にとってかなり大事だと感じていらっしゃる…」

341

7. 患者とのコミュニケーションで力になる面接スタイル：動機づけ面接法の紹介

患　者「はい。入院前は本当に苦しくて…もうだめかと思いましたから。こうしていられるなんて，幸せです」

医　師「これからもできるだけ元気でいたいと考えていらっしゃる…」

患　者「そうですねぇ…やっぱり…外でも酸素はつけていたほうが良いんでしょうねぇ…。私のような人たち，皆さんどうしているんでしょうか」

2 エビデンスに基づく面接スタイル

　動機づけ面接法（motivational interviewing：MI）は，患者自身の変化する動機や決心を強化するための協同的な会話スタイルと定義される[1]。アルコール依存症の治療研究の過程で，効果が出た面接における会話の特徴を体系化し，発展させた特定の面接スタイルである[2]。傾聴，共感を旨とする来談者中心的要素と，望ましい方向への行動変容を導く両者の要素を併せ持つ。アルコール，喫煙[3] などの各種物質依存症，治療アドヒアランス維持（精神領域・糖尿病など），司法分野での更正プログラムなどの多岐にわたる分野において効果検証が進み，発表論文数も年々増加している。日本でも徐々に注目を集め，研修の機会も増加している。

3 動機づけ面接法の実際

　動機づけ面接法では，基本的なスピリッツ（心構え）のもとに，人間の一般的性質である両価性（アンビバレンス），正したい反射，宣言による動機づけ，心理的防衛を利用し，プロセスを踏んで基本的技術を効果的に使いながら面接を進めていく。

① スピリッツ（心構え）

　面接技術に目が向きがちだが，技術を組み合わせるだけでは，相手の福祉向上や自己決定権を無視した面接になることがある。動機づけ面接法の実践に欠くことができないのが，スピリッツ（基本的な心構え）である（図1）。

- 協同：医学的専門家である医療者と，自分の日常生活の専門家である患者自身が協力して問題解決にあたる。
- 受容：受容とは，同意したり同情することではない。患者を1人の人間としてその価値を認め（絶対的価値），その考えを評価・批判せずに理解し（正確な共感），相手の良い点に積極的に注目し（是認），変えようとするのではなく自らが変わっていく力に期待する（自律の支援）。

第Ⅴ章　在宅酸素療法をさらにうまく使用するための知識

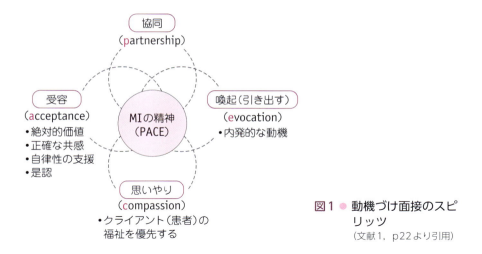

図1 ● 動機づけ面接のスピリッツ
（文献1, p22より引用）

- 思いやり（コンパッション）：患者の福祉を最優先する。
- 喚起：患者の本来持っている動機を引き出す。

② 動機づけ面接法で利用する，人の一般的性質

人は以下のような一般的性質を備えている。この性質を動機づけ面接法で利用する。

1) 両価性

人は考えや行動において，「変わりたい」でも「変わりたくない」という相反する気持ちを同時に持つことがある。

2) 正したい反射

人は間違ったことを言われると，それを反射的に正したくなる性質を持っている。受診者が医学的に矛盾を含む発言をしたときに，あえて正さずその発言をそのまま相手に返すと，受診者は自らの発言の矛盾に気づいてそれを正したくなる。このことを利用すると，自分でした言い訳を自分で正すことになり，正した発言は結果として望ましい発言となる。

3) 自己動機づけ発言

人は変わることを意識する自分の発言によって，変化へ動機づけられる。受診者自らが正したい反射によって変化に向かう発言をすると，そのことによって自らの動機が高まることになる。

4) 心理的防衛

一方で，行動の選択を制限されるような強い説得を受けると，説得に対する反論を行う。この自らの反論によって，説得とは反対の方向に動機づけられてしまう。

③ 4つの過程（プロセス）

面接を行う際，全体の流れや組み立てを意識すると，プロセスごとに目標が明確になり，全体をコンパクトに収めることができる。

4つの過程は連続的であるが，平行して，時に行きつ戻りつしながら，面接が進む（図2）。

- 関わる（Engaging）：面接の冒頭で安心して話せる場をつくり，その後の面接を進める上で重要な過程である。
- 焦点化する（Focusing）：行動変容の目標を明確化・具体化する。
- 引き出す（Evoking）：目標行動の動機を引き出し，強化する。
- 計画する（Planning）：行動変容の計画をする。

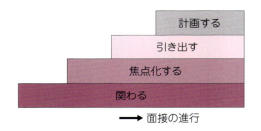

図2 ● 4つのプロセス
（文献1，p26より引用）

④ 基本技術（OARS）

1) 開かれた質問（Open question）

「はい」「いいえ」で答えられない質問を意味する（例：「どんなことが気になりますか？」）。相手が自身の考えを振り返って考えることを促し，内面的な両価性や動機を引き出す過程で役立つ。

2) 是認（Affirming）

相手の良いところに言及することで，発話を促進し良い点を強化する。相手の弱みや弱点を徹底して追求することで人を変化させようとするスタイルとは，対極的な視点である。

3）聞き返し（Reflection）

　基礎をなす重要な技術である。聞き手が相手の発言を深く正確に理解すると同時に，話し手は自分の発言を聞くことで，発言の矛盾や自分の良い点に気づく効果が期待できる。

　話し手の発言をそのまま，または表現を変えて返す単純な聞き返し（simple reflection）と，発言の裏にある考えや感情，価値観を理解し表現する複雑な聞き返し（complex reflection）がある。

　語尾を下げて発言することで，相手が受け入れ，自ら考える効果が期待されるため，重要なポイントである。

4）要約（Summarizing）

　それまでに話し手が話した言葉を箇条書きのように並べて返すことで，自分の発言を振り返り考えることが可能となり，面接にリズムを与える。花束をアレンジするように，意図的に変化に向かう発言だけを取り出して並べたり，矛盾を明確にしたりすることができる。

4　動機づけ面接法の学習

　誰でも身につけることができるが，そのためには楽器やスポーツと同様に練習や体験が必要である。学習過程に沿ったエクササイズがテキスト化されており[4]，インターネット上で公開されている[5]。日本各地で開催されるワークショップ最新情報もインターネット上で得ることができる[6]。

●文献

1) Miller WR, et al：Motivational interviewing. 3rd ed. Guilford Press, 2013.
2) 加濃正人：今日からできるミニマム禁煙医療 第2巻 禁煙の動機づけ面接法. 神奈川県内科医学会, 監. 中和印刷, 2015, p1-12.
3) Lindson-Hawley N, et al：Motivational interviewing for smoking cessation. Cochrane Database Syst Rev. 2015；3：CD006936.
4) Rosengren DB：動機づけ面接を身につける　一人でもできるエクササイズ集. 原井宏明, 監訳. 星和書店, 2013.
5) MINT：Motivational interviewing training new trainers manual. Motivational interviewing resources for trainers. 2014. [http://www.motivationalinterviewing.org/tnt-manual-updated-2014]
6) 動機づけ面接ファシリテーターネットワーク MINF. [http://infominf.wix.com/minf]

（高山重光）

第Ⅴ章 在宅酸素療法をさらにうまく使用するための知識

8 多職種連携と医療連携の展開

　わが国では，世界でも例をみないスピードで超高齢化社会が進行している状況で，特に団塊の世代が75歳以上となる2025年を目途に，重度な要介護状態となっても住み慣れた地域で自分らしい暮らしを人生の最期まで続けることができるように，医療・介護・予防・住まい・生活支援が包括的に確保される体制，すなわち「地域包括ケアシステム」の構築の実現が必要と言われている。

　在宅酸素導入患者も同様に，今後高齢化が進むものと考えられ，地域包括ケアシステムの中での多職種連携，医療連携の重要性が増すものと予測される。

　「在宅呼吸ケア白書2010」によると，在宅酸素療法(home oxygen therapy：HOT)を導入した時期は，急性増悪期の入院時に導入し在宅に移行時：52％，安定期の入院で導入：35％と，入院から在宅に移行するときが87％を占めていた[1]。患者ならびに介護者の不安を取り除き，HOTをスムーズに行うためにも多職種による包括的ケアならびに急性期病院から在宅医療への医療連携が不可欠である。具体的には，退院時のケアカンファレンス実施および地域医療クリニカルパスを利用することが重要である[2]。

1　在宅酸素導入時の多職種連携，指導

　「在宅呼吸ケア白書2010」によると，HOT導入時に約60％以上の施設が包括的な指導を実施しており，指導項目は禁煙，感染予防，呼吸法，服薬・吸入指導，機器類の指導，運動療法，食事・栄養，パニックコントロール(急な息切れに対しての対処法)と多岐にわたり，その中でも呼吸法，運動療法，機器類の指導が，指導に時間をかけていた3項目であった。導入時指導は主に医師，看護師によって行われ，呼吸法と運動療法の指導は理学療法士が主体となり行われていた。これらは日本呼吸器学会認定施設・関連施設で実施度が高く，総指導時間も長かった。また，これら施設では61％が呼吸リハビリテーションプログラムを持ち，HOT患者の44％が呼吸リハビリテーションを受けていた[1]。このように在宅酸素導入時には多

職種が指導に関わっていることが多い。

2 在宅医療時の多職種連携ならびに医療連携

① 社会的資源の活用

　HOTは長い年月行うことが多く，患者ならびにそれをサポートする家族の日常生活支援・経済負担の軽減は，長い年月安心してHOTを行う上でも大変重要である。このためにも社会資源である身体障害者福祉法（身体障害者手帳）の申請・取得ならびに介護保険による介護認定を利用することが望ましい。

② 身体障害者福祉法 (身体障害者手帳) の申請・取得

　身体障害者福祉法（身体障害者手帳）の申請・取得方法は，担当窓口（市区町村の福祉事務所，身体障害者福祉担当課）にて申請書類を入手し，身体障害者福祉法の指定医がいる医療機関が診断・発行した身体障害者診断書・意見書とともに上述の担当窓口に申請する。認定された等級に応じて医療費助成，年金などの手当の給付，税金・公共料金・交通費の減免，公共施設（美術館，動物園など）の入場割引などが受けられる。

③ 介護保険による介護認定

　介護保険は利用者が市町村に申請し，訪問調査と主治医意見書をもとに，介護認定審査会にて判定される。65歳以上の高齢者は疾患原因にかかわらず申請できる。また40歳以上65歳未満であっても，慢性呼吸不全の原因となる疾患が介護保険における特定疾患であれば申請できる。なお，慢性呼吸器不全の主要原因である慢性閉塞性肺疾患（chronic obstructive pulmonary disease：COPD）は，特定疾患である。

　利用に当たって要支援者は地域包括支援センター，要介護者はケアマネージャーに依頼し，訪問介護（ヘルパー），通所介護，訪問看護，訪問・通所リハビリテーション訪問介護入浴，入所サービス，福祉用具の貸与，その他のサービスを受けることができる。「在宅呼吸ケア白書2010」によると身体障害者手帳を取得している患者は79％，介護保険を利用していた患者は46％であった[1]。これら社会資源を有効活用するためには，多職種が連携した地域ケアネットワークの構築が重要である。

8. 多職種連携と医療連携の展開

④多職種連携

　　患者教育，栄養指導，酸素療法，理学療法，作業療法，運動療法，社交活動など，包括的呼吸リハビリテーションを多職種からなるチーム医療で行うことが大きな改善につながり[3]，各職種が密に連絡を取り，情報共有することが重要である。また酸素器具の取り扱いやメンテナンス，ならびに十分な指導には酸素機器業者や訪問看護師との連携が不可欠であり，服薬指導におけるかかりつけ薬局の薬剤師との連携，肺炎予防などの口腔ケアにおける歯科医師，歯科衛生士との連携も必要である。これら連携において中心的な役割を果たすのが主治医であり，主治医は日頃から多職種との連携強化，情報共有が求められる（図1）。

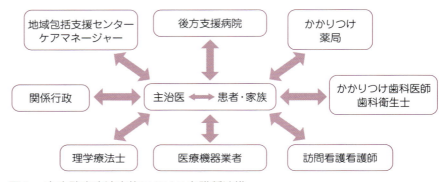

図1 ● 在宅酸素療法実施における多職種連携

⑤病診連携ならびに診診連携

　　HOTを行っている慢性呼吸不全患者は増悪，急変などを起こすことも多く，急性期病院との連携は不可欠である。紹介あるいは逆紹介をするに当たり，顔の見える関係を築くことが重要である。また他の疾病などを持っていることも多く，他科への診診連携，病診連携にも同じことが当てはまる。

3　地域連携ならびに地域包括ケアシステム

　　構築が進められている地域包括ケアシステムとは，在宅生活ではなく地域生活，すなわち要介護状態になる以前の地域で，自分らしい暮らしを人生の最期まで続けることができるように保険・福祉・医療専門職の相互連携のほか，ボランティアなど地域の様々な資源を統合・ネットワーク化して，高齢者を継続的かつ包括的にケアすることである。今後超高齢化社会を迎えるに当たり，HOTを実施している患

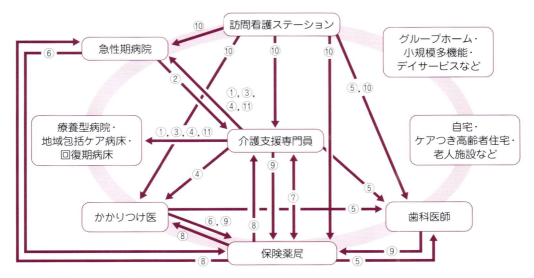

図2 ● 堺市における多職種連携
①医師と介護支援専門員との連絡票　　　　②介護支援専門員用診療情報提供書
③診療情報提供書における介護支援専門員からの回答書　　④主治医意見書予診表
⑤歯科訪問診療申込書　　　　　　　　　　⑥医師と薬剤師の連絡票
⑦介護支援専門員と薬剤師との連絡票　　　⑧訪問薬剤管理指導報告書
⑨薬剤師による訪問薬剤管理指導依頼書　　⑩訪問看護師からの連絡シート
⑪入院時連携シート

（文献4より改変）

者も高齢化が進むと考えられる。そのためにも医療ならびに介護に携わる多職種が地域ごとのニーズや地域の特性に応じて綿密に連携することが重要である。

筆者が所属する堺市医師会では、堺市の医療と介護の連携を進める関係者会議（いいともネットさかい）において、医師・歯科医師・薬剤師・訪問看護師・介護支援専門員・入退院に携わる病院関係者の意見を集約し、連携の1つのツールとして、「〈堺市版〉医療・介護の多職種連携マニュアル」（図2）[4]を作成している。このような地域ごとに作成されたマニュアルを活用していくことも各職種の密なる連絡、情報共有に有効である。このマニュアルは堺市医師会のホームページからダウンロードできるので参照頂きたい。疾病を抱えた状況でも同様に地域生活を続けていくために、地域における医療・介護の関係機関が連携して、包括的かつ継続的な在宅医療・介護の提供を行うことが重要である。

●**文献**

1) 日本呼吸器学会肺生理専門委員会在宅呼吸ケア白書ワーキンググループ，編：在宅呼吸ケア白書2010．メディカルレビュー社，2010，p3-25，p75-80．
2) 日本呼吸器学会COPDガイドライン第4版作成委員会，編：COPD（慢性閉塞性肺疾患）診断と治療のためのガイドライン．第4版．メディカルレビュー社，2013，p96-9．

3) 日本呼吸ケアリハビリテーション学会呼吸リハビリテーション委員会ワーキンググループ, 他編：呼吸リハビリテーションマニュアル―運動療法. 第2版. 2012, p71-3.

4) 堺市医師会　堺市における医療と介護の連携を勧める関係者会議（いいともネットさかい）：〈堺市版〉医療・介護の多職種連携マニュアル, p14. [http://www.sakai-med.jp/renkei/pdf/all.pdf]

（佐々木徳久）

第**VI**章　在宅酸素療法と非侵襲型・侵襲型の陽圧換気療法の比較と併用

第Ⅵ章　在宅酸素療法と非侵襲型・侵襲型の陽圧換気療法の比較と併用

1 拘束性換気障害

呼吸不全を1カ月以上呈した，いわゆる慢性呼吸不全は，閉塞性換気障害と拘束性換気障害に大別される。そして低酸素血症や高二酸化炭素血症に対する在宅でも可能な呼吸療法として，在宅酸素療法（home oxygen therapy：HOT）や非侵襲的陽圧換気（noninvasive positive pressure ventilation：NPPV）療法が実臨床で頻用されている。本項では拘束性換気障害について述べる。

1 拘束性換気障害とは

拘束性換気障害の病態は，①肺の容量低下，②肺の可動性低下，の2つに大別される。前者は間質性肺炎など線維化による肺容量の縮小のほか，胸水や気胸などの外部圧排，さらに腫瘍や気道内分泌物による無気肺が挙げられる。一方，後者は胸郭の変形に属する肺結核後遺症，神経筋疾患による呼吸筋の麻痺などが挙げられる。これらは同じ拘束性換気障害だが，その臨床経過には若干の差が存在する。肺の容量減少に代表される間質性肺炎は病態の主座はあくまで拡散障害であり，肺胞から血中へ受け渡される酸素量が制限されている。そのため，組織で酸素需要が増加する状況下では酸素供給が追いつかない現象が容易に起こる。つまり，労作時に低酸素血症を呈しやすいことが特徴である。二酸化炭素は一定して拡散されるため，高二酸化炭素血症は末期の病状になるまで認められないことが多い。

これと異なり，肺の可動性低下に代表される肺結核後遺症は，胸郭コンプライアンスの低下から必要1回換気量を維持するため非常な努力呼吸を強いられる。この呼吸筋疲労を回避するために呼吸様式は自然と浅い頻呼吸になる。しかし，これは死腔換気を増加させ，低酸素血症に加えて体内の二酸化炭素貯留をきたすことになる。このように，同じ拘束性換気障害でも血中の酸素や二酸化炭素の臨床経過には違いがあり，慢性呼吸不全を扱う臨床医にとって各疾患の理解は欠かせない。

これらをふまえ，拘束性換気障害におけるHOTやNPPVの使用について述べる。

2 拘束性換気障害における在宅酸素療法

「在宅呼吸ケア白書2010」によれば，慢性呼吸不全におけるHOTの対象は，慢性閉塞性肺疾患（chronic obstructive pulmonary disease：COPD）45%，肺線維症・間質性肺炎・塵肺・膠原病・農夫肺18%，肺結核後遺症12%，肺癌6%，慢性心不全によるチェーン・ストークス呼吸3%，神経筋疾患2%である。低酸素血症を呈すると低酸素性肺血管攣縮（hypoxic pulmonary vasoconstriction：HPV）の機序で肺動脈収縮をきたし，これが慢性呼吸不全における肺高血圧症の一因になっている。

閉塞性換気障害に代表されるCOPDでは1日15〜18時間以上のHOTで生命予後改善が示されており[1,2]（☞ I-1-2，p6参照），肺高血圧症の解消がそれに寄与しているものと考えられている[3]。また，拘束性換気障害である肺結核後遺症でも動脈血酸素分圧（PaO_2）45Torr以上に維持することが生命予後改善をきたすと報告がなされている[4]。

しかし，同じ拘束性換気障害である間質性肺炎においてはHOTが生命予後改善をきたす証明はされておらず，長期酸素療法の主な目的は労作時低酸素血症を補正し生活の質（quality of life：QOL）改善をめざすことであると意識される点に留意されたい。

3 拘束性換気障害における非侵襲的陽圧換気療法

主に高二酸化炭素血症を伴う慢性呼吸不全の呼吸補助療法として使用されており，平成13年厚生省特定疾患呼吸不全研究班の報告によると，在宅NPPVの使用疾患はCOPD 29%，肺結核後遺症24%，神経筋疾患23%，睡眠時無呼吸症候群7%，後側彎症6%である。拘束性換気障害では高二酸化炭素血症をきたしうる肺結核後遺症への使用頻度が高く，反して高二酸化炭素血症をきたしにくい間質性肺炎では使用頻度も少ない。COPDでは残念ながらNPPV使用の生命予後改善は示されていないものの，吸気気道陽圧（inspiratory positive airway pressure：IPAP）14cmH$_2$O以上における使用で6分間歩行試験の改善がみられ[5]，QOLの向上に寄与していると解釈できる。

一方で，拘束性換気障害での長期NPPVの使用はQOL，生命予後ともに改善をきたし[6]，在宅NPPVの使用効果は実証されている。これら高二酸化炭素血症に対するNPPV使用の狙いは呼吸筋仕事量の軽減や疲労筋の休息にあり，特にその必要性が顕著になるのが夜間睡眠時である。これに関しては他項（☞ VI-2，p355参照）にて確認頂きたい。

●文献

1) Medical Research Council Working Party: Long term domiciliary oxygen therapy in chronic hypoxic cor pulmonale complicating chronic bronchitis and emphysema. Report of the Medical Research Council Working Party. Lancet. 1981;1(8222):681-6.

2) Nocturnal Oxygen Therapy Trial Group: Continuous or nocturnal oxygen therapy in hypoxemic chronic obstructive lung disease: a clinical trial. Nocturnal Oxygen Therapy Trial Group. Ann Intern Med. 1980;93(3):391-8.

3) Petty TL, et al: Ambulatory oxygen therapy, exercise, and survival with advanced chronic obstructive pulmonary disease(The Nocturnal Oxygen Therapy Trial revisited). Respir Care. 2000;45(2):204-11.

4) Aida A, et al: Prognostic value of hypercapnia in patients with chronic respiratory failure during long-term oxygen therapy. Am Respir Crit Care Med. 1998;158(1):188-93.

5) Chen H, et al: Long-term non-invasive positive pressure ventilation in severe stable chronic obstructive pulmonary disease: a meta-analysis. Clin Med J(Engl). 2011;124(23):4063-70.

6) Hill NS, et al: Efficacy of nocturnal nasal ventilation in patients with restrictive thoracic disease. Am Rev Respir Dis. 1992;145(2 Pt 1):365-71.

(髙島純平)

第Ⅵ章 在宅酸素療法と非侵襲型・侵襲型の陽圧換気療法の比較と併用

2 夜間睡眠時呼吸不全

1 睡眠時の換気低下

　ヒトは覚醒時と睡眠時で換気様式が異なり，慢性呼吸不全患者の呼吸管理に影響しうる。健常人では入眠すると換気が低下し，これは特にREM睡眠時に顕著となる。換気が低下する理由として以下が挙げられる。

　①入眠すると呼吸補助筋が働かず横隔膜優位の呼吸になる。

　②呼吸ドライブの契機となる高二酸化炭素換気応答が鈍化する。

　③閉塞性睡眠時無呼吸症候群（obstructive sleep apnea syndrome：OSAS）が併存する。

① 横隔膜優位の呼吸

　睡眠下では呼吸補助筋のサポートが減弱するため，物理的に1回換気量が減少している。健常人では特に影響がなくとも，慢性閉塞性肺疾患（chronic obstructive pulmonary disease：COPD）や肺結核後遺症などの慢性呼吸不全状患者では，日中覚醒時にようやく換気を維持している例も少なくない。そこへ入眠により1回換気量が低下すると死腔換気の増大をさらにまねくことになり，高二酸化炭素血症を助長する。高二酸化炭素血症の進行は患者の呼吸努力や呼吸仕事量を増大させ，日中の眠気や頭痛などの症状の増強と生活の質（quality of life：QOL）低下に繋がる。

② 高二酸化炭素換気応答の鈍化

　睡眠時は呼吸の高二酸化炭素換気応答が鈍化している。これは在宅酸素療法（home oxygen therapy：HOT）を使用している患者において特に留意しておく必要がある。前述の機序で入眠後に1回換気量が減少すると，日中と同流量の酸素

であっても睡眠時は吸入酸素濃度（FiO_2）が上昇することになる。入眠で高二酸化炭素換気応答が鈍化しているところに高濃度酸素投与となれば呼吸ドライブがさらに低下し，二酸化炭素貯留を助長することになる。

③ 閉塞性睡眠時無呼吸症候群の併存

COPDにはOSASが併存することがある。1985年にFlenleyらは，COPDとOSASが合併し，ガス交換障害を高度にきたす病態をオーバーラップ症候群と提唱している[1]（☞Ⅲ-10，p214参照）。OSASの有病率はCOPDの有無で差はないとしている一方で，OSAS単独に比べてオーバーラップ症候群では睡眠時の平均経皮的動脈血酸素飽和度（SpO_2）が低く，重症化しやすいとされている[2]。加えて，HOT患者では前述の通り，呼吸ドライブが低下することがさらに無呼吸を惹起する。

2　夜間睡眠時の換気補助

以上のような睡眠時変化を念頭に，高二酸化炭素血症を呈する慢性呼吸不全患者では日中のHOTに加え，夜間睡眠時の換気補助を検討すべきである。日本呼吸器学会の「NPPV（非侵襲的陽圧換気療法）ガイドライン」では，COPDおよび拘束性胸郭疾患それぞれにおいて**表1**[3]にある条件を満たす場合は，非侵襲的陽圧換気（noninvasive positive pressure ventilation：NPPV）療法の導入が推奨されている[3]。また，OSASが併存する患者においては持続陽圧呼吸療法（continuous positive airway pressure：CPAP）の使用が検討されよう。いびき，高二酸化炭素血症を伴わない日中の眠気，肥満体型などではOSASの存在を予測させるため積極的な検査の実施が検討されたい。

表1 ● 拘束性胸郭疾患における長期非侵襲的陽圧換気（NPPV）療法の適応基準

○自・他覚症状として，起床時の頭痛，昼間の眠気，疲労感，不眠，昼間のイライラ感，性格変化，知能の低下，夜間頻尿，労作時呼吸困難，体重増加・頸静脈の怒張・下肢の浮腫など，肺性心の徴候のいずれかがある場合，以下の（a）（b）の両方あるいはどちらか一方を満たせば長期NPPVの適応となる
（a）昼間覚醒時低換気（$PaCO_2 > 45Torr$）
（b）夜間睡眠時低換気（室内気吸入下の睡眠で$SpO_2 < 90$％が5分間以上継続するか，あるいは全体の10％以上を占める）
○上記の自・他覚症状のない場合でも，著しい昼間覚醒時低換気（$PaCO_2 > 60Torr$）があれば，長期NPPVの適応となる
○高二酸化炭素血症を伴う急性増悪入院を繰り返す場合には長期NPPVの適応となる

〔日本呼吸器学会NPPVガイドライン作成委員会編：NPPV（非侵襲的陽圧換気療法）ガイドライン．改訂第2版．p116, 2015, 南江堂より許諾を得て転載〕

COPDは睡眠時無呼吸がなくても夜間低酸素血症や高二酸化炭素血症をきたしうるため，OSASの診断として夜間SpO_2モニターのみの有用性には限度があり，睡眠ポリグラフ検査が推奨される。また，簡易睡眠時無呼吸検査（multi-channel home monitoring）は精度に欠けるが簡便で，外来検査が可能であり，積極的な使用が推奨される。

●文献

1) Flenley DC:Sleep in chronic obstructive lung disease. Clin Chest Med. 1985; 6(4):651-61.
2) Bednarek M:There is no relationship between chronic obstructive pulmonary disease and obstructive sleep apnea syndrome:a population study. Respiration. 2005;72(2):142-9.
3) 日本呼吸器学会NPPVガイドライン作成委員会，編:NPPV(非侵襲的陽圧換気療法)ガイドライン. 改訂第2版. 南江堂, 2015, p114-23.

（髙島純平）

第Ⅵ章　在宅酸素療法と非侵襲型・侵襲型の陽圧換気療法の比較と併用

3 高度肥満

　　肥満に伴う低酸素血症の機序について考察を述べた後に，特に肥満肺胞低換気症候群（obesity hypoventilation syndrome：OHS）の場合について述べる。OHSの治療法には，大きくわけて以下の4つの方法があるが，酸素療法単独は推奨されない，ということが重要である[1]。

　　①経鼻的持続陽圧呼吸（continuous positive airway pressure：CPAP）療法・
　　　非侵襲的陽圧換気（non-invasive positive pressure ventilation：NPPV）
　　　療法
　　②酸素療法
　　③体重減量（手術を含む）
　　④薬理学的呼吸刺激療法

1 肥満と呼吸状態

　　肥満における呼吸状態の変化は，肺の生理学的な機能の変化と，呼吸ドライブの変化の2つにわけて考えることができる。

①肥満での安静時肺機能の変化

　　肥満が肺機能に及ぼす影響は，表1のようにまとめられる[2]。機能的残気量（functional residual capacity：FRC）とBMI（body mass index）の関係は，図1のように示される[3]。病的肥満では肺胞気—動脈血酸素分圧較差（A-aDO$_2$）の増大が明確になってくるが，これには男女差があり，同程度の肥満であっても男性のほうがよりA-aDO$_2$が増大し，動脈血酸素分圧（PaO$_2$）や酸素飽和度が低下する（図2）[4]。

表1 ● 肥満が肺機能に及ぼす影響

① 胸壁・肺・全呼吸系のコンプライアンス低下
② ERVの減少によるFRC減少（0.35～0.55L）[3]
③ 呼吸抵抗と気道抵抗の軽度だが有意な上昇
④ 特に仰臥位で強まる内因性PEEPの上昇を伴う呼気の気流制限
⑤ 呼吸仕事量と酸素消費の増加
⑥ 安静時吸気筋力の低下（特に病的肥満：BMI≧40kg/m²）
⑦ 換気血流比不均衡の増加とA-aDO₂の拡大（特に病的肥満：BMI≧40kg/m²）[4]

（文献2より引用）

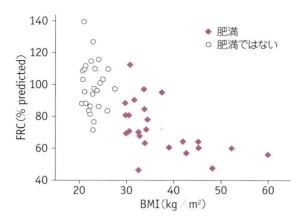

図1 ● BMIと機能的残気量（FRC）の関係

（文献3より引用）

② 二酸化炭素換気応答の変化

1）肥満から低酸素血症に至る機序

　肥満から低酸素血症に至る機序は，肺の拡散能が正常で，有意なシャントなどが生じていないとすると，肺胞低換気をきたしていることが考えられる。

　安静換気時の動脈血二酸化炭素レベルと肺胞換気量（$\dot{V}_A$）は反比例の関係にある。肺胞低換気とは，肺胞レベルでの有効な換気量が減少し，酸素摂取と二酸化炭素排出が十分に行われない状態である[5]。肺胞気二酸化炭素濃度（F_ACO_2）と$\dot{V}_A$は二酸化炭素産生量（$\dot{V}CO_2$）が一定である場合，反比例の関係にある。二酸化炭素換気応答は，$\dot{V}_A$とF_ACO_2にほぼ比例する。恒常状態は，図3のa点に示される[5]。F_ACO_2は，動脈血二酸化炭素濃度で近似できる。二酸化炭素換気応答が低下すると図3の点線のように恒常状態で高二酸化炭素血症が生じるようになる（b点）。また中枢の応答は変わらなくとも，死腔換気量（$\dot{V}_D$）が増加すると，図4のように$\dot{V}_A$が減少し，$\dot{V}_A$と肺胞気二酸化炭素分圧（P_ACO_2）の曲線が上方にシフトし（点線），やはりP_ACO_2は高値になる（b点）。

　肺胞低換気が生じると低酸素血症も生じる。また，睡眠中には呼吸ドライブはさ

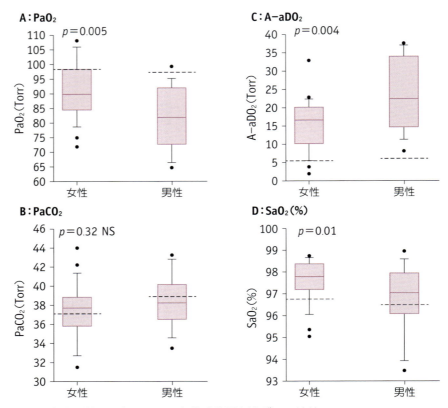

図2 ● 病的肥満の男女における安静時動脈血液ガスの性差

性差はPaO_2 ($p=0.005$), $A\text{-}aDO_2$ ($p=0.004$), SaO_2 ($p=0.01$) で有意差を認めたが, $PaCO_2$ ($p=0.32$) では認めなかった。

女性 ($n=25$, $BMI=51kg/m^2$), 男性 ($n=17$, $BMI=50kg/m^2$)。ボックスはそれぞれ25パーセンタイル, 50パーセンタイル, 75パーセンタイルを示し, バーは5パーセンタイルと95パーセンタイルを示す。破線は非肥満の健常者の予測値を示す。

病的肥満の男性は, 病的肥満の女性に比べて低いPaO_2 (-9 ± 3 (SE) mmHg：95% CI = -16〜-3mmHg) と$A\text{-}aDO_2$の開大 (8 ± 3mmHg：95% CI = 3〜-13mmHg) を示し, SaO_2も低かった (-1.0 ± 0.4%：95% CI = -1.8〜-0.2%)

(文献4より引用)

らに低下し, 低換気状態が増強し, 高二酸化炭素血症と低酸素血症が顕著になる[2]。

肥満が肺胞低換気をきたす機序は, これに睡眠時無呼吸症候群の病態や上気道抵抗症候群の因子が加わり, 少し複雑になっている。

2) レプチン抵抗性

また, レプチン抵抗性は換気応答性を障害することで高二酸化炭素血症に関連していると考えられる (図5)[1,6]。レプチンは, 脂肪組織 (adipose tissue) から特異的に産生され, 食欲とエネルギー消費を制御するタンパクである。脳脊髄関門を通過したレプチンは, 脳内の受容体を介して様々な部分に関連している。肥満の患者

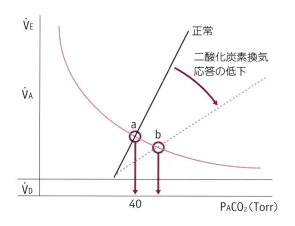

図3 ● 二酸化炭素換気応答と代謝双曲線の関係

破線は二酸化炭素換気応答が低下した例を示す
(飛田 渉:肺胞低換気の原因と鑑別診断. 呼と循. 2007;55(1):75-81. より医学書院の許諾を得て転載)

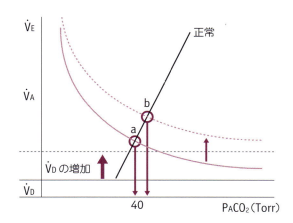

図4 ● 代謝双曲線の関係は変化しないで，$\dot{V}_D$が増加した場合

二酸化炭素換気応答と代謝双曲線との交点ではP_ACO_2 (=$PaCO_2$) が高くなる
(飛田 渉:肺胞低換気の原因と鑑別診断. 呼と循. 2007;55(1):75-81. より医学書院の許諾を得て転載)

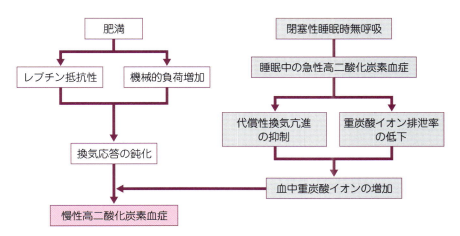

図5 ● 肥満と閉塞性睡眠時無呼吸により慢性高二酸化炭素血症に至るメカニズム
(文献1より引用)

においては，高レベルのレプチンが体重増加に伴う二酸化炭素産生量増加を代償する呼吸の増加を生じていることが明らかになった。同程度の肥満で正常な動脈血二酸化炭素分圧（$PaCO_2$）の場合に比べて，高二酸化炭素血症を伴う場合は，より血清レプチン値は高値であり，治療で高二酸化炭素血症が改善するとレプチン値が低下することから，レプチン抵抗性が肥満に伴う低換気に関連している可能性が考えられている。

③病的肥満におけるガス交換障害のメカニズム

以上のような肥満の呼吸機能における問題は，労作時の息切れ，活動性の低下を引き起こし，生活の質（quality of life：QOL）の障害を引き起こすと考えられる（図6）[7]。

2 肥満低換気症候群の診断・治療

慢性の高二酸化炭素血症を伴う肥満はOHSと言われている。厚生省の呼吸不全班が，2002年に具体的な診断基準を提唱した（表2）[8]。

これらの基準は米国での基準とほぼ同等である[1]。OHSの有病率は，日本からのものも含む報告のレビューにおいて，既知の閉塞型睡眠時無呼吸の約11％，減量手術を必要とする患者の約8％に相当すると見積もられている[1]。

OHSの臨床的な特徴は，特に心血管系への影響も生じている点であり，肺高血圧症，冠動脈疾患，うっ血性心不全の合併の認識が重要となる（図7）[1]。

①経鼻的持続陽圧呼吸療法・非侵襲的陽圧換気療法

OHSへの治療は冒頭にて述べたように，①CPAP療法・NPPV療法，②体重減量（手術を含む），③酸素療法，および④薬理学的呼吸刺激療法と，4つの方法がある。

睡眠中のCPAP療法やNPPV療法は，3週間までの治療においても$PaCO_2$とPaO_2の改善効果を示した報告が多く，4週間以上の治療においては，さらに肺機能の改善を得たとする報告も認められる。また，呼吸中枢の炭酸ガス応答を調べた報告では，炭酸ガス応答の感度の改善も報告されている。

CPAP療法とbi-levelのNPPV療法のどちらが有用かに関しては，CPAP療法でタイトレーションが良好であれば，bi-levelへの切り替えにはCPAP療法を超える効果はなかったとする報告がある[9]。したがって，bi-levelを試みるのは，

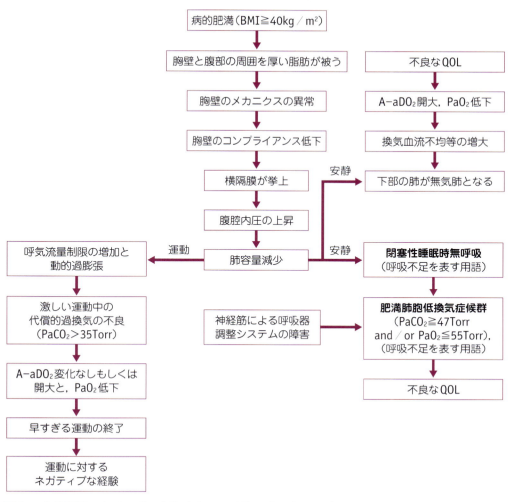

図6 ● 病的肥満におけるガス交換障害の理論的な成り立ちと結果

(文献7より引用)

表2 ● 呼吸不全班で提唱された肥満低換気症候群の診断基準

① 高度の肥満（BMI ≧ 30 kg/m²）
② 日中の高度の傾眠
③ 慢性の高二酸化炭素血症（$PaCO_2$ ≧ 45 Torr）
④ 睡眠呼吸障害の重症度が重症以上（AHI ≧ 30, SaO_2 最低値 ≦ 75 %, SaO_2 < 90 % の時間が45分以上または全睡眠時間の10 %以上, SaO_2 < 80 %の時間が10分以上などを目安に総合的に判定する）
これらすべてを満たす場合に本症候群と診断できる。

(文献8より引用)

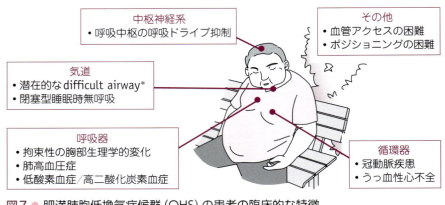

図7 ● 肥満肺胞低換気症候群（OHS）の患者の臨床的な特徴
＊：麻酔科医でもマスク換気や気管挿管が難しい状態

（文献1より引用）

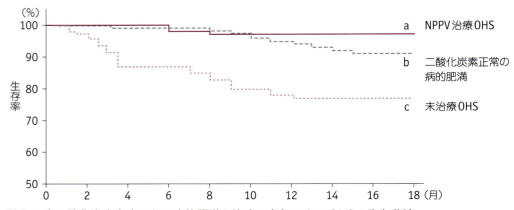

図8 ● 高二酸化炭素血症のない病的肥満と治療の有無によるOHSの生存曲線
a：NPPVによる治療を受けたOHS（n = 126：平均年齢55.6±10.6歳，平均BMI, 44.6±7.8kg/m^2）
b：正常二酸化炭素血症の病的肥満者（n = 103：平均年齢53±13歳，平均BMI, 42±8kg/m^2）
c：未治療のOHS（n = 47：平均年齢55±14歳，平均BMI, 45±9kg/m^2）

（文献10より引用）

CPAP療法では圧が高すぎて継続が難しい場合や，CPAP療法では低酸素血症の改善が不十分の場合にのみでよいと考えられる。OHSに対するCPAP療法・NPPV療法の効果は，生存率の改善から明らかである（図8）[10]。

②肥満外科手術

一方，肥満外科手術（bariatric surgery）も，OHSの治療法としての効果が確認されている。周術期の合併症による死亡リスクが0.5～1.5％ある治療法だが，メタアナリシスではBMIの著明な低下（BMI平均が55.3kg/m^{2}から37.7kg/m^{2}に低下）と無呼吸低呼吸指数（apnea hypopnea index：AHI）の低下（55回/時

から16回/時）が認められた[11]。一部を除きAHIは正常化していないことから，CPAP療法の継続は必要なことが多い。

③酸素療法

酸素療法については，CPAP療法が適切であっても，およそ40％がSpO$_2$の低下によって酸素投与の併用が必要になっている[12]。しかし，酸素療法のみの実施は，低酸素血症の改善が期待される一方で，分時換気量の減少を介して高炭酸ガス血症の悪化をもたらす恐れがある。安定した状態のOHS患者に，20分間の室内気と100％酸素投与中の経皮的CO$_2$分圧と分時換気量の変化を計測した試験がある。これによると，20分間の酸素投与で平均5mmHgの経皮的CO$_2$分圧の上昇があり，1.4L/分の分時換気量の減少が認められた（図9）[13]。

また，薬物療法としては，メドロキシプロゲステロン酢酸エステルとアセタゾラミドの有効性の報告があるが限定的であるため，ここでは名前の紹介にとどめる。

◎

以上のように，肥満の患者においては，低換気が生じていないかどうかを確定した上で，（夜間の）酸素投与を行ってよいかを決定する必要があり，低換気がある場合には，CPAP療法・NPPV療法をまず実施した上で，なおかつ必要に応じて補助的に酸素投与を行う。酸素単独の処方は避けるべきである。

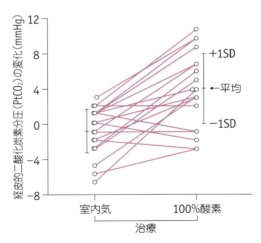

図9 ● 肥満患者への100％酸素投与時の経皮的CO$_2$分圧の20分後の変化
ベースラインから20分間100％酸素か室内気を投与したのちのベースラインからのPtCO$_2$の値の変化を示す
（文献13より引用）

●文献

1) Chau EH, et al：Obesity hypoventilation syndrome：a review of epidemiology, pathophysiology, and preoperative considerations. Anesthesiology. 2012；117(1)：188-205.

2) Jensen D, et al：Pregnancy／Obesity. Dyspnea：mechanisms, measurement, and management. third ed. Mahler DA, et al, ed. CRC Press, 2014, p39-54.

3) Salome CM, et al：Effect of obesity on breathlessness and airway responsiveness to methacholine in non-asthmatic subjects. Int J Obes (Lond). 2008；32(3)：502-9.

4) Zavorsky, et al：Preoperative gender differences in pulmonary gas exchange in morbidly obese subjects. Obes Surg. 2008；18(12)：1587-98.

5) 飛田　渉：肺胞低換気の原因と鑑別診断．呼と循．2007；55(1)：75-81.

6) Mokhlesi B：Obesity hypoventilation syndrome：a state-of-the-art review. Respir Care. 2010；55(10)：1347-62.

7) Zavorsky GS, et al：Pulmonary gas exchange in the morbidly obese. Obes Rev. 2008；9(4)：326-39.

8) 栗山喬之, 他：肥満低換気症候群．原発性肺胞低換気症候群の診断および治療のための指針．厚生科学研究費補助金特定疾患対策研究事業呼吸不全に関する調査研究　平成13年度総括研究報告書．2002, p137-62.

9) Piper AJ, et al：Randomised trial of CPAP vs bilevel support in the treatment of obesity hypoventilation syndrome without severe nocturnal desaturation. Thorax. 2008；63(5)：395-401.

10) Mokhlesi B, et al：Assessment and management of patients with obesity hypoventilation syndrome. Proc Am Thorac Soc. 2008；5(2)：218-25.

11) Greenburg DL, et al：Effects of surgical weight loss on measures of obstructive sleep apnea：a meta-analysis. Am J Med. 2009；122(6)：535-42.

12) Banerjee D, et al：Obesity hypoventilation syndrome：hypoxemia during continuous positive airway pressure. Chest. 2007；131(6)：1678-84.

13) Wijesinghe M, et al：The effect of supplemental oxygen on hypercapnia in subjects with obesity-associated hypoventilation：a randomized, crossover, clinical study. Chest. 2011；139(5)：1018-24.

（郷間　厳）

第VII章　在宅呼吸ケア白書より

第Ⅶ章 在宅呼吸ケア白書より

1 日本の現状と今後

1 在宅酸素療法患者人口の今後の予測

　内閣府の報告によると，わが国の総人口は今後長期の人口減少の一途をたどり，2030年には人口1億2,000万人を下回り，2050年には1億人を割ると推計されている（図1）[1]。しかし，65歳以上の高齢者人口は今後増加の傾向にある。高齢者人口は2013年9月時点，3,186万人で，総人口の25.0％となり，4人に1人が高齢者となる。そして，団塊の世代（1947〜1949年に生まれた世代）が75歳以上となる2025年には3,657万人に達し，3人に1人が高齢者となり，今後日本は深刻な高齢化社会を迎えることとなる（図2）[1]。

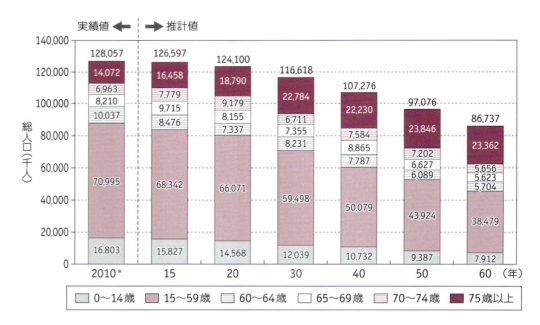

図1 ● 年齢区分別将来人口推計
2010年は総務省「国勢調査」，2015年以降は国立社会保障・人口問題研究所「日本の将来推計人口（平成24年1月推計）」の出生中位・死亡中位仮定による推計調査
＊：2010年の総数は年齢不詳を含む

（文献1より引用）

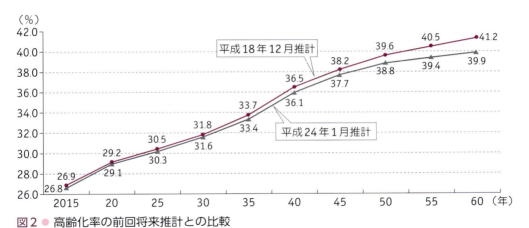

図2 ● 高齢化率の前回将来推計との比較
2010年は総務省「国勢調査」，2015年以降は国立社会保障・人口問題研究所「日本の将来推計人口（平成24年1月推計）」の出生中位・死亡中位仮定による推計調査
（文献1より引用）

　そのような中，日本のタバコ消費量は1970年代まで増加し続けていたため，喫煙開始後40年を経て発症する慢性閉塞性肺疾患（chronic obstructive pulmonary disease：COPD）は2040年頃までは増加し続けると予想される．それに伴い，末期慢性呼吸不全患者の在宅酸素療法（home oxygen therapy：HOT）導入者も増えるのであろうか？　必ずしもそうではないと考えられる．その理由として，ここ数年のHOT患者の疾患傾向が挙げられる．

　2010年に発行された「在宅呼吸ケア白書2010」[2]によると，病院を受診しているHOT患者の上位3疾患は，COPDが45％，肺線維症・間質性肺炎などが18％，肺結核後遺症が12％で，COPDが約半数を占めている．一方，2005年の「在宅呼吸ケア白書」における上位3疾患は，COPDが48％，肺結核後遺症が18％，肺線維症などが15％で[3]，この5年間で肺線維症などの割合は増加しているが，COPDと肺結核後遺症は減少傾向を示している（図3）[2]．肺結核後遺症に関しては，1971年にリファンピシンが標準治療薬となって以来，劇的に治癒率が向上し，人工気胸や術胸郭形成術などの外科的治療の必要性が激減したことによる結果である．

　COPDに関しては，2001年に新しく策定された世界的なCOPDの診断治療ガイドラインであるGOLDガイドライン[4]の登場により，かつては治らない病気という認識であった"肺気腫"から，完全に可逆的ではないが，治療可能な気流制限である"COPD"という認識に変わり，チオトロピウムをはじめとした数々の長時間作用型気管支拡張薬が早期に投与されるようになった．

　また，大規模な疫学調査研究（NICEスタディ）が2004年に発表された[5]．それによると日本人のCOPD患者数は530万人と推定され，2014年の厚生労働省患者調査にて診断された患者数約26万人を大きく上回り，COPDであるのに正しく診断されていない人が500万人以上いるという現状が浮き彫りとなった．これま

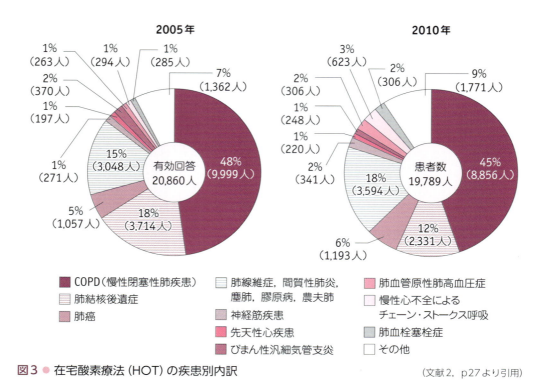

図3 ● 在宅酸素療法（HOT）の疾患別内訳

（文献2, p27より引用）

で日本国内では認知度の低かったCOPDが，その後徐々に認知されるようになったこと，2006年からニコチン依存症に対する保険診療が認められ，禁煙補助薬を使用した禁煙外来が年々増え，日本における喫煙率が年々減少傾向にあり，COPDに対しての早期治療介入がなされるようになってきたことから，COPD患者数は増加傾向にあるが，HOT導入が必要となる重症COPD患者は減少している。そしてトータルのHOT患者増加率はここ数年，年間3,000人増の微増ペースを保っていたが（☞V-1, 図1, p301参照）[6]，この増加率は鈍化傾向にあり，やがては減少に転ずるであろうと予測する。

2 酸素供給装置の変革

COPDをはじめとした慢性呼吸不全患者に対し，長期にわたり家庭で酸素吸入を行う治療法としてHOTがある。HOTは低酸素血症を伴う慢性呼吸不全患者に対して，今まで入院でしか行えなかった酸素吸入療法を在宅で行うことにより，住み慣れた環境で療養しつつ，趣味や社会活動が継続でき，そして生活の質（quality of life：QOL）向上や生命予後改善の効果も期待できる。HOTは，1960年代から米国と英国を中心に行われてきたが，わが国でも1975年頃から一部の施設において私費で開始されていた。当時は，自費で大型高圧酸素を購入し，自宅数箇所に

設置するという方法であったが，1982年に酸素濃縮器と液体酸素の製造販売が認可され，1985年の第一次医療法の改正からHOTの保険適用が認められたのを契機に急速に普及してきた[6]。日本は超高齢化社会を迎え，HOT患者の高齢化も目立つようになってきており，高齢患者が扱うことを前提に，より安全に，より扱いやすい酸素吸入装置が望まれる。

HOTが保険適用となった当初は，高圧酸素ボンベが25%，膜型酸素濃縮器が42%を占めていた。その後徐々に膜型，吸着型（pressure swing adsorption：PSA）などの酸素濃縮器が主流になり，その割合は95%を占めるようになる。一方，液体酸素装置は，子容器の連続使用時間が長く，電気代もかからないなどの利点はあるが，親機から子機への充填法が高齢者では難しいこと，酸素供給会社から遠方の場合，配送に制限があるなどの難点があり，今では使用者は全体の5%にすぎない[2]。

現在，HOT市場における酸素濃縮装置は，高流量処方に対応する5～7Lの大型機器と，小型機器の2極化が進みつつある。高流量の設置型酸素濃縮器については，本体の小型化・軽量化，静音，省電力化などは当然ながら，あるメーカーでは"音声メッセージ機能"，空気中の水分を利用して酸素を自動加湿する"うるおい機能"が装備されている。さらにはトイレ，入浴，階段昇降時など，設置している酸素濃縮器が見えない場所に患者がいるときには，酸素流量を手元で調節できるBluetooth対応リモコンなどのハイテク機能が搭載された機種も登場している[7]（☞Ⅱ-3-3，p139，付，p375参照）。

そして，近年多くのメーカーで，特に酸素濃縮器の小型化・携帯化の開発に力を注いでいる。これまで携帯型酸素濃縮器は，酸素流量が十分でないことや，従来の設置型酸素濃縮器との併用が保険で認められないといった問題があり，なかなか実現できなかったが，その1台だけで，家でも外でも安心して使用できる携帯型酸素濃縮器が実用化されている。家庭用電源，車のシガーライター，充電バッテリーなどさまざまな電源を使用できるので，旅行や仕事場など長時間の外出にも適しており，自宅内でもリビングや寝室への移動が手軽にできるため，今後はさらに広く普及していくものと思われる（☞Ⅱ-3-3，p139，付，p375参照）。

ただ，市場に出回っている機種は，小型化されたコンプレッサーの性能に限界があり，同調供給では1～4Lの流量が得られるが，連続供給では微流量しか得ることができないという欠点があり，夜間睡眠時の酸素吸入に不安が残る。今後のさらなる改良が期待される。

そして，携帯用酸素ボンベも大きく進化している。当初鉄製であったものが，その後アルミ製，さらにはエポキシ樹脂含浸のカーボン繊維を多層に巻き付け，さらに外層にガラス繊維を巻きつけた構造の，軽量かつ頑丈なものに変化し，以前よりボンベの内圧を高めることで酸素容量を増加させている。

3 在宅酸素療法適応基準と問題点

　これまでHOTの予後改善に関するエビデンスは，COPDを対象とした1980年の米国のNOTT（the Nocturnal Oxygen Therapy Trial）[8]と，1981年の英国のMRC（Medical Research Council）[9]による無作為化比較試験で示されていた。睡眠時間を含む1日15時間以上の酸素吸入により生命予後が改善することや，終日の酸素吸入は夜間のみの酸素吸入より予後改善することが示され，安静時動脈血酸素分圧（PaO_2）55Torr以下の低酸素血症を有する慢性呼吸不全患者に対して，24時間の酸素吸入が推奨される根拠となっている。この報告を元に，1984年にわが国でもHOTの適応基準（**表1**）が発表され，1985年より保険適用となった[10]。

　我々が日頃より臨床で診ている疾患は，COPDだけではなく，臓器機能の低下した高齢者や間質性肺炎，肺結核後遺症，肺癌など多種の基礎疾患の呼吸不全があり，疾患によっては，この基準では相当厳しくなる場合もある。現在設定されているHOT導入基準をすべての呼吸不全患者にあてはめていくことがはたして正しいことか疑問であり，今後さらなる検討が必要と思われる（☞第Ⅲ章参照）。

4 災害時の対応

　日本は地震大国である。1995年の阪神・淡路大震災，2004年の新潟県中越地震，2007年の新潟県中越沖地震，2011年の東日本大震災，そして2016年の熊本地震など，この数年間でもこれだけ大きな地震の被害を受けている。日本国内ではHOT利用者のほとんどが酸素濃縮器を使用しているため，災害などで停電や住居の破壊などが生じた場合，酸素吸入ができなくなる。

　通常，災害時には，酸素供給業者が速やかに患者の安否を確認し，酸素ボンベを

表1 ● HOTの保険適用基準

1. 高度慢性呼吸不全例
1）動脈血酸素分圧55Torr以下の者 　2）動脈血酸素分圧60Torr以下で睡眠時または運動負荷時に著しい低酸素血症をきたす者 　　（パルスオキシメータによる酸素飽和度から推定した動脈血酸素分圧を用いることは差し支えない）
2. 肺高血圧症
3. 慢性心不全
NYHA Ⅲ度以上であると認められ，睡眠時のチェーン・ストークス呼吸がみられ，無呼吸低呼吸指数が20以上であることが睡眠ポリグラフ検査上確認されている症例
4. チアノーゼ型先天性心疾患

（文献10より）

届ける体制がとられているが，通信が途絶える，道路が寸断されるなどの大規模な災害が生じた場合には，酸素供給業者がボンベを届けることができなくなることも予想される。実際，東日本大震災発生時には多くの酸素供給が途絶えたHOT患者が酸素を求めて医療機関に殺到した。医療機関は自家発電を有する施設が多い。この時は酸素供給会社との連携により，酸素濃縮器を多数設置し，地域患者の酸素供給支援を行った。

全国に約50%のシェアを持つ大手在宅酸素供給会社では，震度5以上の地震が発生した際に，社員のパソコンや携帯電話に被災範囲と個々の患者の酸素流量情報が入る電子地図情報システム（D-MAP®）が立ち上がり，その情報を元に酸素供給の優先順位が設定可能となる[11]（☞V-5，阪神・淡路大震災後の対応，p332参照）。生命維持に酸素が必須の病状か，流量を少なくして予備のボンベを使用しながら電力の復旧を待てる状態か，安静にしていれば酸素なしでも生命の危険がない状態かを把握し，効率よく酸素供給を行うことができる。このように災害時は，医療機関と酸素供給会社の迅速な連携が重要である。安静を図ることで生命の危険がない方であれば，日頃からそのように患者教育をしておくことも大切である[12]。

◎

HOTは，保険適用となってから約30年が経過し，その患者数は15万人を超え，日本の在宅診療の中で最も成功したものの1つとされている。しかし，そのHOT患者の大部分を占めるCOPDはいまだ認知度が低いのが現状であり，今後ますますCOPDの認知度を向上させ，患者を早期に発見し，早期に治療介入していくことで，1人でも多くの患者の病状悪化を防ぎ，HOT導入とならずに人生を終えられることを願う。

●文献

1) 内閣府：将来推計人口でみる50年後の日本．平成25年版高齢社会白書．[http://www8.cao.go.jp/kourei/whitepaper/w-2013/zenbun/s1_1_1_02.html]
2) 日本呼吸器学会肺生理専門委員会在宅呼吸ケア白書ワーキンググループ，編：在宅呼吸ケア白書2010．メディカルレビュー社，2010, p26-31.
3) 日本呼吸器学会在宅呼吸ケア白書作成委員会：在宅呼吸ケア白書．文光堂，2005, p2-3.
4) Global Initiative for Chronic Obstructive Lung Disease(GOLD) Workshop summary：Global strategy for the diagnosis, management, and prevention of chronic obstructive pulmonary disease. NHLBI/WHO workshop summary. Am J Respir Crit Care Med. 2001;163(5):1256-76.
5) Fukuchi Y, et al：COPD in Japan：the Nippon COPD Epidemiology study. Respirology. 2004;9(4):458-65.
6) ガスレビュー, 編：ガスメディキーナ．2016;21:34-5.

7）　ガスレビュー, 編：ガスメディキーナ. 2015；20：42.

8）　Nocturnal Oxygen Therapy Trial Group：Continuous or nocturnal oxygen therapy in chronic obstructive lung disease：a clinical trial. Ann Inter Med. 1980；93(3)：391-8.

9）　Medical Research Council Working Party：Long term domiciliary oxygen therapy in chonic hypoxic cor pulmonale complicating chronic bronchitis and emphysema. Lancet. 1981；1(8222)：681-6.

10）　日本呼吸器学会肺生理専門委員会, 他編：酸素療法ガイドライン. メディカルレビュー社, 2006, p50-1.

11）　大西　司, 他：災害拠点病院として昭和大学病院の果たすべき役割　震災時の在宅酸素療法(HOT). 昭和医会誌. 2012；72(1)：34-40.

12）　宮本顕二：日本における在宅酸素療法の歴史. LUNG. 2015；23(4)：80-4.

（岡崎　浩）

付：在宅酸素装置の実際

具体的な（屋外使用以外の）酸素濃縮装置，および携帯型酸素濃縮装置の代表機種を紹介する。

帝人ファーマ株式会社

　最新の装置はBluetoothリモコンがあり，隣室や，近くではあるが装置が直接見えないところからでも調整が可能。オプションで遠隔モニタリング装置が装備可能である。

名　称	ハイサンソ®5S
酸素流量	0.25〜5.00L／分
特　徴	Bluetoothのリモコンがあり，赤外線リモコンの届かないような位置関係からでも調節が可能である。トイレの中からやベッドに入ってから流量を下げるなどが可能である。 音声メッセージ機能で，操作時に音声で伝えてくる。 カニューレが折れたりして流量が減少したときにも流量の再設定を行い，流量を確保できる。さらに流量が回復しない場合，警報メッセージが流れる。
設定流量（L／分）	0.25，0.50，0.75，1.00，1.25，1.50，2.00，2.50，3.00，3.50，4.00，5.00
供給酸素濃度（vol％）	87〜96
加湿方法	自動加湿機能があり，給水不要
メンテナンス	患者によるフィルターの掃除は不要 給水部分がないので，給水のメンテナンス不要
リモコン	オプション（Bluetooth）
停電時バックアップ	オプションで15分間程度のバックアップのバッテリー装着が可能
遠隔モニタリング	オプションで，患者の了解があれば，携帯電話回線で運転状態をモニタリングできる。カニューレの折れによる閉塞なども通知される。
チューブ火災対応	本体はなし。延長チューブに延焼防止ストップコックバルブ（コイケメディカル）の使用可能
サイズ（mm）	340（幅）×330（奥行）×638（高さ）
重量（kg）	23.5
消費電力（W）	120〜180（流量で変動）

帝人ファーマ株式会社

名　称	ハイサンソ®3S

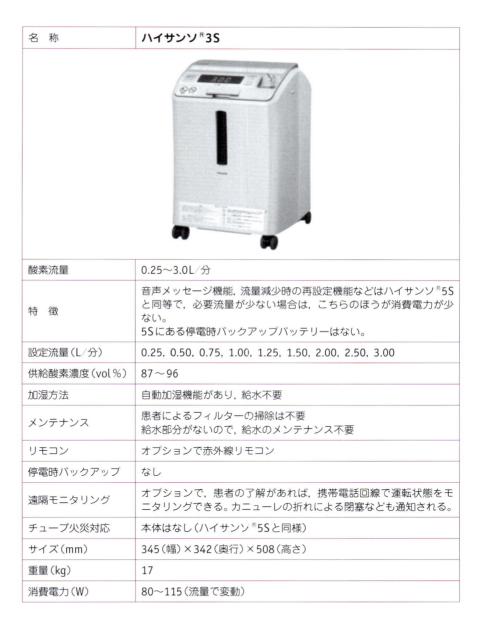

酸素流量	0.25～3.0L／分
特　徴	音声メッセージ機能，流量減少時の再設定機能などはハイサンソ®5Sと同等で，必要流量が少ない場合は，こちらのほうが消費電力が少ない。 5Sにある停電時バックアップバッテリーはない。
設定流量（L／分）	0.25，0.50，0.75，1.00，1.25，1.50，2.00，2.50，3.00
供給酸素濃度（vol％）	87～96
加湿方法	自動加湿機能があり，給水不要
メンテナンス	患者によるフィルターの掃除は不要 給水部分がないので，給水のメンテナンス不要
リモコン	オプションで赤外線リモコン
停電時バックアップ	なし
遠隔モニタリング	オプションで，患者の了解があれば，携帯電話回線で運転状態をモニタリングできる。カニューレの折れによる閉塞なども通知される。
チューブ火災対応	本体はなし（ハイサンソ®5Sと同様）
サイズ（mm）	345（幅）×342（奥行）×508（高さ）
重量（kg）	17
消費電力（W）	80～115（流量で変動）

付：在宅酸素装置の実際

帝人ファーマ株式会社

名　称	ハイサンソ®3R
酸素流量	0.25〜3.0L／分
特　徴	操作画面は文字が大きく，流量設定は大型のつまみとしており，ユニバーサルデザインが意識されている。 消費電力が少なく静音設計である。 カニューレが折れたりして，流量が減少したときにも流量の再設定を行い流量を確保できる。さらに流量が回復しない場合，警報ブザーが鳴る。
設定流量（L／分）	0.25，0.50，0.75，1.00，1.25，1.50，2.00，2.50，3.00
供給酸素濃度（vol%）	87〜96
加湿方法	自動加湿機能があり，給水不要
メンテナンス	吸気口フィルター掃除（ホコリ取りは毎日。中性洗剤での水洗いを週1回） 給水部分がないので，給水のメンテナンス不要
リモコン	なし
停電時バックアップ	なし
遠隔モニタリング	オプションで，患者の了解があれば，電話回線で運転状態をモニタリングできる。カニューレの折れによる閉塞なども通知される。
チューブ火災対応	なし（ハイサンソ®5Sと同様）
サイズ（mm）	230（幅）×553（奥行）×537（高さ）
重量（kg）	26.5
消費電力（W）	70〜110（流量で変動）

帝人ファーマ株式会社

名　称	ハイサンソ®7R

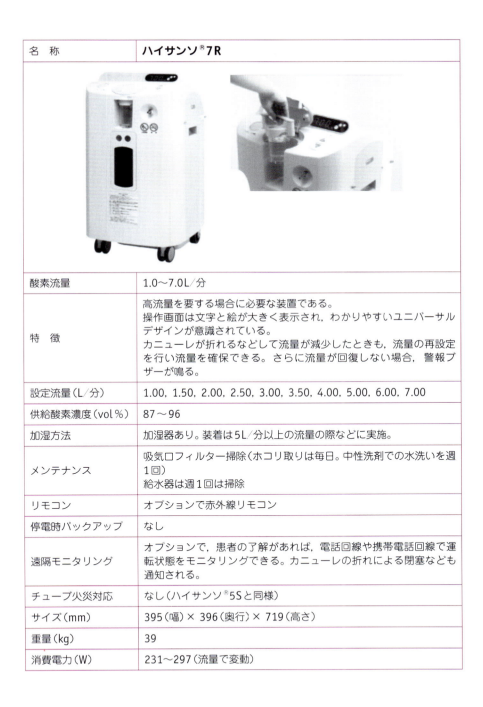

酸素流量	1.0～7.0L／分
特　徴	高流量を要する場合に必要な装置である。 操作画面は文字と絵が大きく表示され，わかりやすいユニバーサルデザインが意識されている。 カニューレが折れるなどして流量が減少したときも，流量の再設定を行い流量を確保できる。さらに流量が回復しない場合，警報ブザーが鳴る。
設定流量（L／分）	1.00, 1.50, 2.00, 2.50, 3.00, 3.50, 4.00, 5.00, 6.00, 7.00
供給酸素濃度（vol％）	87～96
加湿方法	加湿器あり。装着は5L／分以上の流量の際などに実施。
メンテナンス	吸気口フィルター掃除（ホコリ取りは毎日。中性洗剤での水洗いを週1回） 給水器は週1回は掃除
リモコン	オプションで赤外線リモコン
停電時バックアップ	なし
遠隔モニタリング	オプションで，患者の了解があれば，電話回線や携帯電話回線で運転状態をモニタリングできる。カニューレの折れによる閉塞なども通知される。
チューブ火災対応	なし（ハイサンソ®5Sと同様）
サイズ（mm）	395（幅）× 396（奥行）× 719（高さ）
重量（kg）	39
消費電力（W）	231～297（流量で変動）

付：在宅酸素装置の実際

フクダライフテック株式会社

　ほぼすべての機器において専用パルスオキシメーター（エニイパル）との接続が可能で，専用通信機器との接続により，遠隔モニタリングのみでなく，患者とのインタラクティブな療養支援も可能な機能が盛り込まれている。

名　　称	クリーンサンソ®FH-100/5L
酸素流量	0.25～5.0L／分
特　　徴	専用のパルスオキシメータがあり，これを本体に接続すると，運転状況とSpO$_2$値が記録される機能がある。 加湿ボトルが外れていても酸素が正常に流れる安全機構となっている。音声ガイダンス機能がある。 誤操作防止のために酸素流量の上限が変更可能である。
設定流量（L／分）	0.25，0.50，0.75，1.00，1.25，1.50，1.75，2.00，2.50，3.00，3.50，4.00，4.50，5.00
供給酸素濃度（vol％）	90以上
加湿方法	自動加湿／加湿ボトルあり
メンテナンス	吸気口フィルター掃除は自動掃除機能があり，毎日の掃除が不要 加湿器使用時は，1週間ごとに掃除
リモコン	赤外線リモコン。本体の前面の受光部に向ける必要あり
停電時バックアップ	なし
遠隔モニタリング	オプションで専用の装置とBluetooth接続し，さらに専用サーバにSpO$_2$と運転状態のデータの送信が可能
チューブ火災対応	なし
サイズ（mm）	400（幅）×260（奥行）×540（高さ）
重量（kg）	約20（±3）
消費電力（W）	220（5L／分時）

フクダライフテック株式会社

名　称	クリーンサンソ®FH-710	クリーンサンソ®FH-30／3L
酸素流量	1.0〜7.0L／分	0.25〜3.0L／分
特　徴	FH-100／5Lの特徴に加えて，酸素ボンベの接続が可能であり停電時には自動的に酸素ボンベからの供給に切り替わる	コンパクトで省エネルギー
設定流量（L／分）	1.0，1.5，2.0，2.5，3.0，3.5，4.0，4.5，5.0，6.0，7.0	0.25，0.50，0.75，1.00，1.25，1.50，1.75，2.00，2.50，3.00
供給酸素濃度（vol％）	87〜96	90以上
加湿方法	自動加湿／加湿ボトルあり	自動加湿／加湿ボトルなし
メンテナンス	FH-100／5Lと同様	吸気口フィルター掃除は自動掃除機能があり，毎日の掃除が不要 給水部分がないので，給水のメンテナンス不要
リモコン	赤外線リモコン	赤外線リモコン
停電時バックアップ	上述の通り	なし
遠隔モニタリング	FH-100／5Lと同じ対応可能	FH-100／5Lと同じ対応可能
チューブ火災対応	なし	なし
サイズ（mm）	500（幅）×300（奥行）×600（高さ）	470（幅）×230（奥行）×500（高さ）
重量（kg）	39±10％	約18（±3）
消費電力（W）	330（7L／分時）	79（1L／分時）〜144（3L／分時）

付：在宅酸素装置の実際

エア・ウォーター・メディカル株式会社

　軽量・小型化にすることで屋内移動が容易になり，移動範囲が広くなるとともに手元で操作できる利点がある。チューブ燃焼時に，酸素を停止する機能があることも特徴的。

名　称	**さざなみ**
酸素流量	0.2〜3.0（5.0）L／分
特　徴	軽量であり，バッテリー駆動もできるため，自宅内の本体の移動が容易で，酸素を用いながら通常より広範囲の移動ができる。寝室でも手元で操作ができる安心感がある。車であれば外出も可能である。 チューブに引火した場合，酸素流出口の温度上昇を感知して，酸素が停止する。 連続モードは3.0L／分の流量までで，通常使用は連続モードを想定しており，微量調整が可能である。しかし，同調モードを用いることで5.0L／分まで対応できる。また，停電時には同調モードでバッテリーを節約できる。 交換可能な内蔵バッテリーで停電時のバックアップが可能である。
設定流量（L／分）	［連続モード］0.20，0.30，0.40，0.50，0.60，0.70，0.80，0.90，1.00，1.25，1.50，1.75，2.00，2.50，3.00 ［同調モード］1.25，1.50，1.75，2.00，2.50，3.00，4.00，5.00
供給酸素濃度（vol％）	88〜95
加湿方法	加湿機能なし
メンテナンス	吸気口フィルター掃除（ホコリ取りは毎日。水洗いを週1回） 月に1回，バッテリー充電 給水部分がないので，給水のメンテナンス不要
リモコン	標準装備
停電時バックアップ	標準でバッテリーバックアップあり。オプションで追加バッテリーを用いて稼働延長可能 連続可動時間：60分（3L／分）〜180分（1L／分） 〔同調モードでは，70分（5L／分）〜180分（1L／分）〕
遠隔モニタリング	なし
チューブ火災対応	酸素流出口の温度上昇を感知して，酸素が停止する。 さらに，ランプと音で警告あり
サイズ（mm）	330（幅）×293（奥行）×590（高さ）
重量（kg）	9.9
消費電力（W）	35〜98（流量で変動）

エア・ウォーター・メディカル株式会社

名　称	小夏5™SP
酸素流量	0.25〜5.0L／分
特　徴	5L濃縮装置として国内で最軽量。なおかつ，バッテリー搭載型。そのため，自宅内の本体の移動が容易で，酸素を用いながら通常より広範囲の移動ができる。寝室でも手元で操作ができる安心感がある。チューブに引火した場合，酸素流出口の温度上昇を感知して酸素が停止する。 交換可能な内蔵バッテリーで停電時のバックアップが可能。5L運転時で32dB（A）と静かで，小夏™3SPの3L運転時34dB（A）と比しても静音である。
設定流量（L／分）	0.25, 0.5, 0.75, 1.00, 1.25, 1.50, 1.75, 2.00, 2.50, 3.00, 3.5, 4.0, 4.5, 5.0
供給酸素濃度（vol%）	88〜95
加湿方法	加湿機能なし
メンテナンス	吸気口フィルター掃除（ホコリ取りは毎日。水洗いを週1回） 月に1回，バッテリー充電
リモコン	なし
停電時バックアップ	標準でバッテリー内蔵あり 連続可動時間：40分（5L／分）〜120分（1L／分）
遠隔モニタリング	なし
チューブ火災対応	酸素流出口の温度上昇を感知して，酸素が停止する さらに，ランプと音で警告がある。
サイズ（mm）	350（幅）×295（奥行）×625（高さ）
重量（kg）	19
消費電力（W）	98〜175（流量で変動）

付：在宅酸素装置の実際

エア・ウォーター・メディカル株式会社

名　称	小夏3™SP
酸素流量	0.25～3.0L／分
特　徴	軽量であり，バッテリー駆動もできるため，自宅内の本体の移動が容易で，酸素を用いながら通常より広範囲の移動ができる。寝室でも手元で操作ができる安心感がある。車であれば外出可能。 チューブに引火した場合，酸素流出口の温度上昇を感知して，酸素が停止する。 交換可能な内蔵バッテリーで停電時のバックアップが可能となっている。非常に静かである。
設定流量（L／分）	0.25，0.50，0.75，1.00，1.25，1.50，1.75，2.00，2.50，3.00
供給酸素濃度（vol％）	88～95
加湿方法	加湿機能なし
メンテナンス	吸気ロフィルター掃除（ホコリ取りは毎日。水洗いを週1回） 月に1回，バッテリー充電 給水部分がないので，給水のメンテナンス不要
リモコン	オプション
停電時バックアップ	標準でバッテリーバックアップあり。オプションで追加バッテリーを用いて稼働延長可能 連続可動時間：60分（3L／分）～180分（1L／分）
遠隔モニタリング	なし
チューブ火災対応	酸素流出口の温度上昇を感知して，酸素が停止する。 さらに，ランプと音による警告がある。
サイズ（mm）	330（幅）×293（奥行）×590（高さ）
重量（kg）	9.9
消費電力（W）	35～98（流量で変動）

エア・ウォーター・メディカル株式会社

名　称	**O₂グリーン小春ᴿ3SP**
酸素流量	0.25〜3.0（5.0）L／分
特　徴	軽量であり，バッテリー駆動で停電時のバックアップがある。停電時には同調モードでバッテリーを節約できる。また，車での外出時の移動は可能。 チューブに引火した場合，酸素流出口の温度上昇を感知して，酸素が停止する。
設定流量（L／分）	［連続モード］0.25, 0.50, 0.75, 1.00, 1.25, 1.50, 1.75, 2.00, 2.50, 3.00 ［同調モード］0.75, 1.00, 1.25, 1.50, 1.75, 2.00, 2.50, 3.00, 4.00, 5.00
供給酸素濃度（vol％）	88〜95
加湿方法	オプション
メンテナンス	吸気口フィルター掃除（ホコリ取りは毎日。水洗いを週1回） 給水部分がないので，給水のメンテナンス不要，月に1回バッテリー充電
リモコン	なし
停電時バックアップ	標準で内蔵バッテリーバックアップあり。 連続可動時間：40分（3.00L／分）〜150分（0.25〜0.50L／分）
遠隔モニタリング	なし
チューブ火災対応	酸素流出口の温度上昇を感知して，酸素が停止する。 さらに，ランプと音による警告あり
サイズ（mm）	350（幅）×250（奥行）×545（高さ）
重量（kg）	13.5
消費電力（W）	45〜145（流量で変動）

付：在宅酸素装置の実際

エア・ウォーター・メディカル株式会社

名　称	O₂ グリーンいぶき™5SP
酸素流量	0.25〜5.0L／分
特　徴	バッテリー駆動で停電時のバックアップがある。持ち出しは不可だが5Lタイプとして小さい。 チューブに引火した場合，酸素流出口の温度上昇を感知して，酸素が停止する。
設定流量（L／分）	0.25, 0.50, 0.75, 1.00, 1.25, 1.50, 1.75, 2.00, 2.50, 3.00, 3.50, 4.00, 4.50, 5.00
供給酸素濃度（vol％）	88〜95
加湿方法	加湿器に精製水を用いる。
メンテナンス	吸気口フィルター掃除（ホコリ取りは毎日。水洗いを週1回） 週に2，3回，加湿器の掃除，月に1回バッテリー充電
リモコン	なし
停電時バックアップ	標準で内蔵バッテリーバックアップあり。 連続可動時間：30分（4.5〜5.0L／分）〜75分（0.25〜2.00L／分）
遠隔モニタリング	なし
チューブ火災対応	酸素流出口の温度上昇を感知して，酸素が停止する。 さらに，ランプと音による警告あり
サイズ（mm）	350（幅）×295（奥行）×625（高さ）
重量（kg）	23
消費電力（W）	105〜225（流量で変動）

可搬性の高いもの，携帯型

ケア社（チャートジャパン株式会社）

航空機搭載機器規格に適合しており，航空機内に持ち込みも可能である。

名　称	ケアサンソ Eclipse5™（エクリプス）
酸素流量	0.5～3.0L／分
特　徴	航空機内への持ち込みが可能である。 酸素流量は連続モードと同調モードがある。同調モードではオートSAT™という患者の吸気頻度に合わせた可変同調が自動で調整され，またトリガー感度と酸素呼出パターンが，それぞれ3段階に設定できる。 自動車用DC電源コードが標準で用意されている。
連続モード設定流量（L／分）	0.5, 1.0, 1.5, 2.0, 2.5, 3.0（±10％）
同調モード* （オートSAT™） 設定流量（mL／回） （AC／バッテリー時）*	16, 32, 48, 64, 80, 96, 128, 160, 192（±15％／回） 最大呼吸回数は64mL／回まで，40回／分 80mL／回・37回／分, 96mL／回・31回／分, 128mL／回・23回／分. 160mL／回・18回／分, 192mL／回・15回／分
供給酸素濃度（vol％）	88～95 ［同調］5時間24分（16mL／回＝連続1L／分相当）～3時間（96mL／回＝連続6L／分相当）
加湿方法	なし
メンテナンス	裏面上部フィルター掃除（ホコリ取りは毎日。中性洗剤での水洗いを週1回） 給水部分がないので，給水のメンテナンス不要
リモコン	なし
バッテリー持ち時間 （標準容量）	［連続］3時間42分（1L／分）～1時間18分（3L／分）
バッテリー切れ時 バックアップ	オプションで，2倍容量のバッテリーを使用可能

遠隔モニタリング	なし	チューブ火災対応	なし
サイズ（mm）	310（幅）×180（奥行）×490（高さ）		
重量（kg）	8.4（標準容量型バッテリー含む）		
消費電力（W）	45～145（流量，モードで変動）	定格電源電圧（V）	AC：100, DC：11.5～16.0

＊：DC使用時は最大呼吸回数がこれより小さくなる

チャートジャパン株式会社

名　称	ケアサンソ Focus™	ケアサンソ FreeStyle 3™	ケアサンソ FreeStyle 5™
酸素流量	2L／分相当	1〜3L／分相当	1〜5L／分相当
特　徴	航空機内への持ち込みが可能である。 非常に軽量だが，同調モードのみの使用となる。 自動車用DC電源コードが標準で用意されている。		
連続モード	なし	なし	なし
同調モードの設定流量（mL／回） 1L／分相当	—	8.78	8.78
2L／分相当	17.5	17.5	17.50
3L／分相当	—	26.25	26.25
4L／分相当	—	—	35.00
5L／分相当	—	—	43.75
供給酸素濃度（vol%）	87〜95.5	87〜95	87〜95
定格電源電圧（V）	AC：100／DC：11〜16	AC：100／DC：12	AC：100／DC：12〜24
消費電力（W）	不明	不明	不明
バッテリー持ち時間：同調モードのみ（標準バッテリー）	約1.5時間	約3.5時間（1L／分相当）〜約2時間（3L／分相当）	約3時間（1L／分相当）〜約1時間（3L／分相当）
バッテリー持ち時間〔外部バッテリー併用（オプション）〕	約1.5時間／個（最大約7時間）	約10〜5時間	約7〜2.5時間
サイズ（mm）（幅×奥行×高さ）	123×64×191	155×91×218	168×112×272
重量（kg）	0.8	2.0	2.8
メンテナンス	裏面上部フィルター掃除（ホコリ取りは毎日。中性洗剤での水洗いを週1回） 給水部分がないので，給水のメンテナンス不要		
チューブ火災対応	なし	なし	なし
加湿方法	なし	なし	なし

可搬性の高いもの，携帯型

帝人ファーマ株式会社

　屋外と自宅の両方を1台でまかなう。ハイサンソポータブル®αⅡではコンパクトでありつつ，連続流量1L／分が実現された。

名　称	ハイサンソポータブル®α	ハイサンソポータブル®αⅡ
	左：専用キャリーバッグ 右：本体	
酸素流量	連続モード：0.5L／分 同調モード：1〜3L／分	連続モード：1.0L／分 同調モード：1〜4L／分
特　徴	同調のみではなく，就寝時に安心な連続供給が実現できている。航空機内への持ち込みは現在JALとANAの国内線で認められているが，どの航空会社でも事前の確認は必須である。また，低温の環境においてもコンプレッサの回転数を上げることで酸素濃度を保証する回路を搭載している。DCアダプターと予備電池がオプションで使用可能	
	専用キャリーバッグ付属	オプションで専用パルスオキシメータ（SR-700bs）を併用すると，Bluetooth接続で測定結果を本体に表示可能。また，濃縮器のデータと合わせた記録をSDカードと専用ソフトで参照可能である。
連続モードの設定流量（L／分）	0.5（±0.1）	1.0（±0.1）
同調モードの設定流量〔呼吸回数20回／分のときの平均値（mL／分）〕	同調1L／分相当（8.3±10%） 同調2L／分相当（16.7±10%） 同調3L／分相当（25.0±10%）	同調1L／分相当（12.5±1.3） 同調2L／分相当（25.0±2.5） 同調3L／分相当（37.5±3.8） 同調4L／分相当（50.0±5.0）
供給酸素濃度（vol%）	87〜96	87〜96
メンテナンス	フィルター掃除（ホコリ取りは毎日。中性洗剤での水洗いを週1回）	
リモコン	なし	なし
バッテリー持ち時間（本体電池のみ）	［連続］2時間20分 ［同調］2時間30分（1〜3L／分相当）	［連続］1時間40分 ［同調］2時間30分（1〜2L／分相当）〜 　　　1時間40分（4L／分相当）
バッテリー切れ時バックアップ	オプションで，予備電池を使用可能で，併用することで使用時間は約2倍になる。	
チューブ火災対応	なし	なし
サイズ（mm）（幅×奥行×高さ）	240×112×211	240×131×296
重量（kg）	2.5	4
消費電力（W）	32（流量，モードで変動）	61（流量，モードで変動）
定格電源電圧（V）	AC：100，DC：12〜24	AC：100，DC：12〜24

付：在宅酸素装置の実際

設置型と携帯型をセットで提供するシステム

フィリップス・レスピロニクス合同会社

　航空機搭載機器規格に適合して航空機内に持ち込みも可能である携帯型装置（シンプリーゴー ミニ）と，設置型装置（オキシジェン ステーション 5L）をセットで提供するシステムが特徴である。

名　称	シンプリーゴー ミニ						
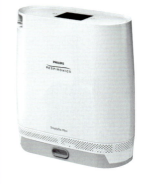			設定				
		1	2	3	4	5	
	呼吸数	パルス量（mL）				
	15	11.0	22.0	33.0	44.0	55.0
	20	11.0	22.0	33.0	44.0	50.0
	25	8.8	17.6	26.4	35.2	40.0
	30	7.3	14.7	22.0	29.3	33.3
	35	6.3	12.6	18.9	25.1	28.6
	40	5.5	11.0	16.5	22.0	25.0
	ISO 80601-2-67 準拠，STPD*で＋／－15％，定格環境範囲で＋／－25％ *STPD（標準温度圧力乾燥条件）は動作温度20℃，乾燥条件で101.3kPa					

酸素流量	0.7～3.0L／分相当
特　徴	航空機内への持ち込みが可能である。 酸素流量は5段階の設定で同調して供給される。 安静時には，12～20回／分の呼吸回数に応じて供給量を調整し，体動で呼吸数増加時（20～40回／分）は1分間の酸素供給量（呼吸回数×1回供給量）が一定供給される。
連続モード	なし
供給流量（連続で相当する流量）（L／分）	呼吸回数20～40回／分の場合： 設定 　1：0.22（0.7），2：0.44（1.3），3：0.66（2.0），4：0.88（2.6），5：1.0（3.0） 　（※I：E＝1：2で算出）
供給酸素濃度（vol％）	87以上
加湿方法	なし
メンテナンス	電源から外した後，家庭用中性洗剤を浸した湿った布で外面を拭き，水気を拭き取る。給水部分がないので，給水のメンテナンス不要
リモコン	なし
バッテリー持ち時間（標準容量）	最高4.5時間（設定2，呼吸回数20回／分の場合）
バッテリー切れ時バックアップ	オプションで，2倍容量の拡張バッテリーが使用可能
チューブ火災対応	なし	遠隔モニタリング	なし
サイズ（mm）	211（幅）×91（奥行）×239（高さ）
重量（kg）	2.3（標準容量型バッテリー含む）
消費電力（W）	120（充電中）
定格電源電圧（V）	AC：100～240，DC：12～16

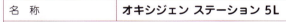

名　称	オキシジェン ステーション 5L

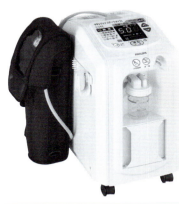

酸素流量	0.25〜5.0L/分
特　徴	安静時，労作時，就寝時の3つの設定を登録し，切り替え可能。運転開始時，流量切り替え時，ボンベ切り替え時（オプション）などで音声ガイダンスあり
設定流量（L/分）	0.25，0.5，0.75，1.0，1.25，1.5，1.75，2.0，2.5，3.0，3.5，4.0，5.0
供給酸素濃度（vol％）	87〜96
加湿方法	加湿器を使用
メンテナンス	吸気口フィルター掃除（中性洗剤での水洗い，もしくは掃除機での清掃を週1回） 加湿器は週1回清掃。低流量時は加湿器なしでの使用可能（加湿器カバーの別売りあり）
リモコン	なし
停電時バックアップ	オプションとして，停電時に自動的に酸素ボンベへの切り替えキットと酸素ボンベが使用可能。ボンベサイズは2.0で，酸素供給時間は1.0L/分の場合300分〜5.0L/分の場合は60分まで可能
遠隔モニタリング	なし
チューブ火炎対応	出口に光センサーで火炎の早期検知機能あり，自動停止する。
サイズ（mm）	270（幅）×440（奥行）×530（高さ）
重量（kg）	20
消費電力（W）	80〜195（流量で変動）

可搬性の高いもの，携帯型

株式会社小池メディカル

小池メディカルの新型の携帯型酸素濃縮装置である。小型・軽量と省エネを達成している。

名　称	ケイエム-エックス3リットル
酸素流量	0.25〜1.00 L／分（連続） 1.25〜3.0L／分（同調）
特　徴	バッテリー駆動が可能な可搬型の小型酸素濃縮装置。 高感度センサによる同調モードで，167mL／1秒に相当する瞬間流量を放出するところが特徴である。
連続モード設定流量（L／分）	0.25，0.50，0.75，1.00（連続） 1.25，1.5，1.75，2.0，2.5，3.0（同調）同調可能呼吸数は10〜40回／分
供給酸素濃度（vol％）	87〜93
加湿方法	加湿機能なし
メンテナンス	空気取り入れフィルターを適宜掃除
リモコン	現時点では不可
停電時バックアップ	専用バッテリー駆動は2時間可能（20回呼吸／分，2L／分の設定時）
遠隔モニタリング	不可	チューブ火災対応	なし
サイズ（mm）	270（幅）×190（奥行）×310（高さ）
重量（kg）	5.8（本体のみ）
消費電力（W）	50以下（充電なしのとき），90以下（充電中動作時）
定格電源電圧	AC：100〜240 自動車用アダプタ（オプション）DC：12

可搬性の高いもの，携帯型

フクダライフテック株式会社

エアウォークウィズAW-110は新型の携帯可能な酸素濃縮装置である。

名　称	エアウォークウィズ AW－110
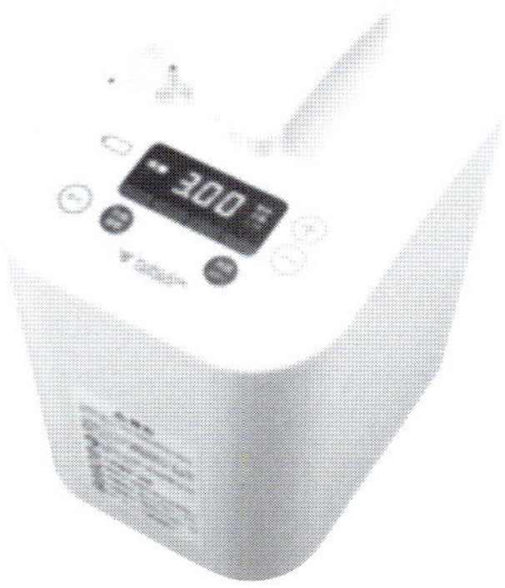	
酸素流量	0.1〜1.0L／分（連続） 1.25〜3.0L／分（同調）
特　徴	バッテリー駆動が可能な可搬型の小型酸素濃縮装置。0.1L／分からの流量設定が可能である。
設定流量（L／分）	0.1，0.25，0.5，0.75，1.0（連続） 1.25，1.5，1.75，2.0，2.5，3.0（同調）
供給酸素濃度（vol％）	87〜96
加湿方法	加湿機能なし
メンテナンス	FH－100／5Lと同様
リモコン	未対応
停電時バックアップ	本体のバッテリー駆動は2時間〜2時間半可能
遠隔モニタリング	未対応
チューブ火災対応	なし
サイズ（mm）	195（幅）×270（奥行）×297（高さ）
重量（kg）	6（本体のみ）
消費電力（W）	60（同調3.0 L／分時）

付：在宅酸素装置の実際

液体酸素システム

ケア社（チャートジャパン株式会社）

　ポータブル（携帯装置）は満杯に充塡しても軽量かつ長時間持続な点が特徴である。電気代が不要で停電時も影響がない。リザーバー（据置装置）からは10L／分までの高流量にも対応可能である。供給酸素濃度は100％。

名　称	ヘリオス™		
モデル名	ポータブル（携帯装置）	リザーバー（据置装置）	
	H300	H36	H46
酸素流量	0.12〜0.75L／分（連続） 1〜4L／分（同調）	〜10L／分（連続）	
特　徴	軽量で長時間の外出が容易	100％の酸素が高流量で使用可能。停電時も変化なく供給できる	
設定流量（L／分）	0.12, 0.25, 0.5, 0.75（連続） 1, 1.5, 2, 2.5, 3.0, 3.5, 4（同調）	0.5, 0.75, 1, 1.5, 2, 3, 4, 5, 6, 8, 10（連続）	
吸入時間	約10時間（同調設定2のとき）	連続（2L／分）／ヘリオスポータブル併用時	
		約11日／約4週間	約14日／約6週間
ガスへの換算量（L）	308	31,140	39,790
自然蒸発時間	約18時間	約57日	約73日
加湿方法	加湿機能なし		
メンテナンス	必要時点検	結露した水滴を集める排水ボトルを破棄する。定期点検2〜4週ごと	
チューブ火災対応	なし	なし	
サイズ（mm）	150（幅）×85（奥行）×267（高さ, ハンドル含む）	391（直径）×851（高さ）（円筒型）	391（直径）×953（高さ）（円筒型）
重量（kg） 空	1.2	24.0	27.2
満杯	1.6	約62.6	約77.1

液体酸素システム

大陽日酸株式会社

　リザーバー（据置装置）はヘリオス™を用いる，より使いやすくした携帯装置である。充填作業中の約1分間，片手によるレバー操作だけで接続が完了し，上から押さえる必要がない。

名　　称	**ほたる**[R]	
酸素流量	0.12〜6L／分（連続） 0.25〜6L／分（同調）	
特　　徴	取っ手の残量計で残量が確認できる。酸素治療フローメーター「タッチワンソロ」，呼吸同調式レギュレーター「タッチワンデュオ」に対応。連続／同調の切り替えも片手で素早く設定が行える。	
設定流量（L／分）	タッチワンソロ装着（連続）	タッチワンデュオ装着（連続／同調切り替え）
	0.12，0.25，0.5，0.75，1，1.25，1.5，1.75，2，2.5，3，3.5，4，5，6（連続のみ）	0.25，0.5，0.75，1，1.25，1.5，1.75，2，2.5，3.0，3.5，4，4.5，5，6（連続／同調）
吸入時間	約10時間	
自然蒸発時間	約14時間	
加湿方法	加湿機能なし	
メンテナンス	乾電池（単四形）交換	
チューブ火災対応	なし	
サイズ（mm）	174（幅）×97（奥行）×298（高さ，ハンドル含む）	
重量（kg） 空	1.9	
重量（kg） 満杯	2.3	

（高岩卓也，郷間　厳）

索 引

■ 英 数 ■

記号

%FEV$_1$ *63*

Ⅰ型呼吸不全 *114*

Ⅱ型呼吸不全 *114*

数字

1RM（repetition maximum）*102*

5R，5A *320*

6分間歩行試験 *95, 102, 328*

13価肺炎球菌タンパク結合型ワクチン *278*

23価肺炎球菌莢膜多糖体ワクチン *277*

^{99m}Tc標識アルブミン *223*

C

COPD（chronic obstructive pulmonary disease）*11, 16, 57, 79, 125, 154, 164, 197, 214*

——の医療費推移 *81*

——の栄養評価 *256, 260*

COPD（慢性閉塞性肺疾患）診断と治療のためのガイドライン（第4版）*286*

CPAP（continuous positive airway pressure）療法 *202, 362*

CPFE（combined pulmonary fibrosis and emphysema）*209*

D

DLco *36*

D-MAP® *334*

G

GOLD 2017 *287*

H

HOT（home oxygen therapy）*113*

——の保険適用基準 *88, 372*

——の医学的適応基準（欧米）*89*

HPS（hepatopulmonary syndrome）*220*

I

IIPs（idiopathic interstitial pneumonias）*183*

L

LABA（long-acting bata 2 agonist）*284, 285*

LAMA（long-acting muscarinic antagonist）*284, 285*

LOTT（the Long-Term Oxygen Treatment Trial）*9*

LTOT（long-term oxygen therapy）*6, 168*

M

MRC（the Medical Research Council）*6*

N

NETT（the National Emphysema Treatment Trial）*9*

NICE study（Nippon COPD epidemiology study）*79*

NOTT（the Nocturnal Oxygen Therapy Trial）*7, 58*

NPPV（noninvasive positive pressure ventilation）療法 *193, 362*

NRADL（長崎大学呼吸器日常生活活動評価表）*105*

O

OHS（obesity hypoventilation syndrome）*358, 364*

OSAS（obstructive sleep apnea syndrome）*214, 355*

P

P-ADL（pulmonary emphysema-ADL）*106*

PEP（positive expiratory pressure）*295*

PH（pulmonary hypertension）*196*

Q

QOL指標 *67*

S

SABA（short-acting beta 2 agonist）*170, 284*

SAMA（short-acting muscarinic antagonist）*284*

SAS（sleep apnea syndrome）*200*

SBOT（short-burst oxygen therapy）*50*

SDB（sleep disordered breathing）*192*

SpO$_2$の低下 *144*

U

UIP（usual interstitial pneumonia）*184*

■ 和 文 ■

あ

アカペラ® 296
悪性腫瘍 230
握力計 102
安静時低酸素血症 39
安静時肺機能 358
安定期慢性閉塞性肺疾患の長期管理 165

い

インフルエンザワクチン 274
息切れ（日常生活動作） 30, 109, 158, 249
息こらえ 112
息を止める動作 160
一酸化炭素ヘモグロビン 93
一酸化窒素（NO）吸入 84

う

運動時低酸素血症 34
運動耐容能 39
運動療法 236

え

エンド・オブ・ライフケア 228
栄養障害 255
栄養治療の適応に関するアルゴリズム 260
栄養補助食品 263

お

オーバーラップ症候群（COPD＋OSAS合併） 216, 356
オープンタイプマスク 126
横隔膜優位 355

か

火災 307
加湿装置 141

介護認定 347
拡散能 36
喀痰調整薬 167
換気応答の低下 214
間質性肺炎 183
患者教育 272
肝肺症候群 220

き

着替え 250
気管支拡張薬 167
気管切開 141
　　──マスク 136
気道清浄化 295
喫煙 209, 314
吸入薬 283
胸郭可動域訓練 242
居宅環境 338
去痰薬 292
禁煙治療 310, 316
筋力低下 100
筋力トレーニング 244

く

口すぼめ呼吸 240

け

経気管カテーテル 135
経気管酸素投与 150
経腸栄養剤 265
経鼻的持続陽圧呼吸療法 362
携帯型酸素濃縮装置 375, 388
結節・気管支拡張型（肺MAC症） 179

こ

コンディショニング訓練 239
コントラスト経胸壁心エコー 223
航空会社における酸素使用 329

航空機旅行 327
拘束性換気障害 352
高度慢性呼吸不全 88
高二酸化炭素換気応答 355
高二酸化炭素血症 361
高流量鼻カニューレ療法 232
呼気陽圧療法 295
呼吸介助手技 241
呼吸筋ストレッチ体操 243
呼吸困難 113, 189, 232, 238
呼吸不全 229
呼吸リハビリテーション 237, 303
混合静脈血酸素飽和度（PVO$_2$） 197
献立 268

さ

災害時 372
在宅呼吸ケア白書2010 369
在宅酸素療法 113
　　──開始前の説明 154
　　──患者人口 368
　　──の推移 301
　　──の適応 88
酸素供給装置 139, 370
酸素節約デバイス 144
酸素濃縮装置 375
　　──の小型化・携帯化 371
酸素飽和度 91
酸素流量の設定 114
酸素療法 16

し

シャトルウォーキング試験 97
姿勢 249
自然災害 331
自転車エルゴメーター試験 97

持続気道陽圧療法 202

疾患特異的指標 68

修正Borgスケール 96

重症低酸素血症 6

少量マクロライド療法 293

上肢挙上 160

上肢挙上・反復動作 110

食事中の呼吸困難緩和 261

深吸気量 63

身体障害者手帳 347

診療報酬 90

す

ステロイド薬 170

睡眠関連呼吸障害の診断ガイドライン 201

睡眠呼吸障害 192

睡眠時の換気低下 355

睡眠時の酸素流量 115

睡眠時無呼吸症候群 200

せ

生活動作（着替え・歯磨き・洗顔・食事・掃除） 250, 252, 253

性差 73

線維空洞型（肺MAC症） 179

染色液 93

全身持久力トレーニング 246

喘息治療 285

喘息予防・管理ガイドライン2015 284

た

タバコ煙 79, 307

タンパクエネルギー低栄養状態 255

多職種連携 346

体幹の前屈 249

代謝亢進状態 256

短時間作用性抗コリン薬 284

短時間作用性β_2刺激薬 170, 284

ち

チェーン・ストークス呼吸 193

中枢性無呼吸 207

長期酸素療法 6, 16, 168

長時間作用性抗コリン薬 284

長時間作用性β_2刺激薬 284

て

デコンディショニング 100

低酸素血症 5, 9, 168, 221, 232, 359

と

トレッドミル試験 98

等尺性筋力測定器 103

動機づけ面接法 321, 341

　　——の基本技術（OARS） 344

　　——のスピリッツ 343

動脈血酸素分圧（PaO_2） 168, 197

特発性間質性肺炎 183

特発性肺線維症 184

突然の酸素療法中止 20

に

ニコチン依存症 310, 314

ニコチンガム 318

ニコチンパッチ 316

二酸化炭素換気応答 359

日常生活動作 305

入浴（洗体） 250

入浴介助 337

認知機能障害 57

認知行動療法 320

は

ハイフロー療法 124

ハフィング（咳払い） 297

パルスオキシメータ 91

バレニクリン 318

肺炎球菌ワクチン 274, 277, 280

肺癌 188, 229

肺気腫患者用ADL評価表 106

肺気腫優位型 36

肺結核後遺症と在宅酸素療法 175

肺高血圧症 15, 16, 88, 197

肺動脈圧 18

肺動脈性肺高血圧症 84

肺内シャント増大 221

肺MAC症 179

排痰補助器具 295

鼻カニューレ 119, 141

鼻乾燥感スコア 142

阪神・淡路大震災 331

反復動作 160

ひ

飛行前診断の新アルゴリズム 327

非侵襲的陽圧換気 193

非侵襲的陽圧換気療法 353, 362

肥満 358

肥満肺胞低換気症候群 358, 364

鼻粘膜受容体 45

東日本大震災 332

必要エネルギー量 260

病診連携，診診連携 348

貧血 24

ふ

腹式呼吸（横隔膜呼吸） 240

腹部圧迫 111, 160, 249

分時換気量 46

分食・エネルギーアップ例 269

へ

ヘマトクリット高値 23

ヘマトクリット低値 24

ヘモグロビン値 27

ベンチュリーマスク 133, 142

ペンダント型リザーバーカニューレ 146

平成28年熊本地震 333

閉塞性睡眠時無呼吸症候群 214, 355

閉塞性無呼吸 205

ほ

保険適用基準 88

蜂巣肺 184

訪問看護制度 302

防火設備 311

ま

慢性呼吸不全患者の訪問看護 336

慢性心不全 88, 191

慢性腎臓病 24

慢性低酸素血症 5, 6

慢性閉塞性肺疾患 16, 57, 125, 154, 164, 214

め

メトヘモグロビン 93

眼鏡型酸素カニューレ 121

や

夜間のみの酸素療法 76

焼け焦げサイン 309

ゆ

指の爪 94

り

リザーバー付き鼻カニューレ 121, 145

リザーバー付きマスク 131

リラクセーション 239

輪状甲状膜カテーテル 135

れ

レプチン抵抗性 360

連続酸素供給マスク 134

ろ

労作時低酸素血症 41

労作時の酸素流量 115

わ

ワクチン 166

● 編著者紹介

郷間　厳（ごうまいわお）
堺市立総合医療センター 呼吸器疾患センター長/呼吸器内科部長

1987年	大阪市立大学医学部卒業
1987年	天理よろづ相談所病院 ジュニアレジデント
1989年	天理よろづ相談所病院 シニアレジデント/内科ローテーター
1992年	天理よろづ相談所病院 呼吸器内科医員
2000年	米国アラバマ大学バーミングハム校 免疫ワクチンセンターリサーチフェロー
2006年	神戸逓信病院（現・神戸平成病院）内科部長
2010年	市立堺病院（現・堺市立総合医療センター）呼吸器内科部長
2016年	京都大学医学部呼吸器内科 非常勤講師 兼任
2017年	堺市立総合医療センター 呼吸器疾患センター長 兼任

日本内科学会 認定内科医/総合内科専門医/指導医
日本呼吸器学会 呼吸器専門医/呼吸器指導医（代議員）
American College of Chest Physicians（fellow）
American College of Physicians（日本支部HPPC委員）
American Association for Respiratory Care
日本呼吸ケア・リハビリテーション学会 呼吸ケア指導士（代議員）
日本静脈経腸栄養学会（学術評議員）
日本禁煙学会 認定専門指導者（評議員）
日本医療教授システム学会（ファカルティ）
米国AHRQ TeamSTEPPS Master Trainer
インフェクションコントロールドクター（ICD）

在宅酸素療法をイチから学ぶ本
基礎から適応病態別の処方まで
Long-Term Oxygen Therapy

定価（本体5,500円＋税）

2018年2月20日　　第1版

■ 編著者　郷間　厳
■ 発行者　梅澤俊彦
■ 発行所　**日本医事新報社**
　　　　　〒101-8718 東京都千代田区神田駿河台2-9
　　　　　電話　03-3292-1555（販売）・1557（編集）
　　　　　www.jmedj.co.jp
　　　　　振替口座　00100-3-25171
■ 印　刷　日経印刷株式会社
■ カバーイラスト　高　信太郎

© 郷間　厳 2018 Printed in Japan

ISBN978-4-7849-4742-3 C3047 ¥5500E

> ・本書の複製権・翻訳権・上映権・譲渡権・公衆送信権（送信可能化権を含む）は
> 　（株）日本医事新報社が保有します。
> ・**JCOPY** ＜（社）出版者著作権管理機構 委託出版物＞
> 　本書の無断複写は著作権法上での例外を除き禁じられています。複写される場
> 　合は，そのつど事前に，（社）出版者著作権管理機構（電話 03-3513-6969，FAX
> 　03-3513-6979，e-mail:info@jcopy.or.jp）の許諾を得てください。